U0293525

临床急危重症救治手册系列

神经科急危重症救治手册

SHENJINGKE JIWEIZHONGZHENG JIUZHI SHOUCE

主　编　赵性泉

副主编　王　翠

编　者　（以姓氏笔画为序）

于　涛　王　翠　王红微

尹文超　付那仁图雅

白雅君　刘艳君　齐丽娜

孙一鸣　孙石春　孙丽娜

李　东　何　影　张　楠

张家翾　赵性泉　徐晓琳

董　慧

河南科学技术出版社

·郑州·

内容提要

遵循“生命第一，时效为先”的急救理念，从临床实用出发，笔者编写了一套《临床急危重症救治手册系列》，共 8 个分册。每册分别介绍了诊断、鉴别诊断、辅助检查、急救要点、抢救相关基本操作技术及药物应用等。本册重点介绍了神经系统疾病的病史采集与体格检查、神经系统的定位诊断、神经内科常用检查技术与治疗技术、头痛、脑神经疾病、周围神经疾病、中枢神经系统感染性疾病、神经系统发育异常性疾病及变性疾病、脊神经疾病、中枢神经系统脱髓鞘性疾病、脊髓疾病、神经-肌肉接头和肌肉疾病、运动障碍疾病、癫痫等。本书内容实用、文字精练、临床针对性强，适合各级医院的心内科医师、医科院校实习生及护师阅读参考。

图书在版编目（CIP）数据

神经科急危重症救治手册/赵性泉主编．—郑州：河南科学技术出版社，2019.7

ISBN 978-7-5349-9533-0

Ⅰ.①神…　Ⅱ.①赵…　Ⅲ.①神经系统疾病－急性病－诊疗－手册 ②神经系统疾病－险症－诊疗－手册　Ⅳ.①R741.059.7-62

中国版本图书馆 CIP 数据核字（2019）第 096780 号

出版发行： 河南科学技术出版社
北京名医世纪文化传媒有限公司
地址：北京市丰台区万丰路 316 号万开基地 B 座 1-114　邮编：100161
策划编辑： 焦　赟
文字编辑： 陈　鹏
责任审读： 周晓洲
责任校对： 龚利霞
封面设计： 中通世奥
版式设计： 王新红
责任印制： 陈震财
印　　刷： 郑州环发印务有限公司
经　　销： 全国新华书店、医学书店、网店
开　　本： 850 mm×1168 mm　1/32　**印张：** 10.75　**字数：** 244 千字
版　　次： 2019 年 7 月第 1 版　2019 年 7 月第 1 次印刷
定　　价： 45.00 元

如发现印、装质量问题，影响阅读，请与出版社联系并调换

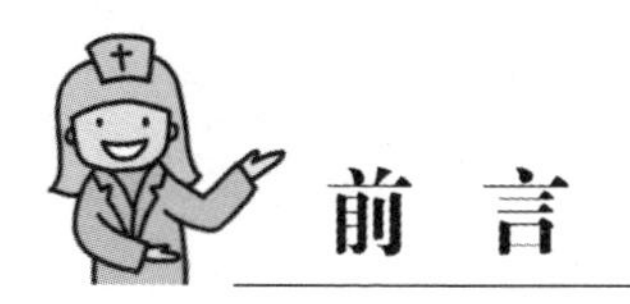

前　言

临床神经病学涉及的疾病种类繁多，加之近年来神经病学发展迅速、新技术的不断涌现和广泛应用，使临床医师始终面临着新知识的挑战。目前，国内外在神经系统疾病危险因素、早期预防、早期诊断和治疗方面有了较大的研究突破。随着国内外研究的进展，以及一系列新的治疗指南和专家建议的出台，神经系统疾病的诊断和治疗在国际范围内日趋规范化。

为推动神经内科疾病诊断和治疗的规范化进程，培养具备扎实理论基础和较强的临床实践能力的神经内科医师，我们根据神经内科新的理论、临床治疗的新进展编写了《神经科急危重症救治手册》一书，献给广大急诊科医师及相关临床学科医师。

本书强调理论与临床实际相结合，认真精选内容，包括神经系统疾病病史采集与体格检查、神经系统疾病的定位诊断、神经内科常用检查与治疗技术、头痛、脑血管疾病、周围神经疾病、中枢神经系统感染性疾病、神经系统发育异常性疾病及变性疾病、脊神经疾病、中枢神经系统脱髓鞘性疾病、脊髓疾病、神经-肌肉接头和肌肉疾病、运动障碍疾病、癫痫等。书中对每种疾病的病因、临床表现、病史采集、体格检查、辅助检查、诊断要点、鉴别诊断、治疗措施及预后等内容进行了较为详尽的描写。全书语言精练、条理清楚，指导对象明确，重点讲述神经内科急、危、重症的关键诊治内容，使读者能够对疾病有一个系统和全面的认识。

本书可作为神经科医师的临床工具书，也可作为神经内科的临床研究生、本科生和进修生的实用参考书。

由于编者水平有限，虽然竭尽全力，但书中仍可能存在不妥和疏漏之处，恳请广大读者批评指正。

编　者

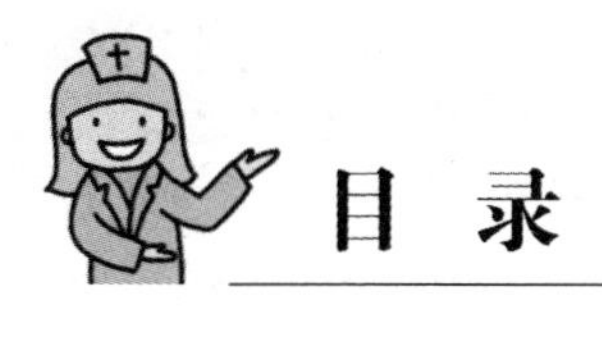

目 录

第1章

神经系统疾病病史采集与体格检查

第一节　病史采集

一、常见症状的问诊

1. 头痛

(1)部位：整个头痛、局部头痛，还是部位变化不定的头痛；如为局限性头痛应询问具体部位。

(2)形式：是突然发生，还是缓慢加重；是发作性，还是持续性；发作时间及在一天中的变化；头痛发作是波动性、持续性，还是周期性，如是周期性发作应注意与季节、气候、饮食、睡眠的关系，女性患者应询问与月经周期的关系。

(3)性质：胀痛、钝痛、隐痛、跳痛，还是刀剖样、烧灼样、箍紧样、爆裂样或雷击样疼痛。

(4)加重因素：头痛症状有无在用力、低头、咳嗽和喷嚏等使颅内压增高的情况下加重，与月经周期是否有关，与睡眠、劳累、气候、咀嚼和吞咽动作是否有关。

(5)程度：是否影响睡眠和工作，但应注意头痛程度易受主观因素影响，应具体问题具体分析。

(6)伴随症状：有无伴闪光感、恶心、呕吐、视物不清、视物双影。头痛一般无耳鸣，失语、偏瘫应该是主诉等。

(7)先兆症状：有无暗点、眼前闪光、亮点、异彩等视觉先兆。

2. 疼痛

(1)部位:是表浅还是深部,是皮肤、肌肉、关节,还是难以描述的部位;是固定性,还是游走性,有无沿着神经根或周围神经支配区放射的现象。

(2)性质:是酸痛、胀痛、刺痛、烧灼痛,还是闪电样疼痛;是放射性疼痛、扩散性疼痛,还是牵涉痛。

(3)发生情况:是急性,还是慢性;是发作性,还是持续性。

(4)影响因素:触摸、按压是否加重疼痛,活动是否诱发或加重疼痛,疼痛与气候变化有无关系等。

(5)伴随症状:是否伴有肢体瘫痪、感觉减退或异常,是否伴有皮肤的变化。

3. 眩晕

(1)注意鉴别是眩晕,还是头晕、头昏。

(2)确定患者发作时是否有自身旋转或移动(主观性眩晕)或外界旋转或移动(客观性眩晕)的感觉。

(3)有无伴发症状,如恶心、呕吐、面色苍白、出汗、平衡不稳、晕厥、耳鸣和听力改变、心悸、血压和脉搏改变等,以及发作诱因、持续时间、眩晕与体位的关系。

4. 抽搐

(1)诱发因素:抽搐发作与睡眠、饮食、情绪和月经等的关系。

(2)发病年龄:抽搐最初发病的年龄。

(3)发作先兆:有无眼前闪光、闻到怪异气味、心悸、胸腹内气流上升的异常感觉及不自主咀嚼等。

(4)以往的诊疗情况:既往诊治情况,发作间歇期有无症状。

(5)相关病史:发病前有无颅内病变、中毒、外伤、代谢性疾病等。

(6)抽搐形式:肢体是伸直、屈曲,还是阵挛,有无颈部或躯干向一侧的扭转等。

(7)抽搐部位:是全身抽搐、局部抽搐,还是由局部扩展至全身的抽搐。

(8)抽搐发作频率：每年、每月、每周或每天的发作次数，以及最近一次发作的时间。

(9)伴随症状：有无意识丧失、口吐白沫、大小便失禁、摔伤或舌咬伤等。

(10)抽搐后症状：有无昏睡、头痛或肢体一过性瘫痪。

5．视力障碍

(1)发生情况：急性、慢性、渐进性，是否有缓解和复发。

(2)发生视力障碍持续的时间。

(3)具体表现：视物不清还是完全失明；双眼视力下降的程度；是否伴有视物双影；视野缺损的范围是局部还是全部；有无单眼黑矇或双眼黑矇。

6．瘫痪

(1)发病形式：是急性起病，还是慢性起病，起病的诱因及症状的波动和进展。如为慢性起病，应问及发展的速度和过程。

(2)瘫痪部位：四肢瘫、偏瘫、单瘫，还是仅累及部分肌群的瘫痪，如为肢体瘫痪还应注意远端和近端的比较。

(3)性质和程度：是痉挛性瘫痪，还是弛缓性瘫痪；应仔细检查瘫痪肢体的无力程度，询问瘫痪是否影响坐、立、行走、进食、言语、呼吸、上下楼等日常活动，是否影响精细动作。

(4)伴随症状：有无皮肤改变、肢体感觉异常、疼痛、麻木、抽搐、肌肉萎缩等，以及有无语言障碍、括约肌功能障碍等。

7．其他症状

(1)感觉异常：询问时应注意鉴别是浅感觉(痛觉、触觉、温度觉)、深感觉(运动觉、位置觉、振动觉)还是复合感觉(形体觉、定位觉、两点辨别觉)的异常。注意询问感觉异常分布的范围、出现的形式(发作性或持续性)及加重的因素等。

(2)语言障碍：发音障碍或语言表达、听理解、复述、命名、阅读、书写障碍。

(3)睡眠障碍:询问是思睡,还是失眠。如有失眠,询问是入睡困难、易醒还是早醒,是否有多梦或醒后再次入睡困难,以及失眠的诱因或影响因素,睡眠中有无肢体不自主运动及呼吸暂停等。

二、既往史及家族史的问诊

1. 感染　是否患过流行病、传染病和地方病,有无慢性感染性疾病。

2. 过敏　有无荨麻疹、药疹、支气管哮喘及其他过敏史。

3. 糖尿病　从何时发病,治疗情况,血糖控制情况,是否有其他并发症。

4. 心血管疾病　有无心脏疾病,如心房颤动(房颤)、周围血管栓塞等。

5. 高血压　何时发病及治疗情况、血压控制情况,是否有其他并发症。

6. 肿瘤　有无恶性肿瘤病史。

7. 外伤　有无头部或脊椎外伤史和手术史。

8. 癫痫　有无癫痫发作史。

9. 中毒　有无铅、汞、苯、砷、锰、有机磷等毒物接触或中毒史。

10. 婴幼儿患者　应询问母亲妊娠期情况、出生情况、生长发育情况。

三、家族史的重点问诊

神经系统遗传病发生在有血缘关系的家族成员中,如两代以上出现相似疾病或同胞中有两个相近年龄者出现相似疾病,应考虑到遗传病的可能。发现遗传病后,应绘制家系图谱,供临床参考。

四、总结重点

1. 症状发生情况　初发症状的发生时间、发病形式(急性、亚急性、慢性、隐袭性、发作性、间歇性或周期性)、发病前的可能诱因和原因。

2. 症状特点　症状的部位、范围、性质和严重程度等。

3. 症状的发展和演变　症状的加重、减轻、持续进展或无变化等。症状加重、减轻的可能原因和影响因素等。

4. 伴随症状及相互关联　伴随症状的特点、发生时间及与主要症状的相互影响。

5. 既往诊治情况　病程中各阶段检查的结果、诊断和治疗过程、具体的治疗用药或方法以及疗效等。

6. 与目前疾病有关的其他疾病情况　是否合并存在其他系统疾病,这些疾病与目前疾病的关系。

7. 病程中的一般情况　精神状态、饮食、睡眠、体重及大小便的情况等。对儿童患者或幼年起病的成人患者还需要了解营养和发育情况。

8. 病程经过　注意有无恶化、停滞、改善、缓解、复发和周期性发作等。

五、注意事项

1. 病史应注意来源于患者,只有患者不能叙述时(精神症状、意识障碍、智能缺陷、小儿),才由家属或其他知情人提供客观详尽的资料。

2. 影响因素,如诱发因素、加重因素、减轻因素。

3. 病史也应有空间概念,如疼痛的具体部位、无力的部位、头痛的部位、导致眩晕出现的体位等。

4. 仔细聆听患者描述症状的性质,如规则性跳动性疼痛一般提示有血管因素参与;而不规则闪电样出现、剧烈而短促的疼痛,则为神经痛的特点。

5. 听取患者叙述时，不可主观臆断，应准确地分析其所用名词的实际含义，如“头晕”“昏倒”“意识不清”“昏迷”“瘫”“麻痹”“麻木”等。

6. 应注意追问病前的近期有无发热、感冒、腹泻等全身感染史、外伤史、过劳史，以及既往有无与现病史类似的症状。

7. 采集急症患者病史，更应抓住重点，把握轻重缓急，不能长时间拘泥于细节问题上，必要时，应针对患者出现的紧急情况采取急救措施，再继续详问病史。

8. 询问病史时应避免暗示性提示。

9. 不要忽视阴性症状，阴性症状对排除某些疾病有意义。

10. 完整准确的病史是确诊的必要前提。

第二节 体格检查

一、一般检查

一般检查是对患者全身健康状况的概括性观察，包括一般状况、意识、精神状态及头部、颈部、躯干和四肢检查。

1. 一般情况 一般情况（年龄、性别、发育、营养、面容表情）、生命体征（体温、呼吸、脉搏、血压）、意识状态、皮肤黏膜、头面部、胸腹部和脊柱四肢、体位、姿势、步态等。

2. 其他 注意患者服饰仪容、个人卫生、呼吸或身体气味，以及患者精神状态、对周围环境反应、全身状况等。

二、运动系统检查

运动系统检查包括肌营养、肌张力、肌力、共济运动、不自主运动等。

1. 肌肉形态和肌容积 观察和比较双侧对称部位肌肉外形

及体积，有无肌萎缩、假性肥大及其分布范围。除肉眼观察外，可比较两侧肢体相同部位的周径，相差 1cm 以上者为异常。

2. 肌张力　肌张力指肌肉在静止放松情况下的紧张度和弹性，其高低通过观察肌肉肌腹的饱满程度，触摸肌肉的硬度及被动伸屈其肢体所感受的阻力来判断。肌张力增高时，肌腹明显、肌肉坚硬，被动运动时阻力大，关节运动范围缩小；肌张力减低时，肌腹不明显、肌肉松弛，被动运动时阻力减低或消失，关节运动范围增大。

检查时嘱患者肌肉放松，触摸感受肌肉硬度，并被动屈伸肢体感知阻力。

3. 肌力

(1)肌力分级标准(6 级肌力记录法)：见表 1-1。

表 1-1　肌力分级标准

分级	临床表现
0 级	完全瘫痪，肌肉无收缩
1 级	肌肉可轻微收缩，但不能产生动作，仅在触摸中感到
2 级	肢体能在床面上移动，但所产生的动作不能抵抗自身重力
3 级	肢体能抵抗重力抬离床面，但不能抵抗阻力
4 级	能做抗阻力动作，但不完全
5 级	正常肌力

(2)主要肌肉肌力检查方法，见表 1-2。

表 1-2　肌肉肌力检查方法

肌肉	节段	神经	功能	检查方法
三角肌	C_5-C_6	腋神经	上臂外展	上臂水平外展位，检查者将肘部向下压

（续　表）

肌肉	节段	神经	功能	检查方法
肱二头肌	C_5-C_6	肌皮神经	前臂屈曲和外旋	维持肘部屈曲、前臂外旋位，检查者使其伸直并加阻力
肱桡肌	C_5-C_6	桡神经	前臂屈曲、旋前	前臂旋前，之后屈肘，检查者加阻力
肱三头肌	C_7-C_8	桡神经	前臂伸直	肘部做伸直动作，检查者加阻力
腕伸肌	C_6-C_8	桡神经	腕部伸直	维持腕部背屈位，检查者自手背向下压
腕屈肌	C_6-T_1	正中神经、尺神经	腕部屈曲	维持腕部掌屈位，检查者自手掌上抬
伸指总肌	C_6-C_8	桡神经	第2～5指掌指关节伸直	维持指部伸直，检查者在近端指节处加压
拇指伸肌	C_7-C_8	桡神经	拇指关节伸直	伸拇指，检查者加阻力
拇屈肌	C_7-T_1	正中神经、尺神经	拇指关节屈曲	屈拇指，检查者加阻力
指屈肌	C_7-T_1	正中神经、尺神经	指关节屈曲	屈指，检查者于指节处上抬
桡侧腕屈肌	C_6-C_7	正中神经	腕屈曲和外展	维持腕部屈曲，检查者在桡侧掌部加压

（续　表）

肌肉	节段	神经	功能	检查方法
尺侧腕屈肌	C_7-T_1	尺神经	腕骨屈曲和内收	维持腕部屈曲，检查者在尺侧掌部加压
髂腰肌	L_2-L_4	腰丛、股神经	髋部屈曲	仰卧、屈膝，维持髋部屈曲，检查者将大腿往足部推
股四头肌	L_2-L_4	股神经	膝部伸直	仰卧，伸膝，检查者屈曲其膝部
股内收肌	L_2-L_5	闭孔神经、坐骨神经	股部内收	仰卧，下肢伸直，两膝并拢，检查者分开两膝
股二头肌	L_4-S_2	坐骨神经	膝部屈曲	俯卧，维持膝部屈曲，检查者加阻力
臀大肌	L_5-S_2	臀下神经	髋部伸直	仰卧，膝部屈曲 90°，将膝部抬起，检查者加阻力
胫前肌	L_4-L_5	腓深神经	足部背屈	足部背屈，检查者加阻力
腓肠肌	L_5-S_2	胫神经	足部跖屈	膝部伸直，跖屈足部，检查者加阻力
踇伸肌	L_4-S_1	腓深神经	踇趾伸直和足部背屈	踇趾背屈，检查者加阻力

（续 表）

肌肉	节段	神经	功能	检查方法
跗屈肌	L_5-S_2	胫神经	跗指跖屈	跗趾跖屈，检查者加阻力
趾伸肌	L_4-S_1	腓深神经	足2～5趾背屈	伸直足趾，检查者加阻力
趾屈肌	L_5-S_2	胫神经	足趾跖屈	跖屈足趾，检查者加阻力

4．轻瘫检测法　对不能确定的轻瘫，可以采用以下方法进行检查，见表1-3。

表1-3　轻瘫检测法

项目	检查
分指试验	患者双手掌面对置（但不相触），将双手手指尽量分开，患侧手指间距离逐渐缩小
上肢平伸试验	患者站或坐，闭眼，双臂向前平举，掌心朝下，维持不放下。轻瘫侧会在短时间内出现上下摇晃，逐渐下垂或逐渐旋前（掌心朝向外侧）的趋势，小指常轻度外展。卧床患者此试验可改为仰卧位将双上肢抬起并维持于与床面呈45°
膝下垂现象	患者仰卧，检查者先将患者两下肢与膝关节屈曲成90°，松手后，轻瘫侧下肢逐渐下落并外旋，而健侧下肢仍维持屈曲位或稍伸直
伸腕试验	患者双臂向前平举，手掌朝下，然后努力使手腕背伸，持续2分钟。双侧对比，患侧可见示弱现象
Mingazzini试验	下肢轻瘫实验，患者仰卧，双下肢抬起，髋、膝关节屈成直角，互不靠拢，维持姿势，患侧下肢不能支持，逐渐下垂

（续　表）

项目	检查
Barre Ⅰ试验	患者俯卧，双下肢膝关节屈曲成直角，维持2分钟，患侧下肢逐渐下垂。为使此试验更加敏感，可将小腿屈曲与床面形成45°
Barre Ⅱ试验	患者俯卧，双下肢膝关节极力屈曲，踝关节极力伸直使双足跟紧靠臀部，维持2分钟，患侧足跟与臀部的距离会逐渐拉大

5. 共济运动　共济功能检查首先观察患者日常活动的功能，如穿衣、系扣、取物、进食、书写、站立、步态是否协调；然后用下列方法检查共济功能，见表1-4。

表1-4　共济运动

无撑坐起试验	患者从仰卧位不用手支撑试行坐起，正常人于屈曲躯干的同时下肢下压，而小脑性共济失调患者反而将髋部（患侧尤为明显）和躯干同时屈曲，称为联合屈曲现象
肌回缩试验	也称Holmes反跳试验。患者收肩屈肘，前臂旋后、握拳，肘关节放于桌上或悬空靠近身体，检查者用力拉其腕部，患者屈肘对抗，检查者突然收手。正常情况下屈肘动作立即停止，不会击中自己
跟-膝-胫试验	患者仰卧，一侧下肢先伸直高举，然后屈曲膝关节使该足跟置于对侧膝盖上，然后沿胫前缘向下移动，滑至足背为止，观察内容同指鼻试验
轮替试验	患者两手半屈于胸前，连续反复地做前臂旋前和旋后动作，如双手的掌面和背面交替轻拍大腿或床面，观察其动作的速度、幅度、节奏及力量是否均匀，两侧是否对称，有无笨拙、翻转不够或过分的现象

（续　表）

指鼻试验	患者一侧上肢外展平举，再用示指末端触其鼻尖，以各种速度，先快后慢，先睁眼后闭眼，多次重复，左右对比，观察其动作是否平稳、圆滑、准确，有无指鼻不准，接触鼻子的力量是否恰当
闭目难立征	患者双足并拢站立，双手向前平伸，然后闭目，观察其姿势。感觉性共济失调特征为闭目后站立不稳，而睁眼时能保持稳定的站立姿势，称 Romberg 阳性
过指试验	患者上肢向前平伸，示指放在检查者固定不动的手指上，然后将手指抬至一定高度的垂直位置，再下降至检查者的手指上，始终维持上肢伸直。先睁眼、再闭眼检查，两侧可分别或同时试验。正常人闭眼后误差不超过 2°～5°
步态测验	患者先后做下列行走：普通行走；沿着直线行走；每步将一侧足跟碰到另一侧足尖的纵列式行走；观察行走的方向有无偏斜、伸足和落下的姿势，身体是否摇晃
其他检查	包括言语、书写和眼球震颤。言语检查主要通过与患者谈话，了解有无构音困难。书写检查要求患者书写姓名。眼球震颤是眼球不自主有节律的短暂来回运动，其运动方向可为水平性、垂直性、旋转性或混合性，一般以快速方向为眼球震颤的方向，在检查眼球运动时进行观察

6．不自主运动　观察患者有否不能随意控制的舞蹈样动作、手足徐动、肌束颤动、肌痉挛、震颤（静止性、动作性和姿势性）和肌张力障碍等，以及出现的部位、范围、程度和规律，与情绪、动作、寒冷、饮酒等的关系，并询问既往史和家族史。

三、反射检查

反射是机体对外界环境刺激所引起的规律性反应，是最简单也是最基本的神经活动，是一切神经活动的基础，它的完成需要一个完整的神经反射弧才能实现。反射弧是由感受器、传入神经、神经中枢、传出神经和效应器 5 个部分组成。各反射弧均有其一定的解剖生理基础，反射弧受损可出现反射异常。因此，通过检查反射活动，有助于确定损害的部位。人体的反射多种多样，根据刺激部位和反射性质的不同，可将反射分为生理反射和病理反射，其中生理反射又包括浅反射（包括皮肤及黏膜的反射）和深反射（又称腱反射）。

1. 深反射

（1）肱二头肌反射：由 C_5-C_6 支配，经肌皮神经传导。患者取坐位或卧位，肘部屈曲 90°，检查者以手指（右侧时中指，左侧时拇指）置于其肘部肱二头肌腱上，以叩诊锤叩击手指，反应为肱二头肌收缩，引起屈肘。

（2）肱三头肌反射：由 C_6-C_7 支配，经桡神经传导。患者取坐位或卧位，上臂外展，肘部半屈，检查者托住其肘关节，用叩诊锤直接叩击鹰嘴上方的肱三头肌肌腱，反应为肱三头肌收缩，引起肘关节伸直。

（3）桡骨膜反射：由 C_5-C_8 支配，经桡神经传导。患者取坐位或卧位，前臂摆放于半屈半旋前位，叩击其桡侧茎突，反应为肱桡肌收缩，肘关节屈曲、旋前，有时伴有指部屈曲。

（4）膝反射：由 L_2-L_4 支配，经股神经传导。患者坐于椅上，小腿弛缓下垂与大腿呈直角；或取仰卧位，检查者以手托起两侧膝关节，小腿屈曲 120°，然后用叩诊锤叩击膝盖下股四头肌腱，反应为小腿伸展。

（5）踝反射：由 S_1-S_2 支配，经胫神经传导。患者取仰卧位，股外展，屈膝近 90°，检查者手握足，向上稍屈，叩击跟腱，反应为足向跖侧屈曲。

（6）踝阵挛：患者仰卧，髋关节与膝关节稍屈，检查者左手托住腘窝，右手握住足前端，突然推向背屈方向，并用力持续压于足底，阳性反应为跟腱的节律性收缩反应，见于锥体束损害。

(7)髌阵挛：患者下肢伸直，医师用拇指和示指捏住髌骨上缘，用力向远端方向快速推动数次，然后保持适度的推力。阳性反应为股四头肌节律性收缩，致使髌骨上下运动，见于锥体束损害。

(8)罗索利莫(Rossolimo)征：患者仰卧，两腿伸直，用叩诊锤叩击足趾基底部跖面，亦可用手指掌面弹击患者各趾跖面，反应为足趾向跖面屈曲。

(9)霍夫曼(Hoffmann)征：患者腕部略伸，手指微屈，检查者以右手示指、中指夹住患者中指第二指节，以拇指快速地弹拨其中指指甲，反应为拇指和其他各指远端指节屈曲。

2. 浅反射

(1)腹壁反射：由 T_7-T_{12} 支配，经肋间神经传导。患者仰卧，膝关节屈曲，腹壁完全松弛，两上肢置于躯体两侧。检查以钝针或木签沿肋缘下、平脐及腹股沟上平行方向，由外向内轻划腹壁皮肤，反应为该侧腹肌收缩，使脐孔略向刺激部位偏移。

(2)提睾反射：由 L_1-L_2 支配，经生殖股神经传导。用钝针或木签由上向下轻划上部股内侧皮肤，反应为同侧提睾肌收缩，睾丸向上提起。

(3)跖反射：由 S_1-S_2 支配，经胫神经传导。膝部伸直，用钝针或木签轻划足底外侧，自足跟向前方至小趾根部足掌转向内侧，反应为各个足趾跖屈。

(4)肛门反射：由 S_4-S_5 支配，经肛尾神经传导。用竹签轻划肛门周围，反应为肛门外括约肌收缩。

3. 病理反射

(1)巴宾斯基征(Babinski 征)：膝部伸直，用钝针或木签轻划足底外侧，自足跟向前方至小趾根部足掌时转向内侧，蹈趾较缓地向足背方向背曲(也称跖反射伸性反应)，可伴有其他足趾呈扇形展开，为 Babinski 征阳性。

(2)夏菲征(Schaeffer 征):以手挤压跟腱,阳性反应同 Babinski 征。

(3)奥本海姆征(Oppenheim 征):以拇指和示指沿患者胫骨前面自上而下加压推移,阳性反应同 Babinski 征。

(4)戈登征(Gordon 征):以手挤压腓肠肌,阳性反应同 Babinski 征。

(5)冈达征(Gonda 征):紧压足第 4、第 5 趾向下,数秒钟后再突然放松,阳性反应同 Babinski 征。

(6)夏道克征(Chaddock 征):用钝针或木签轻划外踝下部和足背外侧皮肤,阳性反应同 Babinski 征。

四、意识障碍检查

国际上常用 Glasgow 昏迷评定量表评价意识障碍程度(表 1-5),最高 15 分(无昏迷),最低 3 分,分数越低,昏迷程度越深。但此表有一定局限性,对眼肌麻痹、眼睑肿胀者不能评价其睁眼反应,对气管插管或气管切开者不能评价其语言活动,四肢瘫痪者不能评价其运动反应,在临床使用中要注意总分相同但单项分数不同者意识障碍程度可能不同,应灵活掌握量表的应用。

表 1-5　Glasgow 昏迷评定量表评价意识障碍程度

检查项目	内容	评分
睁眼反应	自动睁眼	4
	呼唤能睁眼反应	3
	疼痛刺激睁眼反应	2
	任何刺激无睁眼反应	1

（续　表）

检查项目	内容	评分
言语反应	能交谈、定向力好	5
	能交谈、定向力障碍	4
	语言错乱	3
	不能理解语言	2
	无言语反应	1
运动反应	按吩咐做肢体活动	6
	对刺激能定位	5
	肢体对疼痛呈逃避反应	4
	肢体对疼痛呈异常屈曲（去皮质强直）	3
	肢体对疼痛呈伸直状态（去大脑强直）	2
	肢体对疼痛无反应	1

1. 眼征

（1）瞳孔：检查其大小、形状、对称性及直接、间接对光反射。

（2）眼底：检查是否有视盘水肿、出血、视神经萎缩。视盘水肿，见于颅高压等；玻璃体膜下片状或块状出血，见于蛛网膜下腔出血等。

（3）眼球运动：观察眼球运动是否受限或异常。

（4）眼球位置：检查是否有眼球突出或凹陷。突出见于甲状腺功能亢进症、动眼神经麻痹和眶内肿瘤等；凹陷见于 Horner 征、颈髓病变及瘢痕收缩等。

2. 脑干反射　可通过睫脊反射、角膜反射、反射性眼球运动、眼前庭反射等脑干反射来判断是否存在脑干功能损害。

3. 对疼痛刺激的反应　用力按压眶上缘、胸骨检查昏迷患者对疼痛的运动反应，有助于定位脑功能障碍水平或判定昏迷的程度。如出现单侧或不对称性姿势反应时,健侧上肢可见防御反应,患侧则无,提示瘫痪对侧大脑半球或脑干病变。

4. 呼吸形式 常见的呼吸模式有潮式呼吸、神经源性过度呼吸、长吸式呼吸、丛集式呼吸和共济失调性呼吸,昏迷患者呼吸形式的变化有助于判断病变部位和病情的严重程度。

5. 脑膜刺激征 包括颈强直、克尼格征(Kernig 征)、布鲁津斯基征(Brudzinski 征)等。

6. 瘫痪体征 先观察有无面瘫,一侧面瘫时,可见该侧鼻唇沟变浅,口角低垂,睑裂增宽,呼气时面颊鼓起,吸气时面颊塌陷。通过观察自发活动减少,可判定昏迷患者的瘫痪肢体。坠落试验可检查瘫痪的部位。

五、感觉系统检查

感觉分为特殊感觉(视、听、嗅、味觉)和一般感觉两大类。其中,一般感觉又可分为浅感觉、深感觉和复合感觉。浅感觉又称皮肤感觉,包括痛觉、温度觉和触觉;深感觉又称本体感觉,包括振动觉、运动觉和位置觉;复合感觉又称复杂感觉,包括实体觉、定位觉和图形觉。

1. 浅感觉

(1)痛觉:检查时用针或竹签轻刺皮肤,询问痛或不痛。

(2)温度觉:用装有冷水(0～10℃)及热水(40～50℃)的试管分别接触皮肤,请患者辨别冷、热。

(3)触觉:检查时请患者闭目,用棉花束接触皮肤,询问在感受接触时说“有”或“无”。

2. 深感觉

(1)位置觉:患者闭目,检查者将其肢体放于某一位置,嘱用另一肢体模仿或说出所放位置。

(2)音叉觉:用振动的音叉(C128Hz)柄置于骨骼隆起处,询问有无振动感,并在对称部位比较感受的强度及持续的时间。检查的部位通常在指(趾)骨、桡骨茎突、尺骨鹰嘴、锁骨、肋骨、髂前上棘、胫骨前缘、内外踝等处。

(3)运动觉:患者闭目,检查者用拇指和示指轻夹患者手指和足趾两侧,上下移动5°左右,令患者说明被移动的方向,若辨认有困难,可加大移动角度或测试较大关节。

3. 复合感觉

(1)图形觉:患者闭目,用钝针在皮肤上划出简单图形,如三角形、圆形或1、2、3数字等,让患者辨出,应双侧对照。

(2)实体觉:患者闭目,令其用单手触摸常用物品,如钥匙、纽扣、钢笔等,说出物品形状和名称,注意两手对比。

(3)定位觉:患者闭目,用手指或棉签轻触患者皮肤后,让其指出接触部位。正常时,手部误差不超过3.5mm,躯干部不超过1cm。

(4)两点辨别觉:患者闭目,用分开一定距离的钝双足规接触皮肤,如患者感觉为两点时再缩小间距,直至感觉为一点为止,两点须同时刺激,用力相等。正常值指尖为2～4cm,手背为2～3cm,躯干为6～7cm。

六、脑神经检查

脑神经检查,见表1-6。

表1-6 脑神经的检查表

项目	检查
嗅神经(Ⅰ)	让患者闭目,经鼻吸气,用手指压闭一侧鼻孔,检查者持芳香物由远及近缓慢移向另一侧鼻孔下面,直到患者感觉到气味为止,并令其说出嗅到的气味,比较两侧最初感到气味的距离,强度和嗅觉的精密检查方法可以应用Elsberg法

（续　表）

项目	检查
视神经（Ⅱ）	视力：将国内通用近视力表置于眼前30cm处，视力表视力有0.1～1.5，<1.0为视力减退。远视力检查用国际远视力表，视力用分数表示，分子表示患者检查的距离，一般为5m，分母为正常人看到的该行的距离
	视野：临床常用手势法粗略测试，检查者与患者相距约1m面对面而坐，查右眼时让患者用手遮盖左眼，右眼注视检查者左眼；检查者手持棉签作为视标先后在患者头部的右、上、左、下方自后向前移动，令患者一见到视标出现即示意，此时记下两条假设线之间的角度：一条线将视标与瞳孔相连，另一条线由瞳孔引出与面部垂直，正常单眼视野为鼻侧60°，颞侧90°～100°，上方50°，下方60°～70°。必要时用精确的视野法检查
	眼底：用检眼镜检查视盘的形态、大小、颜色、边缘及生理凹陷，还要注意动、静脉及视网膜的情况
动眼神经（Ⅲ）、滑车神经（Ⅳ）、展神经（Ⅵ）	眼睑和眼裂：嘱患者平视前方，观察有无眼睑下垂及眼裂变小
	眼球位置：让患者平视，检查者观察眼球有无突出、内陷斜视、同向偏斜
	眼球运动：患者坐位保持头部不动，与检查者相距约0.5m，两眼随检查者手指向各方移动，注意眼球转动是否自如，有无受限，角膜边缘是否能达内外眦，有无眼震出现，同时询问患者转动眼球时有无复视
	瞳孔检查：检查瞳孔的形状是否正圆，边缘是否整齐，位置是否居中。注意两侧瞳孔大小，是否对称。对光反射用电筒从侧面分别照射眼睛，检查瞳孔对光反射，直接感光的瞳孔缩小称为直接对光反射，未直接感光的瞳孔亦缩小称为间接对光反射

（续 表）

项目	检查
动眼神经（Ⅲ）、滑车神经（Ⅳ）、展神经（Ⅵ）	调节反射：检查者将视标由远至近逐渐移至患者眼前（1m～10cm），观察瞳孔变化，正常反应是双眼球内聚，瞳孔缩小 聚合反应（辐辏反射）：检查者将视标由远及近快速移至患者眼前（1m～40cm），观察瞳孔变化，正常反应是双眼会聚及瞳孔缩小
三叉神经（Ⅴ）	感觉功能：检查者用双手大拇指交替按压两侧三叉神经各支出口处：眶上点、眶下点、颏点，观察有无压痛；检查头皮前部、面部，必要时口腔及舌前 2/3 的痛、温、触觉，两侧对称部位对比，各分支区对比，面部内外侧对比
	运动功能：观察颞肌、咬肌有无萎缩，再用双手压紧双侧颞肌、咬肌，嘱患者咀嚼，感知肌力和肌张力 检查翼状肌力，让患者张口，注意张口时有无下颌偏斜。为发觉轻度下颌偏斜，可将两门齿间隙作标准，如上下门齿间隙在闭口时对好，位于正中线，张口时错开，在排除颞颌关节病后，疑有一侧翼状肌力弱
	反射功能：检查角膜反射，查右眼时让患者左侧视，检查者从右颞侧靠近，以干净的细棉花束末端轻而短促地接触角膜，看有无瞬目动作；查左眼时，步骤相同。比较双侧反射的强弱。检查下颌反射，请患者放松下颌，口自然松开，检查者将左手拇指置于患者颏部，用右手持叩诊锤短促叩击该拇指。反应是下颌轻度上提
面神经（Ⅶ）	运动：先观察额纹及鼻唇沟是否变浅、口角是否低垂或向一侧歪斜，然后嘱患者做蹙额、皱眉、闭眼、露齿、鼓腮及吹口哨动作

（续　表）

项目	检查
面神经(Ⅶ)	味觉:嘱患者伸舌,检查者用棉签分别蘸少许糖、醋、盐或奎宁溶液涂于舌的不同部位,辨别后令其指出事先写在纸上的甜、酸、咸、苦(对不识字者可用符号代替)四字之一,患者不要缩舌、讲话和吞咽,先试可疑一侧,再试健侧,每测试一种味觉后要漱口
前庭蜗神经	听力检查:先向患者了解有无自觉听力减退。并做空气传导试验、骨传导试验(骨传导和空气传导都应双耳进行比较,听力的精细检查可用电测听计)、Rinne 试验、Weber 试验、Schwabach 试验
	前庭功能检查:包括变温试验及旋转试验
舌咽神经(Ⅸ)、迷走神经(Ⅹ)	运动功能:注意患者有无声音嘶哑、鼻音、吞咽困难、呛咳、反流等。令患者张口,观察双侧软腭是否同等高度,有无向一侧牵拉,悬雍垂根部是否居中。反复请患者发出“啊”音,观察发声时两侧软腭、咽喉壁运动是否对称
	感觉功能:检查者用棉签轻触软腭及咽后壁,了解有无感觉。舌后 1/3 的味觉,检查方法同面神经
	咽反射:让患者张口,用棉签或压舌板分别轻接触两侧咽后壁,观察有无做呕吐样动作——咽肌收缩,腭弓上提。该反射于一部分正常人可消失,尤其于吸烟者
副神经(Ⅺ)	观察患者是否有胸锁乳突肌、斜方肌萎缩,有无斜颈及垂肩,然后嘱患者做对抗阻力的转头及耸肩动作,两侧对比
舌下神经(Ⅻ)	观察舌在口腔内的位置,然后嘱患者伸舌,注意伸舌是否偏斜,有无舌肌萎缩及肌束颤动

七、精神状态与高级皮质功能检查

1. 记忆　一般分为瞬时记忆、短时记忆和长时记忆三类，记忆障碍可仅涉及一段时期和部分内容，检查记忆应当注意全面分析检查结果。

2. 失认　主要包括视觉失认、听觉失认、触觉失认。体像障碍也为失认的一种，系对自身部位的认识障碍。

3. 失用　检查时可给予口头和书面命令，观察患者执行命令、模仿动作和实物演示能力等。

4. 失语　检查包括口语表达、听理解、复述、命名、阅读和书写能力，对其综合评价有助于失语的临床判断。

5. 定向力　可细分为时间定向力、地点定向力和人物定向力，需要在患者在注意力集中的状态下进行。

6. 计算力　可通过让患者正向或反向数数、数硬币、找零钱等进行检查。

八、自主神经反射检查

通过一般检查和神经系统的检查，观察患者的体温、脉搏、血压、皮肤黏膜颜色、皮肤温度、出汗、唾液、泪液分泌、瞳孔对光反射及大小便功能，已可获得自主神经的大致情况。在需要时，可增加下列检查。

1. 眼-心反射　患者仰卧数分钟后，测 1 分钟脉搏次数，然后闭合眼睑，检查者用示指与拇指或示指与中指缓慢地逐渐加强地压一眼或两眼的侧面，以不引起眼球疼痛为原则，压迫 20～30 秒后再测 1 分钟脉搏。正常反应为脉搏每分钟减慢 10～12 次，迷走神经功能低下者无反应，迷走神经兴奋者，每分钟减慢超过 15 次。

2. 颈动脉窦反射　患者仰卧，头稍转向对侧，检查者用手压迫颈动脉分叉部(相当于胸锁乳突肌前上方 1/3 处)，在 5～30 秒逐渐增加压力，直至感到颈动脉搏动为止，在压迫前、后测脉搏及血压。正常反应为脉搏每分钟减慢 6～8 次，血压稍下降，这些现象在压迫 2～4 秒即出现，5～50 秒最明显；迷走神经紧张者，脉搏每分钟减少超过 8 次；交感神经紧张者，可无反应。有颈动脉窦过敏者不宜做此检查。

3. 竖毛试验　竖毛肌由交感神经支配，皮肤受寒冷或搔划刺激，可引起竖毛肌收缩，局部出现竖毛反应，毛囊隆起如鸡皮状，逐渐向周围扩散，刺激后 7～10 秒最明显，15～20 秒消失。竖毛反应一般扩展至脊髓横贯性损害的平面停止，可帮助判断脊髓损害的部位。

4. 皮肤划痕试验　用钝物轻划皮肤，正常反应：8～12 秒潜伏期后，出现白色划纹，其产生的机制是由于弱刺激引起交感神经兴奋，血管收缩所产生。持续半分钟后白色划纹变为红色划纹，机制是副交感神经兴奋时血管扩张，皮肤颜色变红。异常反应：交感神经功能亢进者对轻重刺激皆出现白色，称为白色划纹征；相反，副交感神经兴奋性增高者轻重刺激都引起红色划纹，皮肤隆起，称为隆起划纹。

5. 体位变换试验

(1)立卧反射：患者站立时测脉搏，平卧 10～15 秒再测脉搏，正常反应为脉搏每分钟减慢 6～8 次。异常反应为脉搏每分钟减慢超过 10～12 次，提示迷走神经兴奋性增高。

(2)卧立反射：安静平卧姿势时测脉搏和血压 1 分钟后，嘱患者在 3 秒内站起，并于每 30 秒测血压和脉搏 1 次，连续 2～5 分钟。正常反应为脉搏每分钟加快 6～12 次，收缩压下降小于 10mmHg，如脉搏每分钟增加超过 12 次，提示交感神经兴奋性增高。收缩压下降超过 20mmHg 或舒张压下降超过 10mmHg，提示交感神经功能降低。

九、脑膜刺激征检查

1. 屈颈试验

(1)检查者将仰卧患者的枕部用一手托住,谨慎地抬起向前倾,以使下颏尽量靠近胸壁,此间体会患者的颈项有无阻力。如有阻力,下颏不能触及胸壁,则为颈项强直。

(2)下颏与胸壁之间的距离以厘米或横指数计。查此征,切忌动作粗暴。疑有颈椎外伤者禁查,疑有脑疝者要极为小心。

2. 克尼格征(Kernig sign) 患者仰卧,下肢于髋、膝关节处屈曲成直角,检查者于膝关节处试行伸直小腿,如伸直受限并出现疼痛,大、小腿间夹角小于 135°,为 Kernig 征阳性。如颈强(+)而 Kernig 征(-)称为颈强-Kernig 征分离,见于颅后窝占位性病变和小脑扁桃体疝等。

3. 布鲁津斯基征(Brudzinski sign) 患者仰卧屈颈时出现双侧髋、膝部屈曲;一侧下肢膝关节屈曲位,检查者使该侧下肢向腹部屈曲,对侧下肢亦发生屈曲(下肢征),均为 Brudzinski 征(+)。

第2章

神经系统疾病的定位诊断

一、感觉障碍

感觉障碍的定位诊断,见表2-1。

表2-1　感觉障碍的定位诊断

项目	定位诊断
末梢型感觉障碍	为多发性周围神经受损,呈手套、袜套样分布的所有感觉障碍,见于末梢神经炎
后根型感觉障碍	为脊神经后根或后根神经节受损,呈单侧节段性完全性感觉障碍,常伴有根性疼痛,可见于椎间盘脱出和髓外肿瘤
后角型感觉障碍	为脊髓后角受损,呈单侧节段性痛、温觉障碍,而无触觉和深部感觉障碍,常见于脊髓空洞症
脊髓型感觉障碍	(1)脊髓横贯性损害,为脊髓丘脑束和后束受损,引起受损节段平面以下所有感觉障碍,常见于急性脊髓炎 (2)脊髓半横贯损害时,受损平面以下同侧深感觉障碍,对侧痛、温觉障碍,常见于髓外肿瘤
脑干型感觉障碍	(1)延髓外侧部病变,为三叉神经脊束及其三叉神经脊束核和脊髓丘脑侧束受损,呈交叉性感觉障碍,即病侧面部感觉障碍和对侧身体痛、温觉障碍,常见于小脑后下动脉血栓形成 (2)脊髓丘脑束、内侧丘系和脑神经纤维在脑桥和中脑处受损,呈对侧偏身深、浅感觉障碍,常见于脑干血管病和脑干肿瘤

（续　表）

项目	定位诊断
丘脑型感觉障碍	丘脑内的深、浅感觉第三级神经元受损，呈对侧偏身深、浅感觉障碍，常见于脑血管病
内囊型感觉障碍	内囊病变丘脑皮质束受损，呈对侧偏身深、浅感觉障碍，常见于脑血管病
皮质型感觉障碍	顶叶皮质感觉区受损，呈单肢感觉障碍。皮质型感觉障碍的特点是复合型感觉障碍。如果是刺激性病灶，则可引起感觉型癫痫发作

二、脊髓病变

脊髓病变可根据以下几点帮助定位诊断（表 2-2）：①神经根痛；②感觉障碍的节段和平面；③深、浅反射障碍；④肢体的瘫痪；⑤肌肉萎缩的节段；⑥自主神经功能障碍的症状和体征。

表 2-2　脊髓病变的定位诊断

项目	定位诊断
脊髓横贯性损害	病变损伤平面以下完全性瘫痪，各种感觉障碍和括约肌功能障碍。常见于急性脊髓炎
脊髓半横贯损害	病变损伤平面以下同侧痉挛性瘫痪与深感觉障碍，对侧痛、温觉障碍。常见于髓外肿瘤
高颈段脊髓病（C_1-C_4）	损伤平面以下各种感觉障碍、四肢呈上运动神经元性瘫痪、括约肌功能障碍。C_3-C_5 节双侧前角细胞受损，有两侧膈神经麻痹，表现为腹式呼吸困难；如该处是刺激性病变，可发生呃逆。高颈段脊髓病因其上端接近枕骨大孔，可以出现颅后窝病变的症状，如头晕、眼球震颤、吞咽困难和共济失调等。需特别注意的是，病变上端接近延髓的血管运动和呼吸生命中枢，如果病变继续发展波及该处，可以突然发生呼吸循环衰竭而死亡。常见于脊髓外伤和肿瘤

（续　表）

项目	定位诊断
颈膨大部位病变（C_5-T_2）	双上肢呈下运动神经元性瘫痪，双下肢上运动神经元性瘫痪，病变平面以下各种感觉障碍，肩及上肢可有放射性根痛、括约肌功能障碍。C_8-T_1 节段的侧角受损，可有霍纳（Horner）综合征，即病侧瞳孔变小、眼裂变窄、眼球内陷、球结膜充血和面部出汗减少，常见于肿瘤
胸段脊髓病（T_3-T_{12}）	双下肢上运动神经元性瘫痪，病变平面以下各种感觉障碍、括约肌功能障碍。病变在 T_8 以下、T_{11} 以上，可引起 $T_{10}-T_{11}$ 节段支配的腹直肌下半部无力，而上半部肌力正常。让患者仰卧，检查者以手按压患者前额，当患者用力抬头时，可见脐孔向上移动，称比弗（Beever）征阳性。上、中、下腹壁反射中枢分别在 T_7-T_8、T_9-T_{10} 和 $T_{11}-T_{12}$。因此，发现上、中、下腹壁反射消失有助于该处病变的定位诊断。常见于炎症、肿瘤和外伤
腰膨大脊髓病（L_1-S_2）	双下肢下运动神经元性瘫痪，双下肢及会阴部各种感觉障碍，括约肌功能障碍，腹股沟区、下背部的神经根性痛或坐骨神经痛。常见于腰椎间盘脱出
圆锥病变（S_3-S_5）	肛门周围和会阴部（马鞍区）感觉障碍，低张力型膀胱功能障碍（尿潴留）。见于炎症和肿瘤
马尾病变（L_2-S_5）	L_2-S_5 神经根痛，表现为会阴部、骶部痛，一侧或双侧坐骨神经痛，下肢为下运动神经元性瘫痪，按根型分布的各种感觉障碍。常见于马尾肿瘤

三、脑干病变

脑干包括中脑、脑桥和延髓。后 10 对脑神经核或脑神经位于或通过脑干。脑干病变的临床表现相当复杂，归纳起来有下面三组症状：脑神经和脑神经核受损的症状及体征；长束（包括锥体束、脊髓丘脑束和内侧丘系）受损的症状和体征；小脑脚（包括结合臂、桥臂和绳状体)受损的症状和体征。上述表现的核心症状是病灶侧脑神经下运动神经元瘫,对侧肢体及病变水平以下脑神经上运动神经元瘫。

1. 中脑综合征　病变侧动眼神经和滑车神经麻痹,对侧中枢性瘫痪。

(1)中脑腹侧部综合征:称大脑脚综合征(Weber syndrome),损害锥体束及动眼神经,引起同侧动眼神经麻痹和对侧上下肢瘫痪(锥体束损害)。常见于颞叶肿瘤或血肿引起的钩回疝及中脑大脑脚底部位的局灶性病变,如肿瘤、炎症及外伤。

(2)中脑背侧部综合征:病变位于中脑背侧部,且接近中脑导水管。①Claude syndrome:累及动眼神经及红核(小脑红核丘脑束的交接站),引起病侧动眼神经麻痹和对侧肢体共济失调。②Benedict syndrome:累及动眼神经的髓内纤维及黑质,引起同侧动眼神经麻痹及对侧锥体外系症状,如半侧舞蹈症、手足徐动症或震颤,见于肿瘤和外伤。

(3)中脑顶盖部综合征:病变位于中脑顶盖部上丘,引起两眼球不能协同向上仰视或两眼会聚麻痹。常见于四叠体胶质瘤及松果体瘤。

2. 脑桥综合征　病变侧三叉、外展、面或听神经麻痹或损害,对侧中枢性瘫痪。

(1)脑桥腹内侧综合征(Foville 综合征):病变位于脑桥接近中线处,累及展神经、面神经、脑桥侧视中枢、内侧纵束和锥体束,引起病灶侧眼球不能外展及周围性面神经麻痹,两眼球向病灶对侧凝视,对侧中枢性瘫痪。常见于脑血管病。

(2)脑桥腹外侧综合征(Millard-Gubler 综合征):病变位于脑桥的腹外侧部,累及展神经核和面神经核、锥体束、脊髓丘脑束和内侧丘系,引起病变侧眼球不能外展,周围性面神经麻痹和对侧中枢性瘫痪,对侧偏深感觉障碍。常见于炎症、变性病及肿瘤。

(3)脑桥被盖部综合征(Raymond-Cestan 综合征):病变位于

脑桥被盖部的背侧部，邻近第 4 脑室底部。累及展神经核和面神经核、脑桥臂、内侧丘系，可能还损害内侧纵束。引起病变眼球不能外展和周围面神经麻痹，小脑性共济失调，对侧本体感觉障碍，还可引起两眼球向病灶对侧凝视。见于肿瘤和脑血管病。

3. 延髓综合征　病变侧舌咽、迷走、副或舌下神经麻痹，对侧中枢性瘫痪。

(1)延髓外侧部综合征(Wallenber 综合征)：典型病例的病灶位于延髓外侧部近背面处，主要表现：①由于影响三叉神经脊束核，引起同侧面部痛、温觉障碍；②影响脊髓丘脑束而发生对侧半身痛、温觉障碍，也就是交叉性偏身感觉障碍；③由于舌咽和迷走神经损害，引起同侧软腭、咽喉部麻痹及声带麻痹，咽反射消失及构音障碍；④由于前庭神经下核及下降根受损，引起眩晕、呕吐及眼球震颤；⑤由于脊髓小脑束受损，引起同侧共济失调；⑥由于中枢性交感神经的下行纤维受损，而发生霍纳(Horner)综合征。常见于小脑后下动脉血栓形成。

(2)延髓前部综合征：病变位于延髓前部橄榄体内侧，累及舌下神经和锥体束，引起病侧周围性舌下神经麻痹和对侧中枢性瘫痪，见于脊髓前动脉闭塞。

(3)延髓后部综合征：病变位于延髓后部近中线处，累及舌咽、迷走、副神经和舌下神经及脊髓丘脑束，引起上述 4 条脑神经受损的症状和对侧半身痛、温觉障碍。见于肿瘤和脑干血管闭塞。

四、脊神经病变

周围神经由感觉、运动和自主神经纤维组成，当周围神经有病变时，临床表现主要有感觉、运动、反射及自主神经功能的异常。包括该神经分布区域的深浅感觉障碍，某些肌肉和肌群的弛缓性瘫痪和肌肉萎缩；由该神经传入及传出纤维组成的反射弧，有关的深、浅反射减低或消失；该神经分布区域的自主神经功能障碍，如泌汗、立毛、血管运动及营养障碍。

1. 臂丛病变　臂丛由颈$_5$至颈$_8$和胸$_1$至胸$_2$脊神经前根组成，这些神经根从椎间孔走出，通过斜角肌区，集合于锁骨下窝，先形成3个初级干：上干由颈$_5$至颈$_6$神经根，中干由颈$_7$神经根，下干由颈$_8$和胸$_1$至胸$_2$神经根组成。常见病为产伤和其他外伤。

(1)臂丛完全损害：整个上肢下运动神经元瘫痪、感觉缺失、自主神经功能障碍、上肢肱二头肌反射、肱三头肌反射、桡骨膜反射减弱或消失，还可引起支配肌肉的萎缩。

(2)臂丛上干损害：三角肌、肱二头肌、肱肌、肱桡肌、胸大肌、胸小肌、冈上肌、冈下肌、肩胛下肌及大圆肌发生麻痹，临床表现为整个上肢下垂，肩不能外展，上肢不能内旋和外宣，不能屈肘和向桡侧伸腕，手与手指的运动尚好，前臂活动正常，肱二头肌反射减弱或消失，上臂和前臂桡侧有一狭长的感觉障碍区。

(3)臂丛中干损害：桡神经所支配的肌肉部分麻痹。临床表现为前臂、腕、手的伸展动作受限，前臂后面有一局限性感觉障碍区。

(4)臂丛下干损害：正中神经内侧头和尺神经所支配的肌肉麻痹。临床表现为手部小肌肉萎缩和无力，呈爪形手，手部尺侧及前臂内侧有感觉障碍。如星状神经节受累则出现霍纳(Horner)综合征。

2. 桡神经损害　桡神经由颈$_5$至颈$_8$神经根组成，其运动纤维支配前臂的伸肌、手的伸肌和指的伸肌、前臂旋后肌、拇长掌肌等。感觉纤维分布于上臂后面的皮肤、前臂背侧面的皮肤、手背桡侧面的皮肤及第1、2指的背面一部分。

临床表现主要为运动功能障碍，典型症状是腕下垂，按损害部位的不同，有不同的症状。桡神经感觉支的邻近神经重叠，感觉障碍多变，感觉障碍仅限于手背拇指和第1、2掌骨间隙极小区域，即手背桡侧及拇、示指背侧近端，即“虎口”区。

(1)高位损害：高位损害在腋下肱三头肌分支以上，产生完全性桡神经麻痹，表现为上肢诸伸肌完全麻痹，肘关节、腕关节和掌指关节都不能伸直。典型的症状是手下垂，前臂于伸直时不能旋后，在肘部屈曲时，可依靠二头肌使其旋后。

(2)在前臂中1/3以下损害：仅有伸指功能障碍而无腕下垂。

3. 尺神经损害　尺神经由颈$_7$至颈$_8$和胸$_1$神经根组成，支配尺侧腕屈肌、指深屈肌尺侧一半、小鱼际肌、拇收肌及骨间肌等；还支配腕以下手内侧皮肤、小指和环指尺侧及尺侧一半手背的感觉。

临床表现为上述区域的感觉障碍，上述肌肉麻痹而手指间夹拢困难，小指呈外展位，第4、5指不能伸直而呈屈曲位。骨间肌萎缩时掌骨间沟变深。

4. 正中神经损害　正中神经由颈$_6$至颈$_8$和胸$_1$神经根组成，支配旋前圆肌、桡侧腕屈肌、各指屈肌、掌长肌、拇对掌肌及拇短展肌。

临床表现为前臂旋前困难，手掌屈力减弱，第1、2、3指不能屈曲，因而不能做对指运动，不能捏东西，第2、3指中节不能伸展。感觉障碍表现手掌桡侧半，拇指、中指和示指掌面，环指桡侧半及示指和中指末节背面感觉减弱或消失，手肌肉萎缩，以鱼际肌萎缩明显。

正中神经在腕管(由腕屈肌支持带与腕骨沟围成)内受压，发生手指麻木、疼痛和鱼际肌麻痹，称腕管综合征。

5. 闭孔神经损害　闭孔神经由腰$_2$至腰$_4$神经根组成。运动纤维主要支配股部内收肌群。感觉纤维分布于大腿内侧面的下半部。

临床表现为大腿不能内收，一腿不能搁在另一腿上，腿外旋、内旋无力，大腿内侧面下半部有感觉障碍。

6. 股神经损害　股神经由腰$_2$至腰$_4$神经根组成，支配股四头肌、缝匠肌、髂腰肌及部分耻骨肌，使髋关节屈曲、膝关节伸直。

临床表现为下肢无力，小腿不能伸展、股四头肌萎缩，膝反射消失，大腿前下 2/3 的皮肤和小腿前内侧皮肤有感觉障碍。股神经受刺激时，患者大腿前面疼痛，嘱患者俯卧、直抬患肢则疼痛加重，此为瓦色曼(Wassermann)征。

7. 坐骨神经损害　坐骨神经由腰$_4$和骶$_1$至骶$_3$神经根组成，是全身最大的神经，系骶丛所有神经根的延续，它穿出坐骨大孔后，在腘窝中分为胫神经及腓总神经。坐骨神经损害时，腓总神经和胫神经的功能都发生障碍。

临床表现为足和足趾所有肌肉麻痹，小腿外侧和足的感觉障碍，患者不能用足趾或足跟站立，下肢有肌肉萎缩，踝反射减弱或消失。坐骨神经刺激性病变为坐骨神经痛。

8. 胫神经损害　胫神经由腰$_4$至腰$_5$和骶$_1$至骶$_3$神经根组成，运动纤维支配腓肠肌、比目鱼肌、腘肌、跖肌、胫骨后肌。感觉支分布于小腿下 1/3 后侧、足跟及足底。

临床表现为足与足趾不能屈曲，足的内收受限，跟腱反射、足跖反射均消失，足向外翻外展并略呈旋前背屈位，行走时以足跟着地，不能以足尖站立，小腿后面、足跟及足底有感觉障碍。

9. 腓总神经损害　腓总神经由腰$_4$至腰$_5$和骶$_1$至骶$_3$神经根组成。在腓骨头下方分为腓深神经和腓浅神经。腓深神经主要为运动功能，支配胫骨前肌、趾长伸肌、踇长伸肌等足和趾的伸肌。支配第 1、2 趾间的小块皮肤感觉。腓浅神经主要支配腓骨长肌和腓骨短肌，使得足外翻和背屈。支配小腿下半部的前外侧及足、趾背侧皮肤的感觉。

临床表现：腓深神经麻痹时主要发生足下垂，行走时呈跨阈步态，不能用足跟行走。腓浅神经病变时则上述区域感觉障碍和足不能外翻，跟腱反射常保留。

第3章

神经内科常用检查与治疗技术

第一节　神经系统电生理检查

一、脑电图

脑电图(EEG)是脑组织生物电活动通过脑电图仪放大(约放大100万倍)记录下来的曲线,由不同的脑波活动组成。脑波与其他任何波如光波、电波一样有频率、波幅、位相和波形4个基本成分。

(一)脑电图的适应证及优缺点

1. 适应证　对癫痫、脑炎、代谢性脑病等有诊断价值。

2. 优点　简便、无创、费用低,可做动态监测。

3. 缺点　诊断特异性较差。

(二)脑电图频率及周期的测量标准

1. 选择基线稳定的部分进行测量。

2. 波的下降支未回到基线,但等于或大于上升支的2/3为一个波。

3. 当前波波底过深,后波下降支虽不及上升支的2/3,但下降支已回到基线者,后波应算为一个波。

(三)脑电图的电极位置

脑电图常用的电极位置有19个,即左前额FP_1、右前额FP_2、左额F_3、右额F_4、左中央C_3、右中央C_4、左顶P_3、右顶P_4、左枕O_1、右枕O_2、左前颞F_7、右前颞F_8、左中颞T_3、右中颞T_4、左后颞

T_5、右后颞 T_6、头顶正中 C_z、左耳垂 A_1、右耳垂 A_2。

(四)特殊电极

1. 鼻咽电极　主要用于检测额叶底部和颞叶前内侧病变。但因易受呼吸、吞咽动作等影响，以及患者有明显的不适感而限制了该技术的应用。

2. 深部电极　将电极插入颞叶内侧的海马及杏仁核等较深部位。其为非常规检测方法，其主要并发症是出血和感染。

3. 蝶骨电极　将不锈钢针灸针作为电极，在耳屏切迹前1.5～3.0cm、颧弓中点下方2cm处垂直刺入4～5cm进行记录。该方法与常规方法比较，可明显提高颞叶癫痫脑电图诊断的阳性率。

(五)脑电图的描记程序

1. 定标　定标电压一般常以50μV等于0.5cm为标准，描记10秒。

2. 试笔　将各导程均通联至一对电极，描记同一部位的脑波，观察其波形、波幅是否一致。

3. 单极导联　常包括两侧额、中央、顶、枕和颞10个部位，记录2～4分钟，并在单极导联中做睁闭眼试验。

4. 双极导联　每个导联方法记录1～2分钟。

5. 过度换气试验　受检查者在安静、闭目情况下做完上述描记后，可选择单极导联或双极导联进行过度换气试验，并在过度换气停止后至少再记录2分钟。

6. 记录　整个记录时间一般不少于20分钟，描记结束后在每份脑电图的封面上除记录受检查者的姓名、年龄、性别、诊断、记录日期、住院或门诊号、脑电图编号外，还要写明定标电压及走纸速度(通常用3cm/s的送纸速度)。

(六)诱发试验方法

1. 过度换气诱发试验

(1)原理：是让患者加快呼吸频率和深度，引起短暂性呼吸性碱中毒,使常规检测中难以记录到的、不明显的异常变得明显。

(2)过度换气频率一般为20～25次/分钟,持续时间通常为3分钟。检查时应密切观察患者有无不适反应,如头痛及肢端麻木等。一旦EEG上出现痫性放电最好停止过度换气,以免临床上出现癫痫发作。

(3)儿童过度换气时出现对称性慢波可为正常反应,成人则应视为异常。过度换气时出现痫样放电、节律异常、不对称性反应均应被视为异常。

2. 闪光刺激诱发试验　将闪光刺激器置于受检者眼前20～30cm处,刺激光源给予不同频率的间断闪光刺激,每种频率刺激10～20秒,间歇10～15秒更换刺激频率,观察脑电波有无变化。对光敏性癫痫具有重要价值。

3. 睁闭眼诱发试验　主要用于了解α波对光反应的情况,方便易行,是常规的诱导方法。其操作为在描记中嘱受检者睁眼,持续5秒后再令其安静闭目,间隔5～10秒可重复,一般连续做2～3次。睁眼后α节律抑制,闭目后恢复正常或增强为正常反应。

4. 睡眠诱发试验　通过自然或药物引起睡眠诱发脑电图异常。主要用于清醒时脑电图正常的癫痫患者、不合作的儿童及精神异常患者。睡眠诱发试验可提高EEG检查的阳性率,尤其对夜间发作和精神运动性发作更适用。睡眠EEG记录时间一般在20分钟以上,最好为整夜睡眠记录。

5. 其他　包括药物诱发等,常用的致痫药物有戊四氮和贝美格等静脉注射,目前临床上已经很少应用。

(七)正常EEG

1. 正常成人EEG

(1)在清醒、安静和闭眼放松状态下,脑电的基本节律为8～12Hz的α节律,波幅为20～100μV,主要分布在枕部和顶部。

(2)β波活动的频率为13～25Hz,波幅为5～20αV,主要分布在额叶和颞叶。

(3)部分正常人在大脑半球前部可见少量4～7Hz的θ波。

(4)频率在4Hz以下称为δ波,清醒状态下的正常人几乎没有该节律波,但入睡可出现,而且由浅入深逐渐增多。

(5)频率为8Hz以下的脑电波称为慢波。

2. 儿童EEG　与成人不同的是以慢波为主,随着年龄的增长,慢波逐渐减少,而α波逐渐增多,14～18岁接近于成人脑电波。

3. 睡眠EEG

(1)非快速眼动相(NREM)。第1期(困倦期):由清醒状态向睡眠期过渡阶段,α波节律逐渐消失,被低波幅的慢波取代,在顶部出现短暂的高波幅双侧对称的负相脑波称为"V"波。第2期(浅睡期):在低波幅脑电波的基础上出现睡眠纺锤波(12～14Hz)。第3、4期(深睡期):第3期在睡眠纺锤波的基础上出现高波幅慢波(δ波),但其比例在50%以下;第4期睡眠纺锤波逐渐减少至消失,δ波的比例达50%以上。

(2)快速眼动相(REM)。从NREM第4期的高波幅δ波为主的脑电图,变为以低波幅θ波和间歇出现的低波幅α波为主的混合频率脑电图,其α波比清醒时慢1～2Hz,混有少量快波。

(八)常见的异常EEG

1. 弥漫性慢波　背景活动为弥漫性慢波,是常见的异常表现,无特异性。见于各种原因所致的弥漫性脑损害、缺氧性脑病、脑膜炎、中枢神经系统变性病、脱髓鞘性脑病等。

2. 局灶性慢波　是局部脑实质功能障碍所致。见于局灶性癫痫、单纯疱疹脑炎、脑脓肿、局灶性硬膜下或硬膜外血肿等。

3. 三相波　通常为中至高波幅、频率为1.3～2.6Hz的负-正-负或正-负-正波。主要见于Creutzfeldt-Jakob病(CJD)、肝性脑病和其他原因所致的中毒代谢性脑病。

4. 癫痫样放电

(1)尖波:波形与棘波相似,仅时限宽于棘波,为70～200ms,常为负相,波幅100～200mV。常见于癫痫。

(2)3Hz棘慢波综合:一个棘波继之以一个慢波,易为过度换气诱发,常见于典型失神发作。

(3)尖慢复合波:由一个尖波及其后的慢波组成,见于癫痫发作。

(4)多棘慢复合波:一个以上棘波随之一个慢波,频率为2～3Hz为散在单个出现,两侧同步对称,常见于肌阵挛癫痫。

(5)多棘波:两个以上高幅双相棘波呈节律性出现,常见于肌阵挛及强直阵挛发作。

(6)棘波:突发一过性顶端为尖的波形,持续20～70毫秒,主要成分为负相,波幅多变,典型棘波上升支陡峭,下降支可有坡度。见于癫痫。

(7)高幅失律:为高波幅的尖波、棘波发放,然后有一电活动静止期,见于婴儿痉挛、苯丙酮酸尿症等患者。50%以上患者在癫痫发作间期记录到癫痫样放电,放电的不同类型通常提示不同的癫痫综合征,如多棘波和多棘慢复合波通常伴有肌阵挛,见于全身性癫痫和光敏感性癫痫等。双侧同步对称,每秒3次、重复出现的高波幅棘慢复合波提示失神发作。

(九)EEG的临床应用

EEG检查主要用于癫痫的诊断、分类和病灶定位;对区别脑部器质性或功能性病变和弥漫性或局限性损害及脑炎、中毒性和代谢性等各种原因引起脑病等的诊断均有辅助诊断价值。

二、脑磁图

脑磁图(MEG)是对脑组织自发的神经磁场记录。用声音、光和电刺激后探测和描记的脑组织神经磁场称为诱发脑磁场。该技术始于20世纪70年代,随着计算机技术和影像学信息处理技术的进展，特别是超导量子干涉装置(SQUID)的应用，使脑磁图仪的设计和性能方面发生了根本的改变，20 世纪 90 年代开始用于临床研究，但因价格昂贵等原因尚未作为常规辅助检查手段应用于临床。脑磁图的工作原理是使用 SQUID 多通道传感探测系统，探测神经元兴奋性突触后电位产生的电流形成的生物电磁场。与 EEG 比较，脑磁图有良好的空间分辨能力，可检测出直径<3.0mm 的癫痫灶，定位误差小，灵敏度高，而且可与 MRI 和 CT 等解剖学影像信息结合进行脑功能区定位和癫痫放电的病灶定位，有助于难治性癫痫的外科治疗。

1. 适应证　癫痫病灶的确定，认知活动的研究等。

2. 优点　对脑内生理和病理活动的空间定位较好。

3. 缺点　临床资料尚需积累，费用昂贵。

三、诱发电位

诱发电位(EP)是神经系统在感受外来或内在刺激时产生的生物电活动。绝大多数诱发电位的波幅很小，仅 0.1～20μV，湮没在自发脑电活动(波幅 25～80μV)或各种伪迹(统称噪声)之中，必须采用平均技术与叠加技术，即给予重复多次同样刺激，使与刺激有固定时间关系(锁时)的诱发电活动逐渐增大而显露。目前能对躯体感觉、视觉和听觉等感觉通路及运动通路、认知功能进行检测。

(一)诱发电位

1. 适应证　帮助诊断神经传导通路病变，特别是对定位有帮助。

2. 优点　简便、无创、费用低。

3. 缺点　对定性诊断无价值。

(二)躯体感觉诱发电位

躯体感觉诱发电位又称为体感诱发电位(SEP)，是指刺激肢体末端粗大感觉纤维，在躯体感觉上行通路不同部位记录的电位，主要反映周围神经、神经根、脊髓、脑干、丘脑、丘脑放射及皮质感觉区的功能。躯体感觉诱发电位可测定感觉输入神经的全长，除可测定中枢段传导时间外，对周围神经尤其是近段的传导也是有价值的。

1. SEP的检测方法

(1)表面电极置于周围神经干体表部位，用方波脉冲刺激，频率为1～5Hz，刺激量以刺激远端(手指或足趾)微动为宜。

(2)常用的刺激部位为上肢的正中神经和尺神经，下肢的胫后神经和腓总神经等。

(3)上肢记录部位通常是Erb点、颈椎棘突(C_7 或 C_2)及头部相应的感觉区；下肢记录部位通常是腘窝、臀点、T_{12}、颈部棘突及头部相应的感觉区。

2. SEP异常的判断标准和影响因素

(1)SEP异常的判断标准：波幅明显降低伴波形分化不良或波形消失、潜伏期延长＞(平均值＋3SD)、两侧潜伏期差明显增大等。

(2)SEP的影响因素：主要是年龄、性别和温度。正常值的判断应注意不同年龄和性别；检测中应注意肢体温度，肢体皮肤温度应保持在34℃。各成分的绝对潜伏期与身高明显相关，而中枢段传导时间与身高无明显的相关性。

3. SEP的临床应用　SEP临床上用于检测周围神经、神经根、脊髓、脑干、丘脑及大脑的功能状态。主要临床应用于吉兰-巴雷综合征(GBS)、颈椎病、后侧索硬化综合征、亚急性联合变性、多发性硬化(MS)及脑血管病等感觉通路受累的诊断和客观评价。还可用于脑死亡的判断和脊髓手术的监护等。

(三)视觉诱发电位

视觉诱发电位又称皮质视觉诱发电位(VEP)，是经头皮记录的枕叶皮质对视觉刺激产生的电活动。

1. 检测方法

(1)VEP 检测通常在光线较暗的条件下进行，检测前应粗测视力并行矫正。

(2)临床上最常用的方法为黑白棋盘格翻转刺激 VEP(PRVEP)和闪光刺激 VEP。P100 潜伏期最稳定，而且波幅最高，是 PRVEP 唯一可靠的成分。

(3)前者的优点是波形简单易于分析、阳性率高和重复性好，后者受视敏度影响小，适用于 PRVEP 检测不能合作者。记录电极置于 O_1、Oz 和 O_2，参考电极通常置于 Cz。

2. VEP 异常的判断标准和影响因素

(1)VEP 异常的判断标准：P100 波幅＜3μV 及波形分化不良或消失、潜伏期延长＞平均值＋3SD、两眼间潜伏期差值为 8～10s。

(2)VEP 的影响因素：VEP 主要受视力、性别和年龄的影响。女性潜伏期通常较男性短而且波幅高；年龄在 60 岁以上者潜伏期明显延长。检测前应了解视力情况，近视患者可以戴眼镜进行检测。

3. 临床应用　对视通路病变，特别对多发性硬化(MS)患者可提早发现视神经潜在损害的客观依据。

(四)脑干听觉诱发电位

脑干听觉诱发电位(BAEP)，也称听觉脑干反应，指耳机传出的短声刺激听神经，经头皮记录的电位。BAEP 不受受试者意识状态的影响。

1. BAEP 的检测方法

(1)BAEP 多采用短声刺激。

(2)检测时单耳刺激，对侧被噪声掩盖。

(3)记录电极通常置于 Cz，参考电极置于耳垂或乳突，接地电极置于 FPz。

2. 组成波

(1)正常BAEP由7个波组成,依次以罗马数字表示。Ⅰ～Ⅴ波潜伏期稳定,波形清晰,在脑干听觉系统中有特定的神经发生源,有肯定的临床意义。Ⅵ、Ⅶ波的来源仅属一种推测,加之并非恒定出现在正常人群中,因而用途不大。

(2)Ⅰ波为听神经外周段的动作电位,Ⅱ波的一部分源于听神经颅内段,另一部分起源于耳蜗核;Ⅲ波起源于脑桥内侧上橄榄核;Ⅳ波可能起源于外侧丘系及其核团(脑桥中上部分);Ⅴ波的发生源与Ⅳ波起源重叠,主要位于外侧丘系上方或下丘脑的中央核团区(脑桥上端或中脑下段)。Ⅵ和Ⅶ波可能起源于内侧膝状体和听放射。

3. 判断BAEP异常的主要根据

(1)波形消失。

(2)绝对潜伏期或波(峰)间潜伏期延长,后者指两个波峰之间的传导时间,以波间潜伏期延长的意义更大。

(3)两耳之间的波潜伏期或波间潜伏期差异显著>0.5毫秒。

(4)波幅比值异常Ⅴ/Ⅰ≥0.5。

4. 临床应用

(1)客观评价听力:可以帮助判断听力障碍程度,还可用于监测耳毒性药物对听力的影响。

(2)多发性硬化(MS):主要表现为Ⅴ波波幅降低或消失,也可表现为Ⅲ～Ⅴ波间期延长、Ⅲ波潜伏期或Ⅰ～Ⅴ波间期延长。

(3)脑桥小脑肿瘤:Ⅰ～Ⅲ波间期延长,可以出现在脑CT改变之前。肿瘤为内侧型仅有Ⅰ波或Ⅰ波和Ⅲ波。脑干内肿瘤Ⅱ波和Ⅴ波消失,严重者可无任何反应。

(4)手术监护:桥小脑角肿瘤手术监护可避免听神经不必要的损害。

(五)运动诱发电位

运动诱发电位(MEP),包括电刺激及磁刺激。磁刺激近年来被广泛应用于临床，经颅磁刺激运动诱发电位（TMS-MEP）指经颅磁刺激大脑皮质运动细胞、脊神经根及周围神经运动通路，在相应肌肉上记录复合肌肉动作电位。MEP 的主要检测指标为各段潜伏期和中枢运动传导时间（CMCT）。

1. 检测方法　上肢 MEP 检测是将磁刺激器置于上肢对应的大脑皮质运动区、C_7 棘突和 Erb 点，在拇短展肌或小指展肌等肌肉上记录诱发电位；下肢 MEP 测定是将磁刺激器置于下肢对应的大脑皮质运动区、T_{12} 或 L_1 及腘窝，在伸趾短肌和胫前肌上记录诱发电位。

2. 刺激量　确定刺激量的原则通常是阈值＋最大输出强度的 20％，上肢刺激量一般为最大输出量的 65％～75％，下肢为 65％～80％，头部为 80％～90％。

3. 异常的判断标准　各波潜伏期或 CMCT 延长＞平均值＋2.58SD，伴有或不伴有波形离散；双侧潜伏期差延长；双侧波幅比值有明显差异；波形消失。

4. CMCT 的计算　皮质刺激潜伏期与 C_7 或 T_{12}（L_1）刺激的潜伏期差为 CMCT。

5. 影响因素　各波潜伏期受身高的影响；随着年龄增长潜伏期延长，而与性别无关。

6. 临床应用　主要用于运动通路病变的诊断，如多发性硬化、脑血管病、脊髓型颈椎病和肌萎缩侧索硬化等。

（六）事件相关电位

事件相关电位（ERP），指大脑对某种信息进行认知加工（如注意、记忆和思维等）时，通过叠加和平均技术在头颅表面记录的电位。ERP 主要反映认识过程中大脑的电生理变化。ERP 中应用最广泛的是 P300 电位。

1. 检测方法　将能区分开的两种或两种以上的感觉刺激随机编排成刺激序列，小概率、不规律出现的刺激称为靶刺激，另一种为非靶刺激。受试者选择性注意靶刺激，在靶刺激呈现后

250～500毫秒内从头皮上记录的正性电位称为P300。

2. P300检查的注意事项　受试者必须保持清醒状态，瞌睡和注意力不集中均影响P300检查的结果。

(1)异常判断标准：潜伏期＞均值＋3SD，波形异常或消失。

(2)影响因素：P300潜伏期与年龄呈正相关，波幅与年龄的关系尚不肯定，但70岁以后波幅逐渐降低。

3. 临床应用　用于各种大脑疾病，包括痴呆、帕金森病、抑郁症、乙醇中毒等引起的认知功能障碍的评价。

四、肌电图和神经传导速度

肌电图(EMG)(表3-1)是研究肌肉安静状态下和不同程度随意收缩状态下及周围神经受刺激时各种电生理特性电活动的一种技术，而广义EMG包括常规EMG、神经传导速度(NCV)、各种反射、重复神经电刺激(RNS)、运动单位计数(MUNE)、单纤维肌电图(SFEMG)及巨肌电图(Macro-EMG)等。

表3-1　肌电图和神经传导速度

项目	表现
适应证	鉴别肌源性疾病、神经源性疾病和神经肌肉接头疾病，鉴别前角病变或周围神经病变
优点	是周围神经和肌肉病必不可缺的检查，能帮助定位和发现亚临床病变
缺点	对定性诊断帮助较小，往往需要结合临床和其他辅助检查才能做出诊断
禁忌证和注意事项	出血倾向、血友病、血小板＜30×10^9/L；乙型肝炎、HIV(＋)和CJD等应使用一次性针电极。EMG检测后的24小时内血清肌酸激酶(CK)水平增高，48小时后可恢复正常

(一)肌电图

1. 正常 EMG 表现

(1)静息状态:观察插入电位,针电极插入肌肉时引起的短暂电位发放即插入电位,停止移动针电极时插入电活动迅速消失,于 300 毫秒左右恢复静息状态。

(2)轻收缩状态:观察运动单位动作电位(JAP),是单个前角细胞支配的所有肌纤维同步放电的总和。就 MUAP 的时限、波幅、波形及多相波百分比而言,不同肌肉各有其不同的正常值范围。

2. 异常 EMG 及其意义

(1)插入电位的改变:插入电位减少或消失见于严重的肌肉萎缩、肌肉纤维化和脂肪组织浸润及肌纤维兴奋性降低等;插入电位增多或时限延长提示神经源性和肌源性损害,没有特异性。

(2)异常自发电位:纤颤电位,波形多为双相,起始为正相,时限为 1～5 毫秒,波幅一般为 20～200μV,见于神经源性损害和肌源性损害。正锐波,波形特点为双相,起始为正相,之后为一时限较宽、波幅较低的负向波,形状似“V”字形,时限为 10～100 毫秒。束颤电位,指一个或部分运动单位支配的肌纤维自发放电,见于神经源性损害。复合重复放电,波幅通常为 50μV 至 100mV,频率为 5～100Hz。多见于进行性肌营养不良和炎性肌病及慢性失神经(神经源性损害)。肌颤搐电位,相同运动单位以每秒 30～40、间隔 0.1～10 秒重复规律的发放,可伴有皮肤表面肌肉蠕动,多见于周围神经损害。

3. 肌强直放电　肌肉自主收缩或受机械刺激后出现的节律性放电。波幅通常为 10μV 至 1mV,频率为 25～100Hz。放电过程中波幅和频率逐渐衰减。见于各种原因所致的肌强直,常见的有萎缩性肌强直、先天性肌强直、副肌强直及高钾型周期性瘫痪等。

4. 异常 MUAP　神经源性损害,表现为 MUAPs 时限增宽、波幅增高及多相波百分比增高，见于脊髓前角细胞病变、神经根病变、神经丛和周围神经病变等。肌源性损害，表现为MUAP时限缩短、波幅降低及多相波百分比增高，见于进行性肌营养不良、炎性肌病和其他原因所致的肌病。

5．EMG的临床应用

（1）主要用于诊断及鉴别诊断神经源性损害和肌源性损害，排除神经肌肉接头病变。

（2）特别是对早期运动神经元病、深部肌肉萎缩、肥胖儿童的肌肉萎缩可提供客观诊断依据。

（3）结合神经传导速度的结果，有助于对脊髓前角细胞、神经根和神经丛病变的定位。

（二）神经传导速度

神经传导速度（NCV）的测定用于各种原因周围神经病的诊断和鉴别诊断；结合EMG可以帮助鉴别前角细胞、神经根、神经丛以及周围神经的损害等。通常包括运动神经传导速度（MCV）和感觉神经传导速度（SCV）的测定。

1．MCV测定方法

（1）电极放置：阴极置于神经远端，阳极置于神经近端，两者相隔2～3cm；记录电极置于肌腹，参考电极置于肌腱；地线置于刺激电极和记录电极之间。

（2）测定方法：超强刺激神经干远端和近端，在该神经支配的肌肉上记录复合肌肉动作电位（CMAPs），测定其不同的潜伏期。

（3）MCV的计算：用远端和近端之间的距离除以两点间潜伏期差，即为神经的传导速度，计算公式为神经传导速度（m/s）＝两点间距离（cm）×10/两点间潜伏期差（ms）。波幅的测定通常取峰峰值。

2．SCV测定方法

（1）电极放置：刺激电极置于或套在手指或脚趾末端，阴极在阳极的近端；记录电极置于神经干的远端（靠近刺激端），参考电极置于神经干的近端(远离刺激部位);地线固定于刺激电投和记录电极之间。

(2)测定方法:顺行测定法是将刺激电极置于感觉神经远端,记录电极置于神经干的近端,然后测定其潜伏期和记录感觉神经动作电位(SNAPs)。

(3)SCV 的计算:刺激电极与记录电极之间的距离除以潜伏期为 SCV。

3. 异常 NCV 与临床意义　MCV 和 SCV 异常表现为传导速度减慢和波幅降低,前者主要反映髓鞘损害,后者为轴索损害。

4. NCV 的临床应用　NCV 的测定用于各种原因的周围神经病的诊断和鉴别诊断,能够发现周围神经病的亚临床病灶,能区分是轴索损害还是髓鞘脱失;结合 EMG 可以鉴别前角细胞、神经根、周围神经及肌源性损害等。

(三)F 波

F 波是以超强电刺激神经干在 M 波(CMAP)后的一个较晚出现的小的肌肉动作电位。

1. 测定方法

(1)电极放置:同 MCV 测定,不同的是阴极放在近端。

(2)潜伏期的测定:通常连续测定 10～20 个 F 波,然后计算其平均值,F 波的出现率为 80%～100%。F 波出现率的减少或潜伏期延长均提示神经传导异常。

2. 临床意义及应用　F 波有助于周围神经病的早期诊断、病变部位的确定。由于 F 波可以反映运动神经近端的功能,对神经根病变的诊断有重要的价值,可弥补 MCV 的不足,临床用于吉兰-巴雷综合征(GBS)、遗传性运动感觉神经病、神经根型颈椎病等的诊断。

(四)H 反射

H 反射是利用较小电量刺激神经,冲动经感觉神经纤维向上传导至脊髓,再经单一突触连接传入下运动神经元而引发肌肉电活动。

1. 测定方法　电极放置：刺激电极置于腘窝胫神经处，记录电极置于腓肠肌肌腹，最佳刺激强度依个人不同反应而定。

2. 临床意义及应用　H 反射相对稳定地出现于正常成人 S_1 根所支配的肌肉，其他部位则较少见。若 H 反射消失则表示该神经根或其相关的反射弧病损。临床用于吉兰-巴雷综合征(GBS)、腰椎病、腰骶神经根病变的诊断。

(五)重复神经电刺激

重复神经电刺激(RNS)是指超强重复刺激神经干后在相应肌肉记录复合肌肉动作电位，是检测神经肌肉接头功能的重要手段。RNS 可根据刺激的频率分为低频(≤5Hz)RNS 和高频(10～30Hz)RNS。

1. 测定方法

(1)电极放置：刺激电极置于神经干，记录电极置于该神经所支配的肌肉，地线置于两者之间。

(2)神经和肌肉的选择：临床通常选择面神经支配的眼轮匝肌、腋神经支配的三角肌、尺神经支配的小指展肌。高频刺激通常选用尺神经。

2. RNS 正常值的计算和异常的判断

(1)确定波幅递减是计算第 4 波或第 5 波与第 1 波波幅下降的百分比；波幅递增是计算最高波幅与第 1 波波幅上升的百分比。

(2)正常人低频刺激波幅减低为 10％～15％，高频刺激波幅减低在 30％以下，而波幅增加在 50％以下。

(3)低频刺激波幅减低＞15％(部分定为 10％)和高频刺激波幅减低＞30％为异常，称为波幅递减。

(4)高频刺激波幅增加＞100％为异常，称为波幅递增。

3. RNS 的临床意义　检测神经肌肉接头的功能状态，主要用于重症肌无力的诊断以及和 Lambert-Eaton 综合征的鉴别。

重症肌无力表现为低频或高频刺激波幅递减；而后者表现为低频刺激波幅递减，高频刺激波幅递增。

第二节　神经系统超声检查

一、经颅多普勒超声检查(TCD)

TCD是利用超声反射的频移信号组成的灰阶频谱来提供脑血管系统的血流动力学资料，为脑血管病的诊断、科研提供了一个无创伤性的、客观的工具。由于TCD能无创伤地穿透颅骨，其操作简便、重复性好，可以对患者进行连续、长期的动态观察，更重要的是它可以提供MRI、DSA、PET、SPECT等影像技术所测不到的重要血流动力学资料。因此，它在评价脑血管疾病及鉴别诊断方面有着重要的意义。

(一)应用范围

1. 诊断脑血管狭窄和闭塞：以判定病变范围和程度(包括颅内血管、颈内、颈外、颈总动脉和椎动脉)。

2. 诊断脑血管痉挛。

3. 蛛网膜下腔出血时早期判断SAH后的血管痉挛，评价临床疗效，协助选择手术时机。

4. 评判锁骨下动脉闭塞性病变和盗血综合征。

5. 探测颅内压增高。

6. 评判脑死亡。

7. 诊断非动脉粥样硬化性脑供血动脉狭窄(如烟雾病、大动脉炎)。

(二)颅内动脉检测方法

1. 颞窗　探测时患者取仰卧或侧卧位，用2MHz探头，置于颧弓之上、耳屏和眶外缘之间，成人通常将起始深度调至50mm，寻找大脑中动脉，小儿酌减。经颞窗可探测到大脑中动脉

(MCA)、大脑前动脉(ACA)、大脑后动脉(PCA)的交通前、后段及颈内动脉终末段。颞窗的检出率与年龄、性别等因素有关,老年、女性肥胖者难检测。

2. 眶窗　受检者取仰卧位,两眼闭合,探头轻置于眼睑上,声束对准眶后视神经孔、眶上裂,与矢状面夹角<15°,可探测同侧眼动脉(OA)、颈内动脉虹吸段(CS)。此外,有额上窗和前囟窗,主要适用于新生儿和1岁以下小儿。

3. 枕骨大孔窗　枕骨大孔窗为天然的颅孔,探测时患者取坐位或侧卧位,头前倾、颈屈曲,探头置于颈项中线,声束对准枕骨大孔区,经枕窗可探测椎动脉(VA)颅内段、小脑后下动脉(PICA)、基底动脉(BA)。

(三)颅外动脉检查方法

颈总动脉搏动处检测颈总动脉,在下颌角处检测颈内动脉起始段和颈外动脉起始段,在锁骨上窝检测锁骨下动脉和椎动脉起始段。

(四)TCD检测参数与临床意义

1. 频谱形态

(1)正常TCD探测到的血流频谱的波动与心动周期一致,呈三峰形态,在心动周期开始时,脑血流达到最高峰即收缩期最高峰(S_1峰),随后血液经左心室进入主动脉后形成血管的弹性搏动波峰(S_2峰),当心脏舒张开始,血管的血流下降,出现舒张早期波峰(D峰)。

(2)正常健康成人脑血流频谱为$S_1>S_2>D$,三峰清晰,频谱内部分布均匀,外层包络线光滑,基线上方“频窗”清晰。

2. 血流方向　根据红细胞运动方向与探头之间的关系确定,血流朝向探头为正向,血流频谱位于基线上方。反之,血流背离探头为负向,血流频谱位于基线下方。当探测到血管分支或血管走向弯曲时,血流频谱为双向。血流方向是判断颅内血管血流动力学是否正常的重要技术参数。当血流方向改变时,提示有血管狭窄或闭塞，侧支循环或颅内盗血现象的存在。

3. 血流速度　血流速度指红细胞在血管中流动的速度，单位 cm/s。血流速度包括收缩期血流速度（Vs）、舒张期血流速度（Vd）和平均血流速度（Vm）。血流速度是 TCD 最重要的技术参数，血流速度降低多见于血管狭窄的前后段、颅内盗血、脑动脉硬化症等。血流速度增高则见于狭窄段血管、血管痉挛、动静脉畸形、感染、甲状腺功能亢进症、贫血等。

4. 搏动指数和阻力指数　是评价颅内动脉血管顺应性（血管弹性和血管阻力）和脑血流灌注状态高低的重要技术指标。搏动指数（PI）计算公式：PI＝（Vs－Vd）/Vm，正常 PI 值为 0.65～1.10（Aaslid 标准）。阻力指数（RI）计算公式：RI＝（Vs－Vd）/Vs。当外周血管阻力增大，动脉弹性减低，血流量灌注减少时，PI 值和 RI 值增高。儿童和大于 60 岁的老年人，PI 值呈生理性增高。病理性 PI 值增高主要见于脑动脉硬化、颅内压增高等，而 PI 值降低则多见于动静脉畸形、颈内动脉海绵窦瘘、重度血管狭窄或狭窄后段血流改变、大动脉炎等。

5. 声频信号　正常血液在血管内以层流形式流动，其声频信号呈平滑柔和的声音，当血管狭窄时、动静脉畸形或动静脉瘘时，将导致血流紊乱，产生粗糙的血管杂音。

（五）不同情况下的 TCD 变化

1. 颅内动脉狭窄的 TCD 变化　节段性血流速度异常，狭窄段血流速度升高，收缩期血流速度大脑中动脉为 140～160cm/s，大脑前动脉＞120cm/s，大脑后动脉和椎-基底动脉＞100cm/s，提示被检血管狭窄；狭窄近端血流速度正常或相对降低，狭窄远端血流速度明显降低。血流频谱异常，S_1 峰和 S_2 峰融合，出现湍流或涡流频谱，基底部“频窗”消失。血流声频粗糙，严重时出现“乐性血管杂音”。两侧血流速对不对称，当双侧同名动脉血流速度比较相差超过 30%时应考虑血管狭窄性病变。

2. 脑动静脉畸形的 TCD 表现　由于动-静脉直接短路，供血动脉管腔内压力降低，血流阻力降低，TCD的变化如下。

(1)供血动脉血流速度增快，收缩期(S)与舒张期(D)血流速度非对称性增加，通常血流速度比值(S/D)＜2∶1。

(2)血流频谱呈低阻力型频谱，似静脉样伴频谱充填。

(3)供血动脉搏动指数明显降低，呈低搏动性改变。

(4)血流声频紊乱，高低强度声频混杂，似“机器房”样改变。

(5)颅内盗血征：由于畸形血管阻力降低，非供血动脉血流速度减低或血流方向逆转。

(6)颈动脉压迫试验前后脑血流速无明显变化，提示供血动脉的自动调节功能减低或丧失。

3. *脑血管痉挛时TCD的变化*　脑血管痉挛常见的病因有脑蛛网膜下腔出血、脑出血、高血压脑病、重症颅脑损伤后、颅内感染、头面部感染、偏头痛及颅脑手术后等。由于血管管腔截面积与血流速度成反比，故用TCD技术测量血流速度，可间接测定血管痉挛的范围及其程度，TCD表现如下。

(1)血流速度增高，多表现为多支血管流速增高，呈非节段性。前循环多以大脑中动脉(M_1段主干、深度50～60mm)为准，轻度痉挛：Vm为90～140cm/s；中度痉挛：Vm为140～200cm/s；重度痉挛：Vm＞200cm/s。后循环集中在椎-基底动脉，血管痉挛的诊断速度低限分别是平均血流速80cm/s和95cm/s。

(2)频谱异常，可出现湍流现象。

(3)颅内大脑中动脉平均血流速与颅外段颈内动脉平均血流速比值即MCA∶ICA比值＞3。

(4)PI降低。

(5)当病因控制后，血流速度可恢复正常。

4. *颅内压升高的TCD表现*　持续颅内压高，导致脑血流动力学变化的TCD表现如下。

(1)随着颅内压的升高，血流速度逐渐降低。初期，Vd下降明显，Vm相对减低；晚期，Vs也下降，Vd接近基线水平。

(2)随颅内压增高,血管的搏动指数进行性增加,PI越高,颅内压增高越显著。

(3)血流频谱异常,收缩峰高尖,S_1 与 S_2 融合,呈现高阻力型改变。

5. *颅内动脉闭塞的TCD变化* 颅内动脉闭塞的TCD变化:以大脑中动脉(MCA)慢性闭塞为例,患侧MCA血流信号消失,相邻动脉大脑前、后动脉血流速度代偿性升高,脑膜支侧支循环建立,沿MCA主干向远端探测,MCA血流速度明显减低无连续性血流信号,但可获得双向多支低流速低搏动性血流信号频谱。

6. *国际脑死亡TCD诊断标准专家共识* 1998年世界神经科联盟脑死亡神经超声组制定了国际脑死亡TCD诊断标准专家共识。

(1)操作方法及程序。必须颅内和颅外都进行,需两个人操作,超过30分钟间隔。

(2)诊断标准。血流速度检测:动态观察收缩期血流速度逐渐下降,舒张期血流信号消失、逆转、消失的动态变化,收缩期血流信号随呼吸节律(人工呼吸机节律)呈现高低共同改变的特征;血流频谱变化:由单纯低流速性尖锐型收缩峰频谱,转变为舒张期位于基线下方的收缩-舒张"振荡型"频谱,继而出现单纯尖小的"钉子波型"(200ms,50cm/s),最后血流信号完全消失。

(3)还必须得到颅外动脉(CCA、ICA和VA的证实)。

(4)完全无血流不可靠,但如果同时有典型的颅外频谱改变则可。

(5)排除脑室引流或去骨瓣减压手术。

7. *偏头痛的TCD表现* 偏头痛为周期性发作性神经血管功能障碍,以反复发作的偏侧或双侧头痛为特征,间歇期正常。TCD表现如下。

(1)多见于两侧或单侧大脑中动脉或前动脉流速轻中度增快,或全脑流速轻度增快。

(2)两侧流速可不对称,差值>20cm/s。

(3)PI 值及频谱形态均正常。

二、颈动脉超声检查

颈动脉超声检查是广泛应用于临床的一项无创性检测手段,可客观检测和评价颈部动脉的结构、功能状态或血流动力学的改变。对头颈部血管病变,特别是缺血性脑血管疾病的诊断具有重要的意义。

(一)二维图像的检测指标

1. *血管的位置*　观察血管的起源、走行及与周围血管的关系,有无变异、移位、受压及动静脉畸形等。

2. *血管壁结构*　观察内膜、中膜和外膜 3 层结构,内膜是否光滑、增厚或动脉硬化斑块的位置、大小、形状及超声性质,有无夹层动脉瘤等。

3. *血管内径的测量*　通过管径的检测及血流动力学的改变,以判断血管结构及功能状态的改变,评价血管狭窄的程度。

(二)彩色多普勒血流显像检测指标

1. *血流方向*　正常血流方向的判断取决于红细胞与探头发射声波之间的相对运动。当红细胞朝向探头运动时,为正向,以红色表示;反之,背离探头的血流以蓝色显示。

2. *彩色血流的显像与血管病变的观察*　由于血流在血管腔内的流动为层流状态,因此,正常颈动脉血流的彩色显像为中间明亮周边相对减弱。血流的明亮状态与充盈状态,可以反映血管壁结构的变化,当发现血流"充盈缺损"特征时,提示血管狭窄性病变的存在。

(三)颈动脉超声检查的临床应用

1. *先天性颈内动脉肌纤维发育不良*　超声显示动脉管腔粗细不均,内膜和中膜结构显示不清,管腔内血流充盈不均呈"串珠样"改变。

2. 颈动脉粥样硬化　表现为内膜不均匀增厚、斑块形成、血管狭窄或闭塞等，根据血管的残余管径及血流动力学参数变化，计算血管狭窄的程度。

3. 大动脉炎　表现为血管壁内膜、中膜及外膜结构分界不清，动脉内膜和中膜的结构融合，外膜表面粗糙，管壁均匀性增厚，管腔向心性狭窄等。

4. 锁骨下动脉盗血综合征　由于锁骨下动脉或无名动脉起始部狭窄或闭塞，导致病变远端肢体血液供应障碍及椎-基底动脉系统缺血，超声显示病变血管狭窄，患侧椎动脉血流方向部分或完全逆转。

5. 颈内动脉瘤　根据动脉瘤的病理基础和结构特征可分为真性动脉瘤、假性动脉瘤和夹层动脉瘤。夹层动脉瘤是由于动脉内膜与中膜之间分离，使病变血管出现双腔结构-真腔与假腔，假腔内血流的灌注与血栓的形成造成真腔管径减小、血管狭窄。

第三节　腰椎穿刺和脑脊液检查

一、腰椎穿刺

(一)适应证及禁忌证

1. 适应证

(1)有剧烈头痛、昏迷、抽搐或瘫痪等症状和体征而原因不明者。

(2)中枢神经系统感染性病变，包括各种原因引起的脑膜炎和脑炎。

(3)脑膜肿瘤的诊断。

(4)临床怀疑蛛网膜下腔出血，脑出血破入脑室，尤其是脑CT无明显征象、不能与脑膜炎鉴别时。

(5)脊髓造影和鞘内药物治疗等。

(6)中枢神经系统血管炎、脱髓鞘疾病及颅内转移瘤的诊断和鉴别诊断。

(7)脊髓病变和多发性神经根病变的诊断及鉴别诊断。

(8)怀疑颅内压异常。

2. 禁忌证

(1)颅内压明显升高或已有脑疝迹象，特别是怀疑颅后窝存在占位性病变。

(2)穿刺部位有感染灶、脊柱结核或开放性损伤。

(3)明显出血倾向或病情危重不宜搬动。

(4)脊髓压迫症的脊髓功能处于即将丧失的临界状态。

(二)体位及穿刺部位

患者应采取侧卧位或坐位。为获得准确的颅内压并减少穿刺后头痛的危险，侧卧位较好。不是所有患者都可以在任何体位接受腰椎穿刺，因此医师要学会在患者左侧、右侧卧位及直立位时进行该操作。患者的基本姿势一旦确定后，医师应指导患者采取胎儿体位或“像猫一样”弓起腰部，以增加棘突间的间隙。当患者为坐位时，躯干与桌面垂直；当患者为侧卧位时，躯干应与床面垂直。

在两侧髂骨嵴最高点连线的中点，与经过 L_4 棘突的中线相交。在 L_3 与 L_4 或 L_4 与 L_5 间的间隙进针(不伤及脊髓)。医师应在消毒皮肤和注射局部麻醉药之前摸清界标，因为这些操作有可能使界标模糊不清。使用皮肤标记笔标出正确的位置。

(三)腰椎穿刺的操作

1. 通常取弯腰侧卧位(多左侧卧位)，患者屈颈抱膝，脊背尽量靠近床面。

2. 局部常规消毒及麻醉后，戴橡皮手套，自 L_{3-4}(L_2-S_1 间隙均可)椎间隙穿刺。

3. 穿刺针沿棘突方向缓慢刺入，进针过程中针尖遇到骨质时，应将针退至皮下待纠正角度后再进行穿刺。

4. 进针 4～6cm 时，即可穿破硬脊膜而达到蛛网膜下腔，抽出针芯流出脑脊液，测压和留取脑脊液后，再放入针芯拔出穿刺针。

5. 穿刺点稍加压止血，敷以消毒纱布并用胶布固定。

6. 术后平卧 4～6 小时。若脑脊液初压超过 300mmH_2O 时则不宜放液，仅取测压管内的脑脊液送细胞计数及蛋白定量即可。

(四)并发症与预防

1. 低颅压综合征

(1)指侧卧腰椎穿刺脑脊液压力在 60～80mmH_2O，较为常见。患者于坐起后头痛明显加剧，平卧或头低位时头痛即可减轻或缓解。

(2)多因穿刺针过粗、穿刺技术不熟练或术后起床过早，使脑脊液自脊膜穿刺孔不断外流造成。故应使用细针穿刺，放液量不宜过多，一般为 2～4ml，不超过 10ml。

(3)术后至少去枕平卧 4～6 小时。一旦出现低颅压症状，宜多饮水和卧床休息，严重者可每日滴注生理盐水 1000～1500ml。

2. 脑疝形成

(1)在颅内压增高、当腰椎穿刺放脑脊液过多过快时，可在穿刺当时或术后数小时内发生脑疝，造成意识障碍、呼吸骤停甚至死亡。

(2)须严格掌握腰椎穿刺指征，怀疑后颅窝占位病变者应先做影像学检查明确，有颅内高压征兆者可先使用脱水药后再做腰穿。

(3)如腰穿证实压力升高，应不放或少放脑脊液，并即刻给予脱水、利尿药治疗以降低颅内压。

3. 神经根痛　如针尖刺伤马尾神经，会引起暂时性神经根性，一般不需要特殊处理。

4. 其他　包括少见的并发症，如感染、出血等。

二、脑脊液检查

(一)适应证与禁忌证

1. 适应证

(1)脱髓鞘疾病。

(2)有脑膜刺激症状,怀疑脑膜炎、脑膜白血病。

(3)怀疑有颅内出血,如蛛网膜下腔出血,脑出血破入脑室,尤其是脑 CT 无明显征象不能与脑膜炎鉴别时。

(4)中枢神经系统肿瘤。

(5)有剧烈头痛、昏迷、抽搐或瘫痪等症状和体征而原因不明者。

2. 禁忌证

(1)如有明显颅内压升高症状及体征时,须做眼底检查,必要时做脑 CT 或 MRI 检查,如有明显视盘水肿或有脑疝先兆者,禁忌穿刺,否则易引起脑疝危及生命。

(2)开放性颅脑损伤或有脑脊液漏者及有脊髓压迫症状时禁做腰椎穿刺,否则会加重病情。

(3)穿刺部位有化脓性感染灶。

(4)患者处于休克、衰竭或濒危状态亦不宜行腰椎穿刺。

(5)如存在凝血功能障碍时应先纠正再行穿刺。

(二)常规压力测定

1. 腰椎穿刺成功后接上压力管或压力表,通常使用前者,嘱患者充分放松后进行测定,脑脊液在压力管中上升到一定幅度不再继续上升,此时的压力即为初压。

2. 侧卧位的正常压力一般为 80～180mmH_2O(0.785～1.765kPa),＞200mmH_2O(1.961kPa)提示颅内压增高,＜0.686kPa(70mmH_2O)提示颅内压降低。

3. 颅内压增高见于颅内占位性病变、脑外伤、颅内感染、蛛网膜下腔出血、静脉窦血栓形成、良性颅内压增高等;颅内压降低主要见于低颅压、脱水、休克、脊髓蛛网膜下腔梗阻和脑脊液漏等。

4. 放出一定量的脑脊液后再测定的压力为终压。

(三)特殊压力动力学检查

脊髓病变疑有椎管阻塞可选用压力动力学检查,包括压颈试验和压腹试验。

1. 压颈试验前应先做压腹试验,用手掌深压腹部,脑脊液压力迅速上升,解除压迫后,压力迅速下降,说明穿刺针头确实在椎管内。如穿刺针不在蛛网膜下腔或者椎管阻塞平面很低,压腹试验脑脊液压力不升或上升很慢。

2. 指压法是用手指压迫颈静脉 10～15 秒放松,观察其压力的变化。

3. 压力计法是将血压计气带轻缚于患者的颈部,测定初压后,可迅速充气至 20mmHg、40mmHg 和 60mmHg,记录脑脊液压力变化直至压力不再上升为止,然后迅速放气,记录脑脊液压力至不再下降为止。

4. 正常情况下,压颈后脑脊液压力迅速上升 0.981～1.961kPa(100～200mmH_2O)以上,解除压颈后,压力迅速下降至初压水平。

5. 如在穿刺部位以上有椎管梗阻,压颈时压力不上升(完全梗阻)或上升、下降缓慢(部分梗阻),称为压颈试验阳性。

6. 如压迫一侧颈静脉,脑脊液压力不上升,但压迫对侧上升正常,常指示梗阻侧的横窦闭塞。如有颅内压升高或怀疑后颅窝肿瘤者,禁行压颈试验,以免发生脑疝。

(四)常规检查

1. 性状

(1)正常脑脊液是无色透明的液体。

(2)脑脊液为血性或粉红色,用三管试验法加以鉴别。若前后各管为均匀一致的血色为新鲜出血,可见于蛛网膜下腔出血。若前后各管的颜色依次变淡可能为穿刺损伤出血。

2. 血性脑脊液离心后如颜色变为无色，可能为新鲜出血或副损伤。

3. 液体为黄色提示为陈旧性出血、脑脊液蛋白含量增高、血清胆红素＞85.5μmol/L。

4. 脑脊液如云雾状，通常是由于细菌感染引起的细胞数增多所致，见于各种化脓性脑膜炎，严重者可如米汤样。

5. 脑脊液放置后有纤维蛋白膜形成，见于结核性脑膜炎，此现象称为蛛网样凝固。

6. 脑脊液呈黄色，离体后不久自动凝固为胶冻样，称为 Froin 综合征，是因为脑脊液蛋白质过多所致，常见于椎管梗阻。

7. Pandy 试验是脑脊液蛋白定性试验方法。利用脑脊液中球蛋白能与饱和石炭酸结合形成不溶性蛋白盐的原理，球蛋白含量越高反应越明显，通常作为蛋白定性的参考试验，可出现假阳性反应。

(五)生化检查

1. 蛋白质

(1)正常人(腰椎穿刺)脑脊液蛋白质含量为 0.15～0.45g/L。

(2)蛋白质增高(＞0.45g/L)见于中枢神经系统感染、脑肿瘤、脑出血、脊髓压迫症、吉兰-巴雷综合征、听神经瘤、糖尿病性神经根神经病、黏液性水肿和全身性感染等。

(3)蛋白质降低(＜0.15g/L)见于腰椎穿刺或硬膜损伤引起脑脊液丢失、身体极度虚弱和营养不良者。

2. 糖

(1)正常值为 2.5～4.4mmol/L。

(2)通常脑脊液糖含量＜2.25mmol/L 为异常。糖明显减少见于化脓性脑膜炎，轻至中度减少见于结核性或真菌性脑膜炎(特别是隐球菌性脑膜炎)及脑膜癌。糖含量增加见于糖尿病。

3. 氯化物　正常脑脊液含氯化物 120～130mmol/L。细菌性脑膜炎和真菌性脑膜炎均可使氯化物含量减低，尤以结核性脑膜炎最为明显。氯化物降低还可见于全身性疾病引起的电解质紊乱等。

(六)特殊检查

1. 细胞学检查

(1)通常采用玻片离心法收集脑脊液细胞,经瑞-吉常规染色后可在光学油镜下进行逐个细胞的辨认和分类,还可根据需要进行有关的特殊染色,为多种中枢神经系统疾病的病理、病因诊断提供客观依据。

(2)正常脑脊液白细胞数为$(0\sim5)\times10^6$个/L,多为单核细胞。脑脊液(cerebrospinal fluid,CSF)化脓性感染可见中性粒细胞增多,病毒性感染可见淋巴细胞增多,结核性脑膜炎呈混合性细胞反应,中枢神经系统寄生虫感染以嗜酸性粒细胞增高为主。CSF中发现肿瘤细胞,对于中枢神经系统肿瘤和转移瘤有确诊价值。

(3)蛛网膜下腔出血时,如在吞噬细胞胞质内同时见到被吞噬的新鲜红细胞、褪色的红细胞、含铁血黄素和胆红素,则为出血未止或复发出血的征象。如系腰椎穿刺损伤者则不会出现此类激活的单核细胞和吞噬细胞。

2. 免疫球蛋白(Ig)

(1)正常CSF-Ig含量低,IgG平均含量为10～40mg/L,IgA平均为1～6mg/L,IgM含量极微。

(2)CSF-Ig含量增高见于中枢神经系统炎性反应(细菌、病毒、螺旋体及真菌等感染)、多发性硬化、中枢神经系统血管炎等。结核性脑膜炎和化脓性脑膜炎IgG和IgA均上升,前者更明显,结核性脑膜炎IgM也升高。

(3)CSF-IgG指数及中枢神经系统24小时IgG合成率的测定,可作为中枢神经系统内自身合成的免疫球蛋白标志。

3. 寡克隆区带(OB) CSF OB测定也是检测鞘内Ig合成的重要方法。一般临床上检测的是IgG OB,是诊断多发性硬化的重要辅助指标。但OB阳性并非多发性硬化的特异性改变,也可见于其他神经系统感染疾病。

4. 病原学检查　腰椎穿刺脑脊液检查是诊断中枢神经系统感染最为重要的检查手段，病原学检查可以确定中枢神经系统感染的类型。

(1)病毒学检测：通常使用酶联免疫吸附试验(ELISA)方法检查病毒抗体，如单纯疱疹病毒(HSV)、巨细胞病毒(CMV)、风疹病毒(RV)和EB病毒(EBV)等。

以HSV为例来说明病毒抗体检查的临床意义，脑脊液HSV IgM型抗体阳性，或血与脑脊液HSV IgG抗体滴度比值＜40，或双份脑脊液HSV IgG抗体滴度比值＞4倍，符合上述三种情况之一均提示中枢神经系统近期感染HSV。

(2)新型隐球菌检测：新型隐球菌感染的免疫学检查包括特异性抗体和特异性抗原的测定。特异性抗体检测一般采用间接酶联免疫吸附法，可采用乳胶凝集试验检测隐球菌荚膜多糖抗原，该方法简便、快速、敏感性高。

(3)结核杆菌检测：CSF结核杆菌培养是诊断中枢神经系统结核感染的金标准，但阳性率低，检查周期长(4～8周)。针对CSF结核杆菌的分子生物学检查如聚合酶链反应(PCR)技术可提高结核菌阳性检出率。

(4)寄生虫抗体检测：脑脊液囊虫特异性抗体检测、血吸虫特异性抗体检测，对脑囊虫病、血吸虫病有重要诊断价值。

(5)其他细菌学检查：亚硒酸盐增菌液(SF)细菌培养结合药敏试验，不仅能准确地诊断细菌感染类型，而且可以指导抗生素的选用。

第四节　机械通气

人体的呼吸运动是由神经中枢(驱动器)、呼吸道和肺(效应器)及膈肌、胸廓和肋间肌(辅助器)三部分所共同完成的。在正常生理状态下三者协调一致，而创伤、外科手术及麻醉可以通过影响上述某一个或多个环节而导致呼吸功能不全。机械通气的目的在于改善患者的通气和换气功能，为抢救患者争取时间和条件，支持患者顺利度过解剖学和生理学改变的急性凶险阶段，促进正常呼吸功能的恢复。

一、概述

(一)适应证与相对禁忌证

1. 适应证

(1)不同病因所致的呼吸功能衰竭。

(2)临床上各种病因所致的呼吸衰竭或呼吸功能不全的患者，均可实施机械通气治疗，如 ARDS；神经肌肉疾病引起的呼吸衰竭；胸部创伤、多发性肋骨骨折、连枷胸引起的呼吸衰竭；因镇静药应用过量导致的呼吸衰竭等。

(3)呼吸生理指标异常，成人的呼吸生理指标达到下列标准之一时，即可开始机械通气治疗：①自主呼吸频率＞35～40 次/分或＜6～8 次/分；②自主潮气量小于正常的 1/3 或肺活量＜10～15ml/kg；③$PaCO_2$＞50mmHg(COPD 除外)且有继续升高趋势或出现精神症状；④PaO_2＜正常的 1/3；⑤肺泡-动脉氧分压差($PA\text{-}aDO_2$)＞300 mmHg(吸纯氧)或＞50mmHg(吸空气者)；⑥最大吸气负压＜25 cmH_2O(闭合气路，努力吸气时产生的负压)。

(4)用于预防目的的机械通气治疗在开胸手术后、败血症、休克、严重外伤情况下，估计患者在短时间内有发生呼吸功能不全可能时，可预防性应用机械通气以防止呼吸衰竭的发生，用机械通气做肺内的雾化吸入治疗。

2. 相对禁忌证

(1)大咯血或严重误吸引起的窒息性呼吸衰竭者，应尽量清除血液或误吸物后，再实施机械通气，否则正压通气只会加重血块或分泌物的阻塞，使血液或血块进入更小的肺单位。

(2)伴有肺大疱的呼吸衰竭患者，进行机械通气时要谨慎观察病情，可使用高频通气，避免使用PEEP，尽量减少气胸的发生。

(3)气胸或张力性气胸，对明确的气胸，尤其是张力性气胸，应尽可能做到先建立胸腔闭式引流，然后再进行机械通气，病情不允许时应力争二者同时进行。

(4)低血容量性休克，患者在血容量未补足以前，应尽量避免应用机械通气治疗，以免机械通气对循环系统的影响而加重原有的低血容量性休克，但当低血容量休克已造成呼吸功能障碍，低氧血症已危及患者生命时应毫不犹豫地应用机械通气，同时尽快补足血容量。

(5)肺组织无功能，对某种原因使肺组织功能完全丧失的患者，尤其是换气功能严重障碍者，呼吸机治疗可能无济于事。

(6)心肌梗死继发呼吸衰竭者，在积极治疗原发病的同时，可应用机械通气治疗，但要尽量减少对循环的影响，并应监测血流动力学变化。

(二)影响神经系统呼吸功能的疾病

影响神经系统呼吸功能的疾病，见表3-2。

表3-2　影响神经系统呼吸功能的疾病

中枢性呼吸抑制	癫痫持续状态、脑炎、脑血管意外、脑水肿、药物中毒或过量等
外周神经肌肉损害	重症肌无力危象、恶性多发性神经根炎(吉兰-巴雷综合征)、低钾性周期性瘫痪、进行性肌营养不良
脊髓疾病	炎症及脊髓压迫症可致高位截瘫
呼吸道梗阻	喉痉挛、支气管痉挛、咽喉分泌物呕吐梗阻、昏迷者舌根后坠
外科疾病及术后呼吸支持	创口疼痛、膈肌活动受限以及敷料包扎过紧影响呼吸功能、危重病及大手术后呼吸功能尚未恢复
并发呼吸系统感染	感染性或吸入性肺炎

二、应用呼吸机的时机和指征

(一)应用呼吸机的时机

原则上是在呼吸衰竭早期,低氧血症和中毒未对重要器官造成损害之前应用。如有上述影响呼吸功能的因素存在,患者需要最大限度地动用辅助呼吸机才能勉强维持血气值正常,且经吸痰、给氧等一般治疗不见改善,即使血气值正常,亦宜在心跳、呼吸停止前及早行气管插管,应用呼吸机做辅助或控制呼吸。

(二)应用呼吸机的指征

经积极治疗后病情恶化;意识障碍;呼吸型式严重异常,如呼吸频率为35~40次/分或<6~8次/分,或呼吸节律异常,或自主呼吸微弱或消失;血气分析提示严重通气和(或)氧合障碍:PaO_2<50mmHg,尤其是充分氧疗后仍<50mmHg;$PaCO_2$进行性升高,pH动态下降。

除出现明显呼吸困难的临床表现外,检查符合下列指征时(表3-3),可开始使用呼吸机。

表3-3 应用呼吸机指征

反映呼吸动力学的指标	呼吸频率(f)>35次/分或<5次/分 肺活量(VC)15ml/kg 第1秒钟用力呼气肺活量(FEV_1)<10ml/kg 潮气量(VT)小于正常的1/3 最大吸气负压<25cmH_2O
反映氧合功能的指标	动脉血氧分压($PaCO_2$)<60mmHg 肺泡-动脉氧压差(PA-a DO_2)>350mmHg(吸纯氧10分钟后) 动脉血氧饱和度(SaO_2)<85% 氧合指数($PaCO_2$/FiO_2)<300
反映通气功能的指标	动脉血二氧化碳分压($PaCO_2$)>50mmHg 生理无效腔/潮气量(VD/VT)>0.6

三、机械通气的模式

(一)辅助通气

呼吸机与患者自主呼吸同步,靠患者吸气的负压触发和驱动呼吸机工作,给予设定的潮气量,呼气时呼吸机停止工作,这种压力支持功能可减少呼吸肌做功,降低氧耗。用于自主呼吸节律较稳定而通气不足的患者。需要仔细调整触发敏感度和预设通气条件。

(二)控制通气

当各种原因使自主呼吸停止时,由呼吸机按预设的呼吸频率、潮气量、吸呼比和吸气流速等参数切换和控制患者的呼吸。恰当应用可最大限度地减少或完全替代患者的呼吸。但易发生通气不足或过度、自主呼吸与通气机不同步;长期应用易致呼吸肌萎缩。

主要形式有间歇正压通气(IPPV),吸气时由正压迫使气流进入肺内,使肺泡扩张,表现为气道内压力升高;呼气时则靠胸肺弹性回缩力排气,气道压下降。治疗作用是改善通气和氧合,促进二氧化碳的排出,提高血氧分压,以维持正常通气。

(三)同步间歇指令通气

同步间歇指令通气(SIMV)是呼吸机强制指令通气与患者自主呼吸相结合的通气模式。指呼吸机在每分钟内,按预先设置的呼吸参数(频率、流速、容量、I/E 等)给予患者指令性呼吸,患者可以有自主呼吸,且自主呼吸的频率、流速、容量、I/E 等不受呼吸机的影响。应用 SIMV 时,呼吸机的供气由患者自主的触发,即使是指令性通气,也与辅助性机械通气相同。

SIMV 的优点:患者脱机过程中可以发挥自身调节呼吸的能力,故在一定程度上避免过度通气和通气不足,减少呼吸性碱中毒和呼吸性酸中毒的发生率。撤离呼吸机时,SIMV 较过去间断停用呼吸机的方法更符合生理要求,更安全。在一定程度上减少镇静药和肌松药的应用。

SIMV 主要用于脱机前的训练和过渡，也可用于一般的常规通气。

（四）持续气道正压通气

持续气道正压通气（CPAP）指患者在自主呼吸的条件下，整个呼吸周期内均人为地施以一定程度的气道内正压，主要用于有自主呼吸的患者。可以理解为是自主呼吸状态下的呼气末正压。

CPAP 优缺点：吸气时恒定持续的正压气流大于吸气气流，使潮气量增加，故可能会使患者感到吸气省力，呼气做功减少。此外，增加功能残气量，防止气道闭合和肺泡萎陷的作用可能较 PEEP 明显。但 CPAP 通气方式对患者自主呼吸规则要求较高。

（五）双向正压通气

双相正压通气（BIPAP）指在自主呼吸或机械通气时，交替给予两种水平的气道正压。通过分别对吸气和呼气相的压力和时间进行调节，组合出不同的通气方式，使自主呼吸可在双压力水平上发生。实际为 PSV＋PEEP，吸气时通过 PSV 可减少呼吸做功，增加潮气改善通气血流比，同时缓解呼吸肌疲劳；呼气时给予适当的 PEEP 防止小气道塌陷，增加功能残气量，增加肺泡内正压，改善氧合，有助于二氧化碳排出。可用于 ARDS、哮喘、COPD、气胸合并呼吸衰竭、婴幼儿呼吸衰竭和呼吸机的撤离。

（六）反比通气

反比通气（IRV）是一种特殊的通气方式，当应用 IRV 方式时，呼吸的吸气时间大于呼气时间，I/E 值 1∶1～4∶1。此模式的优点是吸气时间大于呼气时间，使吸气峰压降低，且呼气时间短，致使部分气体保留于肺内，增加了肺的功能残气量，使气道产生自发的 PEEP，改善气体的弥散。缺点是对于有自主呼吸患者，需用肌松药抑制患者的自主呼吸，同时对心血管有抑制作用。反比通气主要用于肺硬化或肺纤维化的患者。

(七)压力支持通气

压力支持通气(PSV)是一种辅助通气方式,在自主呼吸的前提下,每次吸气时都接受一定水平的压力支持,以辅助和增强患者的吸气能力,增加患者的吸气深度和吸入气量。支持压力是可以自行设置和任意调节的。PSV适用于自主呼吸能力不足,但神经调节无明显异常的患者。

(八)压力释放通气

压力释放通气(APRV)是一种新型的通气模式。其独特之处是以气道压和功能残气量的减少来增加肺泡通气。即以预设的周期性PEEP释放来提供部分通气支持。可降低气道峰压和气压伤的危险,增加潮气量和每分通气量。临床上主要用于自主呼吸较强的急性呼吸衰竭者和一些限制性通气功能障碍的呼吸衰竭患者。其不良反应与PEEP相似。

第五节　重症监护

神经科急症的重症监护病房(ICU)是重症医学科的临床基地。ICU的病床数量根据医院等级和实际收治患者的需要,一般为该ICU服务病床数或医院病床总数的2%～8%。条件较好的医院,除建立综合性ICU外,还设有专科ICU,如心脏病监护病房(CCU)、呼吸科监护病房(RICU)、神经科监护病房NICU)等。神经科ICU与神经科病房、神经外科病房、手术室、脑血管介入检查室、放射科等科室相接近。

ICU的设备要选用性能可靠的先进设备,以使用最少的人力获得尽可能多的监护治疗项目,要有中心监护系统多功能床旁监护系统,进行心电、血压、脉搏、血氧饱和度、有创压力等基本生命体征监护,亦可用相应的仪器做适当组合进行重点监护。

一、重要生命体征的监测和支持

体温、呼吸、脉搏、血压，医学上称为四大生命体征，维持机体正常活动。无论哪项异常都会导致严重或致命的生命危险，同时某些疾病也可导致这四大体征的变化或恶化。

（一）呼吸系统监护

1. 一般监测　包括呼吸次数、节律、类型、呼吸肌幅度、有无辅助呼吸肌参与呼吸，患者的皮肤是否苍白、发绀、潮红、湿冷；触诊呼吸运动度，检查语音震颤、胸膜摩擦感等；叩诊肺下界以及叩诊音的变化；听诊正常呼吸音，有无干湿啰音、耳语音、胸膜摩擦音。如果患者使用呼吸机，要了解呼吸机的类型、操作使用方法，依据病情调节机器的有关参数，并做详细记录。

2. 通气量监测　包括潮气量（VT）、无效腔气量（VD）与潮气量之比、肺活量、肺泡通气量、分钟通气量。

3. 换气功能　通过鼻导管，每分钟3～4L氧气吸入，如果氧浓度每分钟＞8L，而 PaO_2＜8kPa，说明患者患有严重的呼吸系统疾病。

4. 血气分析　用来监测pH、PaO_2、$PaCO_2$ 及酸碱内稳态的变化，对机械通气的管理，纠正酸碱平衡失调起重要作用。

5. 脉搏血氧饱和度（SpO_2）监测　脉搏血氧饱和度仪是根据血红蛋白的光吸收特性而设计的，是监测血氧饱和度的重要工具。

（二）体温监测

体温是指机体内部的温度。一般认为，正常的腋下温度为36～37℃。发热程度一般分为：体温37.5～38℃为低热，体温38～39℃为中度热，体温在39℃以上为高热，体温在41℃以上为超高热。体温的测量方法中，水银柱体温计间歇测量法最为常用，包括口测法（正常值为36.3～37.2℃），腋测法（正常值为36～37℃），肛测法（正常值为36.5～37.7℃）。近些年，体温连续监测法应用也受到重视，包括电子体温计、红外传感器、液晶体温计。密切监测患者体温变化对于掌握病情发展至关重要。

(三)循环系统监护

1. 心电图　神经科危重病患者心律失常的发生率高，其中很多心律失常具有致命性，所以对其进行监测是相当重要的。连续示波ECG是最常用的监测方法之一，除了能显示心律失常外，它还能用于监测心肌缺血、电解质紊乱及评价起搏器的功能。12导联的心电图记录比起监护室中使用的心电图监测能提供更多的信息。心功能的评估常依赖于测量血压、脉搏、氧饱和度、周围灌注和呼气末二氧化碳浓度。

2. 动脉血压　动脉血压是神经科危重病监测的常用指标之一。及时了解血压变化，对保障神经科危重患者生命安全，指导临床用药等，都有实际意义。此法使用方便，可自动充气、放气，还能记录趋势图和数据。对于血流动力学不稳定的危重患者，如高血压危象、严重的低血压、循环功能不全等，可采用外周动脉穿刺进行有创动脉血压监测，同时也便于反复进行血气分析。

3. 脉搏　通过触诊脉搏的快慢、节律、充盈、血管壁的弹性等估计外周循环状态，亦可使用由光电管或红外线控制换能器的脉搏描记仪对脉搏波做定性定量观察。脉搏频率、节律、强弱及动脉管壁弹性的异常均可提示多种循环功能的异常。

4. 中心静脉压(CVP)　在神经科危重病抢救过程中，中心静脉穿刺应用最为广泛。测定中心静脉压导管尖端必须位于右心房或近右心房的上、下腔静脉内，通过测定CVP来估计右心功能和有效循环血量。CVP升高($>12cmH_2O$)见于右心房及左或右心室心力衰竭、心房颤动、肺梗死、支气管痉挛、输血补液过量、纵隔压迫、张力性气胸、慢性肺部疾病、心脏压塞等。CVP降低($<5cmH_2O$)见于失血和脱水引起的低血容量、周围血管扩张如神经性和过敏性休克、血管扩张药物的使用、麻醉过深或椎管内麻醉时血管扩张等。临床上结合动脉压的监测，为临床治疗，如调节

输液量和输液速度，指导强心药、脱水药和利尿药的应用提供重要依据。

5. 心功能　常用 Swan-Ganz 管从外周静脉插至肺动脉，所获得的直接指标为右心房压力(RAP)、肺动脉压力(PAP)、肺动脉嵌入压力(PCWP)、心排血量(CO)。通过公式计算所获得的间接指标为肺循环阻力(PVR)、体循环阻力(SVR)、每搏功(SW)、左心室每搏功(LVSW)、右心室每搏功(RVSW)、心脏指数(CI)。必要时还可通过导管采集混合静脉血标本，测定静脉氧分压(PvO_2)，间接了解换气功能。

(四)泌尿系统监护

肾脏通过滤过、排泄、重吸收等调节水电平衡。肾功能受损在先天性心脏病围术期中经常出现，术后监测肾功能主要从尿量、血液、尿生化、尿常规指标进行。

术后尿量反映了肾本身灌注和功能外，尚是心排血量和组织灌注是否良好的指标。术后随着循环稳定肾功能在 24～48 小时逐步恢复，尿量保持每小时≥2ml/kg，尿比重达正常范围。如术后尿量偏少或特别多、血色素尿，需警惕肾功能受损。泌尿系统监护，见表 3-4。

表 3-4　泌尿系统监护

少尿	术后每小时尿量≤1ml/kg，可能存在以下情况：①容量不足；②低心排血量；③肾功能受损；④导尿管梗阻 如容量不足，患者尿少色深、尿比重偏高(>1.020)，左、右心房压低，补充等渗溶液如 0.9%氯化钠 5～10ml/kg，尿量增加。如补充容量后心房压上升，尿量未增加，提示存在心功能或肾功能不全，启用强心、扩血管药物提升血压，增加心排量和肾血流量，进一步检验肾功能并给予利尿药。如上述处理后尿量增加不明显，水负荷加重，则需行腹膜透析术

（续　表）

多尿	术后每小时尿量＞2 ml/kg，但存在难以纠正的低钙及电解质紊乱，提示可能存在肾小管重吸收功能障碍性肾功能不全。补充血容量的同时纠正电解质紊乱，复查肾功能和尿常规、尿比重
血色素尿	因红细胞破坏过多而产生，易阻塞肾小管而致急性肾衰竭。经处理后每小时尿量≥2ml/kg，8～12 小时尿色转清

二、临床检查监护

（一）意识监测

人的意识状态包括觉醒状态和意识内容两个组成部分，觉醒状态乃生理过程，即与睡眠呈周期性交替的清醒状态属皮质下激活系统的功能；而意识内容系指人的听觉、思维、记忆、情感、意识活动等心理过程（精神活动）及通过言语、听觉、视觉、技巧性运动和复杂反应与外界环境保持联系的机敏力，属大脑皮质功能。

意识丧失既有觉醒状态丧失又有意识内容丧失，昏迷是觉醒状态、意识内容及躯体运动完全丧失的一种极严重的意识障碍。单纯大脑皮质弥漫性损害时，意识内容丧失而觉醒存在；若觉醒调节系统特别是脑干中脑被盖、脑桥上缘被盖部的上行网状激活系统受损时，才会导致觉醒丧失。由于大脑半球失去了脑干激活系统作用而处于极度抑制状态，意识内容也完全丧失，所以昏迷的发生必然来自大脑两半球或脑干损害或抑制。故意识是判断颅内病变严重程度及其预后重要指标，根据意识障碍水平可以分为以下几种情况。

1. 意识模糊　对外界反应能力降低，但尚未完全丧失，可有淡漠、迟钝、嗜睡、语言错乱、定向障碍（不能辨别时间、地点、人物）、躁动、谵语和遗尿等，但呼之能应或呼之能睁眼。

2. 浅昏迷　对语言完全无反应，对痛觉尚敏感，对疼痛刺激有防御反应或有回避或仅表现皱眉。

3. 中昏迷　痛觉反应迟钝，随意动作已完全丧失，可有鼻鼾声、尿潴留，瞳孔对光反应与角膜反射存在。

4. 深昏迷　对疼痛刺激反应完全丧失，双瞳孔散大，光反应与角膜反射消失，可有生命体征紊乱。

观察意识变化不应只区别昏迷，还应该注意是否有淡漠、嗜睡、躁动或意识范围缩小，这些情况的加重即应看作意识恶化。

患者出现躁动不安，需先排除颅外因素：尿潴留、呼吸道梗阻、休克、体位不适。昏迷一清醒一再昏迷是颅内血肿典型表现，中间清醒期取决于脑损伤严重程度和颅内血肿形成快慢和大小。

昏迷按照 Plum 和 Posner 定义为“一种不能唤醒的精神性无反应状态”，患者闭眼、睡眠觉醒周期丧失，通常是短暂的，可发展为植物状态。持续植物状态是脑干功能存在，但半球功能丧失或损害；脑死亡是所有脑干功能不可逆丧失，几小时或几天后心跳停止。

(二)瞳孔监测

瞳孔变化对颅内肿瘤和颅脑损伤诊断极为重要，是一个重要的体征，必须定时观察并记录其大小、形状、两侧是否对称及对光反应(直接、间接)，观察瞳孔变化(表 3-5)还要结合神志、肢体活动及生命体征变化来考虑病变。

表 3-5　瞳孔监测

瞳孔大小异常	突然两侧瞳孔大小不等，常为脑外伤、脑肿瘤、脑疝等颅内病变造成
瞳孔颜色异常	颜色变白，由于晶体混浊。常见白内障、虹膜睫状体炎，在罹患多年的糖尿病、高度近视眼、青光眼及外伤患者多见
	颜色变黄，通称黑矇猫眼，常在婴儿中发现，是视网膜母细胞瘤的特征
	颜色变红，多见眼外伤和眼内出血
	颜色变青绿，青光眼特征

(续 表)

瞳孔形态和对光反应异常	瞳孔边缘不整或呈椭圆形时,应考虑急性青光眼或眼睛本身疾病 瞳孔对光反应迟钝或消失,大多是患者进入昏迷状态 瞳孔对光反应消失,而视物尚能收缩,这是阿罗瞳孔,是脊髓痨的特征
瞳孔变化与脑外伤预后关系	当脑外伤者出现双侧瞳孔散大固定、角膜反射消失、眼前庭反射消失,提示其预后很差,死亡率高达70%~90%

(三)Glasgow昏迷分级及脑干反射

1974年Teasdale和Jennett认为过去只用昏迷程度来判断颅脑损伤程度不够全面,因而提出用GCS来判断程度轻重,GCS是以睁眼、言语和运动三种反应15项检查结果来判断颅脑损伤患者的意识障碍程度。1982年Born把GCS和脑干反射结合,提出一种新的分级法叫Glasgow-Liege分级(GLs),在一定程度上提高了GCS预测准确性。GCS为国际公认的评判颅脑损伤严重程度准绳,而脑干反射更具有观测脑干损害动态变化的价值,两者结合更趋完善。但GLS没有包括对预后有明显影响的年龄、运动姿势和生命体征。为此,李秉权提出新计分法,包括GCS,脑干反射、年龄、运动姿势及生命体征分别计分,计分范围7~36分,其中7~19分表示大多预后不良,20~24分预后好与不好各占一半,25~36分大多预后良好。采用新计分法预测预后比用GCS和GLS有更大优越性,见表3-6。

表 3-6　Glasgow 昏迷分级及脑干反射

GCS			分值(3～15)分
脑干反射	额眼轮匝肌反射		5
	垂直性头眼反射		4
	瞳孔对光反射		3
	水平性眼头反射		2
	眼心反射		1
年龄	0—20 岁		3
	21—40 岁		2
	41—60 岁		1
	＞60 岁		0
运动姿势	正常		2
	去皮质状态		1
	去大脑强直		
	弛缓性瘫痪		0
生命体征	呼吸	正常	2
		＞30 次/分	1
		病理性呼吸	0
	体温	正常	3
		38～39℃	2
		＞39℃	1
	脉搏	60～120 次/分	3
		＞120 次/分	2
		＜60 次/分	1
	血压	正常	3
		＞20/12kPa	2
		12/9kPa	1

第4章

头　痛

第一节　紧张型头痛

紧张型头痛(TTH)又称为肌收缩性头痛、应激性头痛、日常性头痛，是原发性头痛中最常见的一种类型，常为轻度或中度头痛，主要为双侧枕部或全头部紧缩性或压迫性头痛，可伴有或不伴有头部肌群的痉挛性收缩及压痛或肌电图改变，不伴有恶心或呕吐。

【病因】

紧张型头痛病因及发病机制尚未完全明了，目前认为与多种因素有关，包括由于头部与颈部肌肉持久收缩、肌筋膜炎、心理因素、痛觉超敏、神经递质因素等。其中，头颈部肌肉收缩可以作为焦虑或抑郁伴随精神紧张的结果，可能是其他原因的头痛或身体其他部位疼痛的一种继发症状、也可以是头、颈、肩胛带姿势不良所引起。

【临床表现】

1. 典型病例多在20岁左右发病，发病高峰为40—49岁。女性多见。

2. 头痛部位不定，通常为双侧，病初症状较轻，以后渐渐明显加重，通常呈持续性钝痛，呈头周紧箍感、压迫感或沉重感。许多患者可伴有头晕、失眠、焦虑或抑郁等症状，也可出现恶心、畏声、畏光等症状。头痛期间日常生活与工作常不受影响，应激和精神紧张常加重病情。

3. 体检可发现疼痛部位肌肉触痛或压痛点，颈肩部肌肉有僵硬感，捏压时肌肉感觉舒适，神经系统检查常无阳性体征。

【辅助检查】

脑CT、三叉神经诱发电位、心电图、脑电图等检查。

【诊断要点】

1. 偶发性发作性紧张型头痛

(1)符合下列特征的至少10次发作；平均每月发作<1天；每年发作<12天；头痛持续30分钟至7天。

(2)至少有下列中的2项头痛特征：①性质为压迫感或紧箍样(非搏动样)；②双侧头痛；③轻或中度头痛；④日常活动(如步行或上楼梯)不会加重头痛。

(3)符合下列2项：①无恶心和呕吐；②畏光、畏声中不超过一项。

(4)不能归因于其他疾病。

2. 频发性发作性紧张型头痛

(1)符合下列特征的至少10次发作；平均每月发作≥1天而<15天，至少3个月以上；每年发作≥12天而<180天；头痛持续30分钟至7天。

(2)至少有下列中的2项头痛特征：①双侧头痛；②轻或中度头痛；③性质为压迫感或紧箍样(非搏动样)；④日常活动(如步行或上楼梯)不会加重头痛。

(3)符合下列2项：①畏光、畏声中不超过一项；②无恶心和呕吐。

(4)不能归因于其他疾病。

3. 慢性紧张型头痛

(1)符合下列特征的至少10次发作；平均每月发作≥15天，3个月以上；每年发作≥180天；头痛持续30分钟至7天。

(2)至少有下列中的2项头痛特征：①双侧头痛；②轻或中度头痛；③性质为压迫感或紧箍样(非搏动样)；④日常活动(如步行

或上楼梯)不会加重头痛。

(3)符合下列2项:①无中-重度恶心和呕吐;②畏光、畏声、轻度恶心中不超过一项。

(4)不能归因于其他疾病。

【鉴别诊断】

1. *偏头痛* 多在儿童或青少年时期发病,成急性发作性头痛,可伴有呕吐。而紧张型头痛多在成年期发病,随年龄增长患病率亦增加,大多数患者不同程度地存在慢性焦虑或抑郁,呈慢性头痛。

2. *颈源性头痛* 多见于中、老年人,常为颈枕部发作性头痛,头颈转动或前屈后仰时易诱发,可伴眩晕、肩臂麻木或疼痛;体格检查颈部活动受限,颈椎旁压痛;颈椎X线片可见骨质增生、颈椎间孔狭窄等;颈椎MRI检查可发现颈椎间盘脱出。

3. *枕神经痛* 疼痛可为一侧或双侧枕及上颈部阵发或持续性疼痛,有时可扩展至乳突后,疼痛较浅表,剧烈呈电击样或烧灼样,查体发现枕神经出口处有压痛点。

【治疗措施】

1. *急性期的治疗* 紧张型头痛多采用对症治疗,强调个体化综合治疗。用于治疗偏头痛的许多药物也可用于紧张型头痛。急性期的药物选择,见表4-1。

表4-1 急性期的药物选择

项目	药物
焦虑	阿普唑仑、氯氮䓬(利眠宁)等
抑郁症状	阿米替林25mg,每晚1次,口服,每2~4日增加25mg,直至每日50~250mg
肌紧张	盐酸乙哌立松(妙纳)50mg,每日3次,口服

2. 非药物治疗　包括心理行为治疗、物理松弛治疗、生物反馈治疗、针灸推拿治疗等。

3. 预防性用药　对于慢性紧张型头痛、频发性紧张型头痛、伴有颅骨膜压痛或存在药物过度使用的患者,应考虑预防性用药。

预防性用药的原则:起始剂量小;缓慢加量(通常 1 周加 1 次剂量)至最小有效剂量;起效后维持 2～4 周;判定药物是否有效,应足量治疗至少 4～8 周;应同时治疗精神障碍等伴发疾病。

最主要的预防性药物是三环类抗抑郁药。阿米替林是唯一被多项临床对照研究证实有效的药物,应作首选,每次 25mg,每日 3 次。其他三环类药物:氯米帕明,每次 25mg,每日 3 次;四环类药物马普替林,每次 25mg,每日 3 次;米安色林,每次 30mg,睡前服用。现在多选用不良反应较小的新型抗抑郁药,如氟西汀,每次 20mg,早晨服用;或帕罗西汀,每次 20mg,上午服用。

【预后】

预后主要取决于对紧张型头痛的早期诊断、早期治疗,避免不当服药。大部分患者预后良好。

第二节　偏头痛

偏头痛是临床常见的反复发作的血管性原发性头痛。特征是多种神经、胃肠道和自主神经症状的组合。其特点是发作性单侧头痛,少数表现为双侧头痛,常伴有恶心、呕吐,有些患者在头痛发作前可有视觉、感觉和运动等先兆,可自发性缓解、反复发作、间歇期正常。多在儿童和青年期发病,女性多于男性,可有家族史。

【病因】

尚未明了,可能与下列因素有关。

1. 某些药物的应用或戒断　某些血管扩张药,如硝苯地平、硝酸异山梨酯和硝酸甘油可诱发偏头痛。麦角胺不间断应用可引起依赖性和习惯性，当用药数小时后药效消失，会出现回跳性头痛。还有利血平类药物可诱发偏头痛，长期应用镇痛药、麻醉药和咖啡因的戒断均可诱发偏头痛。

2. 内分泌功能异常　偏头痛主要发生在中青年女性，青年女性的偏头痛发作多数出现在月经期或月经前后，至更年期后有自发性缓解的趋势，这些现象提示偏头痛的发生可能与内分泌的改变有关。

3. 情绪变化或过度疲劳　精神过度紧张、情绪低落，过度哭泣（哭泣性偏头痛），体力过度疲劳，睡眠节律变化，睡眠过多或过少，均可诱发偏头痛。

4. 某些食物　硝酸盐或亚硝酸盐的食物，如亚硝酸盐加工的香肠、咸肉、午餐肉、未腌透的泡菜和咸菜。味精（含谷氨酸钠）、酒类和乙醇类饮料[如红葡萄酒（含酪氨酸）]、巧克力（含苯乙胺酸），这些氨基酸大部分被血小板内单胺氧化酶分解，在偏头痛患者中都能促进前列腺素的合成。奶酪特别是硬奶酪饮食，可转化为酪氨和苯乙胺，可作用于血管，可诱发偏头痛。另外动物肝、柑橘类水果和酵母制剂如米酒等可诱发偏头痛。

5. 遗传因素　遗传因素在偏头痛的发病机制上占有重要地位，从家族成员患病分布上看，可能属于常染色体显性遗传伴有不完全性的外显率。

【临床表现】

1. 无先兆的偏头痛

(1)无先兆性偏头痛无明显前驱症状，常有家族史。头痛反复发作，每次持续 4～72 小时。儿童发作时间一般为 1～72 小时。

(2)头痛通常呈搏动性，位于额颞部，呈单侧。儿童通常为双侧，在青春期后期或成年人早期出现偏头痛的成年模式——单侧头痛。常规体力活动如散步或上楼梯可加重疼痛。

(3)疼痛程度多为中或重度,并常伴有恶心、呕吐和(或)畏光、畏声。

2. 有先兆的偏头痛　以往称为典型偏头痛。

(1)闪光幻觉:占视觉先兆的75%,表现为双侧视野出现视幻觉,有的无一定形状,有的有形状,如星状、斑点状、环形、多角形等。

(2)黑矇:短暂性黑矇,表现为视力障碍,由两侧开始逐渐进展累及两鼻侧视野,部分患者由中心暗点扩大至整个视野,黑矇区域常出现锯齿状闪光图案。

(3)视物变形:表现为视小症或巨视症,部分患者感到环境倾斜或颠倒。

(4)城堡样光谱:10%患者的先兆症状表现为城堡样光谱。

(5)感觉异常:偏头痛先兆的感觉异常分布多选择面部和手,表现为刺痛和麻木感,多持续数秒钟至数十分钟,偶见数小时至数天。

(6)其他先兆:可出现运动性先兆,一过性失语或精神症状。

3. 特殊类型的偏头痛

(1)基底型偏头痛:也称基底动脉偏头痛。较多见于儿童和青春期女性,出现头重脚轻、眩晕、复视、眼球震颤、耳鸣、构音障碍、双侧肢体麻木及无力、共济失调、意识改变、跌倒发作和黑矇等脑干和枕叶症状,提示椎-基底动脉缺血。多见闪光、暗点、视物模糊、黑矇、视野缺损等视觉先兆,先兆持续20~30分钟,然后出现枕部搏动性头痛,常伴恶心、呕吐。

(2)视网膜性偏头痛:属于有先兆偏头痛的一种亚型,由于视网膜小动脉收缩而损害单眼视力,伴或不伴闪光幻觉,随后出现头痛。临床上应与短暂性脑缺血发作相鉴别。

(3)偏瘫型偏头痛:临床少见。偏瘫可为偏头痛先兆,单独发生,也可伴偏侧麻木、失语,偏头痛消退后偏瘫持续10分钟至数周。可分为家族型(多呈常染色体显性遗传)和散发型(表现典型、普通型与偏瘫型偏头痛交替发作)。

(4)眼肌麻痹型偏头痛:较少见,偏头痛发作时或发作后头痛消退之际,头痛侧出现眼肌瘫痪,动眼神经最常见,可同时累及滑车和展神经,持续数小时至数周。多有无先兆偏头痛病史,应注意排除颅内动脉瘤和糖尿病性眼肌麻痹。

(5)儿童周期综合征:为周期性发作的短暂性神经系统功能紊乱症状,与头痛有密切关系,可能为偏头痛前驱的表现,多见于儿童。表现为儿童良性发作性眩晕、周期性呕吐、腹型偏头痛等,发作时不伴有头痛,随时间推移可发生偏头痛。

【辅助检查】

1. 经颅超声多普勒(TCD)　可表现为血流速度的改变,多见于两侧或单侧大脑中动脉和(或)大脑前动脉流速轻度增高,间歇期平均流速多＜150cm/s,血流速度明显不对称,两侧相差20cm/s。还可能有血管杂音。

2. 脑电图　脑电图的改变只能作为参考。文献报道,偏头痛患者有11%～44%脑电图不正常,如弥漫性慢波、棘波、阵发性慢波和局限性慢波等变化。

3. 脂代谢检查　如血清总胆固醇(TC)、三酰甘油(TG)、游离脂肪酸(FFA)等。

【诊断要点】

偏头痛诊断应结合偏头痛发作类型、家族史、临床表现和神经系统检查进行综合判断。依据HIS(2004)偏头痛诊断标准规定如下。

1. 无先兆的偏头痛　至少有5次发作,除不能归因于其他疾病,均需符合每次头痛发作持续4～72小时(未经治疗或治疗失败)。

(1)头痛至少具备下列2项特征:①单侧性;②搏动性;③中至重度头痛,影响日常活动;④活动后头痛加重。

(2)头痛发作时至少伴有下列1项:①恶心和(或)呕吐;②畏

光、畏声。不能归因于其他疾病。

2. 伴典型先兆的偏头痛

(1)至少具备以下1项先兆,但没有运动障碍症状:①完全可逆的视觉症状;②完全可逆的感觉症状;③完全可逆的言语功能障碍。

(2)至少具备以下2项:①同向视觉症状和(或)单侧感觉症状;②至少一个先兆症状发生超过5分钟或数个症状连续出现超过5分钟;③先兆症状持续时间不超过60分钟。

在先兆症状同时或在先兆症状发生后60分钟内出现头痛,头痛除最后项均符合不能归因于其他疾病。

【鉴别诊断】

1. 丛集性头痛　丛集性头痛是血管性头痛的另一种类型,因发作时血中组胺增高,又称组胺性头痛或Horton综合征,临床表现也是发作性一侧头痛。但丛集性头痛伴有头痛侧结膜充血、面部发热潮红、流泪和鼻塞;头痛可一次接一次成串发作,每日1次至数次,断续发展可迁延3～6周缓解;间歇期较长,通常为1年至数年发作1次;麦角胺制剂效果不好,其他镇痛药有效。

2. 紧张性头痛　又称肌收缩性头痛,临床特点:头痛部位较弥散,可位于前额、双颞、顶、枕及颈部;头痛性质常为胀痛、压迫感和紧箍感;头痛常呈持续性,可时轻时重;多有头皮、颈部压痛点;常不伴恶心、呕吐、畏光、畏声等症状。

3. 头痛型癫痫　头痛型癫痫的临床表现与偏头痛基本一致,但前者脑电图不正常;镇痛药无效,而抗癫痫药物效果显著。

4. 高血压头痛　高血压头痛也可表现为搏动性头痛,但患者的年龄往往偏大,测定血压有助于诊断。

【治疗措施】

1. 治疗原则　包括减轻或终止头痛发作,缓解伴发症状,预防复发。

2. 药物治疗

(1)预防性治疗

①β-肾上腺素能受体阻滞药:普萘洛尔10~60mg,口服,每日2次,从小剂量开始,缓慢增加剂量,以心率不低于60次/分为限;美托洛尔,100~200mg,口服,每日1次。

②抗癫痫药:丙戊酸400~600mg,口服,每日2次;加巴喷丁每日900~1800mg,口服,每日3次。

③钙离子拮抗药:氟桂利嗪5~10mg,口服,每日1次。

④5-HT受体拮抗药:苯噻啶0.5~3mg,口服,每日1次。

⑤抗抑郁药:阿米替林25~75mg,口服,每日1次。

(2)发作期的治疗:临床治疗偏头痛通常应在症状起始时立即服药。根据头痛程度、伴随症状、既往用药情况等综合考虑,可采用阶梯法、分层选药,进行个体化治疗。治疗药物包括非特异性镇痛药(如非甾体抗炎药和阿片类药物)、特异性药物(如麦角类制剂和曲普坦类药物)。

①轻-中度头痛:萘普生0.25~0.5g,口服,每日1次;布洛芬0.2g,口服,每日1~4次。

②中-重度头痛:麦角类制剂,麦角胺1~2.0mg,口服,每日1次,每日不超过6mg,建议每周用药不超过2~3天;曲普坦类,舒马曲坦25~100mg,口服,每日1次;佐米曲坦2.5~5mg,口服,每日1次。

③合并恶心、呕吐者,甲氧氯普胺10mg肌内注射。

3. *非药物治疗* 主要是加强宣教,针对各种危险因素进行预防,帮助患者确立科学、正确的防治观念和目标,保持健康的生活方式,避免各种偏头痛诱因。非药物治疗包括休息、生物反馈、针灸推拿等。

【预后与预防】

大多数偏头痛患者预后良好。偏头痛可随年龄的增长而逐渐缓解,部分患者可在60—70岁时头痛不再发作。

1. 注意生活和心理卫生,劳逸结合。保持心情舒畅,避免淋雨受凉或太阳光持续暴晒,避免诱发偏头痛。

2. 避免过多食用诱发偏头痛的食物,如酒类、巧克力、奶酪、动物内脏和柠檬汁等。

3. 服用预防偏头痛的药物,如苯噻啶和赛庚啶及中药。

第三节　药物过度使用性头痛

药物过度使用性头痛(MOH)仅次于紧张型头痛和偏头痛,是临床第三常见类型的头痛,患病率约1%,常导致头痛慢性迁延(尤其在老年人群中),并常促使原发性头痛由复发性进展为慢性,致残率和疾病负担较高。

所有头痛急性对症药物,如果使用不当或长期使用几乎都可能使容易头痛的患者发生药物过度使用性头痛。NSAIDs是否引发MOH尚存在争议。曲坦类药物较麦角生物碱类药物和镇痛药更易引发药物过度使用性头痛。双氢麦角胺被认为不会导致MOH。

【病因】

药物过度使用性头痛尚不清楚,有各种假说与推测。药物反复刺激痛觉传导通路可能导致中枢性敏感化;细胞适应了过度的镇痛刺激,使得细胞膜转导发生障碍,导致中枢神经系统对治疗不起反应;药物直接抑制了中枢神经系统的痛觉调制能力;药物使患者血液中5-羟色胺水平下降,进而使中枢神经系统5-羟色胺受体上调,从而导致痛觉过敏状态的出现。

【临床表现】

男女患病率之比约1∶3.5。多见于30岁以上的患者。MOH的危险因素有女性、焦虑、抑郁、药物滥用、慢性严重头痛、低教育程度等。患者常有持续性头痛史,并长期使用头痛急性对症药物。头痛几乎每天发生,且几乎持续整天时间。在睡醒时即出现头痛,呈轻至中度钝痛,双侧或弥漫性疼痛,有时局限于额或枕部。停用镇痛药后头痛加重。因此患者每天多次服药或至少服药1次。头痛一般不伴有视觉障碍或其他自主神经症状。在药物依赖性头痛的基础上,如同时伴有偏头痛者可出现恶心、呕吐等自主神经症状。患者在镇痛药作用耗尽时头痛加重,故再用镇痛药,一般每3～4小时服药1次。服药后可减轻头痛,但很少完全缓解。常伴有所过度使用药物的其他不良反应。

【诊断要点】

诊断完全依靠患者的病史提供,因此开放性提问和详细准确的病史收集至关重要。原发性头痛患者几乎每天头痛,头痛程度、类型和部位不断变化,每天或几乎每天使用头痛急性对症药物,并且当过度使用急性对症药物时所使用的预防性药物疗效不佳之时,要考虑药物过度使用性头痛的诊断。每月超过15天以上呈现偏头痛样表现或偏头痛样混合紧张型头痛样表现的患者,最常见的原因是偏头痛急性对症药物和(或)镇痛药的过度使用。发作性紧张型头痛(ETTH)发展为慢性紧张型头痛(CTTH)时,要考虑镇痛药过度使用的可能。既往有原发性头痛史的患者,若其头痛[a]表现形式出现转变或恶化,均要考虑药物过度使用性头痛的可能。

ICHD-ⅡR1的诊断标准如下:①符合下述第3～4项的头痛表现≥15天/月;②规律过度使用[b]一种或多种用于头痛[c]急性治疗和(或)对症治疗的药物超过3个月;③在药物过度使用期间,头痛进展或明显加重;④停用所过度使用的药物之后的2个月内,头痛缓解或是重归之前的头痛模式[d]。

注:[a]. 与药物过度使用相关的头痛,其临床表现多样,常有特征转换的独特模式,甚至在同一天内,可以从偏头痛样表现转换为紧张型头痛样表现。b. 过度使用是依据用药的持续时程和每周的用药天数来定义的。关键是用药既频繁又规律,即每周使用2天或以上。有些患者一段时间内密集用药,又有长时间不用药,这样不太可能导致药物过度使用性头痛,因而不符合第2项。c. 当治疗急性疼痛的药物用于其他适应证时,容易头痛的患者可能发生MOH。d. 如果要明确MOH的诊断,规定停止过度使用之后的2个月内,头痛必须改善(缓解或是重归之前的头痛模式)。在停止之前或停

止之后的2个月内改善尚未出现之时,则可采用“可能的药物过度使用性头痛”的诊断。如果停止2个月之后未出现前述的改善,那么必须放弃此诊断。

【治疗措施】

对有预防性用药适应证的头痛患者应及时给予预防性用药,以减少药物过度使用性头痛的发生。当药物过度使用性头痛发生后,其治疗目标是减缓头痛程度与发作频率、减少急性对症药物的用药量、提高急性对症药物和预防性药物的疗效、减轻残疾和改善生活质量。

药物过度使用性头痛的复发率高,为40%～60%,1年之内的复发可能性尤其大。治疗策略应是长程综合性治疗,治疗手段应包括以下方面,见表4-2。

表4-2　药物过度使用性头痛的治疗措施

项目	措施
长程频繁规律随诊至少1年	医生、护士及家属要对患者鼓励与支持,正确地教育与监督患者。建议患者记录头痛和用药日志。撤去过度使用的急性对症药物之前应向患者说明可能会出现的戒断症状
预防性药物	尽管初期疗效不如非MOH患者,但是应尽早给予。首选托吡酯或丙戊酸盐,也可考虑加巴喷丁、氯硝西泮等抗惊厥药
撤去过度使用的急性对症药物	有些药物可以立即撤去,如对乙酰氨基酚;而有些药物需要缓慢撤去,如巴比妥类药物、苯二氮䓬类药物、阿片样物质等

（续 表）

项目	措施
治疗戒断症状	常见的戒断症状有恶心、呕吐、焦虑、睡眠障碍、反跳性头痛、低血压、心动过速等。在撤去巴比妥类药物时还可能出现痫性发作或幻觉等少见症状。戒断症状通常持续2～10天，平均3～5天。持续时间上，一般而言，镇痛药＞麦角生物碱类药物＞曲坦类药物。撤药时住院治疗可能疗效更理想 戒断症状的治疗方法：静脉输液（尤其是频繁呕吐的患者）、镇吐（如甲氧氯普胺）、镇静（如氯丙嗪、苯二氮䓬类）、肾上腺皮质激素、抗抑郁药、阿司匹林、肠道外使用双氢麦角胺（尤其是以前未使用过麦角生物碱类药物的偏头痛患者）、皮下注射舒马曲坦或口服那拉曲坦或镇痛药（重度反跳性头痛的患者可谨慎使用）、行为治疗、抗焦虑药等
行为治疗	包括生物反馈、松弛训练、压力管理、认知行为治疗等，需要长程进行
长程治疗原发性头痛	原发性头痛，尤其是慢性偏头痛和CTTH，必须得到有效治疗。否则，对于此类患者，单纯撤药疗效不佳

第四节　丛集性头痛

丛集性头痛（CH）是所有头痛中比较严重的一种，属于血管性头痛之一。因头痛在一段时间内密集发作而得名。表现为一侧眼眶周围发作性强烈疼痛，有反复密集发作的特点，伴有同侧眼结膜充血、流泪、瞳孔缩小、眼睑下垂及头面部出汗等自主神经症状，常在一天内固定时间发作，可持续数周以至数月。多见于青年人（20－40岁），男性发病率为女性的4～5倍，一般无家族史。

【病因】

丛集性头痛病因尚不明，一般认为是颅内、颅外血管扩张所致，男性的患病率比女性高。Horton 认为此种类型头痛与组胺关系密切，它曾对此病患者在间歇期内皮下注射组胺试验表明，60%的患者可诱发头痛发作，并且血中组胺之增高和消退均非常迅速，提示与急剧头痛发作有关。

【临床表现】

突然发生，无先兆症状。头痛位于一侧眶周、眶上、眼球后和（或）颞部，呈尖锐、爆炸样、非搏动性剧痛。疼痛时常伴有同侧颜面部自主神经功能症状，表现为结膜充血、流泪、流涕等副交感亢进症状，或瞳孔缩小和眼睑下垂等 Horner 征，较少伴有恶心、呕吐。

几乎于每日同一时间，常在晚上发作，使患者从睡眠中痛醒。发作频度不一，从一日 8 次至隔日 1 次。患者十分痛苦，坐卧不宁，发作时 5～10 分钟头达到疼痛高峰，疼痛持续 15 分钟至 3 小时不等，此后症状迅速消失，缓解后仍可从事原有活动。

头痛发作可连续数周至数月（常为 2 周至 3 个月），在此期间患者头痛呈成串发作。丛集发作期常在每年的春季和（或）秋季；丛集发作期后可有数月或数年的间歇期。

在丛集期，饮酒或血管扩张药可诱发头痛发作，而在间歇期，两者均不会引起头痛发作。

慢性丛集性头痛占丛集性头痛不足 10%，可以由发作性丛集性头痛转为慢性，也可以自发作后不缓解成持续性发作。慢性丛集性头痛临床症状与发作性丛集性头痛临床症状相同，症状持续发作 1 年以上，间歇期不超过 14 天。

【辅助检查】

1. 颅脑 CT 或 MRI　排除颅内、外其他引起头痛的器质性疾病。功能 MRI 显示发作期同侧下丘脑灰质异常激活。

2. 组胺试验　可诱发典型疼痛即可诊断。

【诊断要点】

1. 丛集性头痛诊断标准　符合下述第2～4项的发作,至少5次。重度或极重度单侧眼眶、眶上区和(或)颞部疼痛,未治疗时持续15～180分钟[1]。发作频率隔天1次至每天8次[2]。排除由其他疾病所致。

头痛至少伴有1项以下特征:①同侧结膜充血和(或)流泪;②同侧鼻充血和(或)鼻溢;③同侧眼睑水肿;④同侧额部和面部流汗;⑤同侧瞳孔缩小和(或)上睑下垂;⑥不安感或激越。

注:1. 有不到半数的患者,发作时疼痛程度可较此标准轻,持续时间可较此标准短或长;2. 有不到半数的患者,发作频率可较此标准低。

2. 复发性丛集性头痛诊断标准

(1)发作符合丛集性头痛诊断标准项。

(2)至少有2个发作时期持续7～365天,之间的缓解期≥1个月。

3. 慢性丛集性头痛诊断标准

(1)发作符合丛集性头痛诊断标准项。

(2)反复发作持续1年以上,其间没有缓解期或缓解期<1个月。

【鉴别诊断】

1. 偏头痛　主要依靠临床表现鉴别。两者均可因饮酒诱发,曲坦类药物都可能有效,都可有自主神经症状。但是,偏头痛远较丛集性头痛常见;偏头痛女性多见,而丛集性头痛则是男性多见;偏头痛发作上无丛集性特征,无年周期节律和日周期节律,缓解期不像丛集性头痛通常长达数月至数年;偏头痛每次发作时间多超过4小时,而丛集性头痛一般不超过3小时;偏头痛患者一般安静,避免活动,而丛集性头痛患者常坐卧不安、激越;偏头痛的疼痛程度通常远较丛集性头痛轻;丛集性头痛的畏光和声音恐怖以及流泪、结膜充血、鼻充血、鼻塞、鼻溢等自主神经症状局限于疼痛单侧。要注意的是,少数偏头痛患者可同时伴发丛集性头痛。

2. 其他三叉自主神经性头痛　包括阵发性半侧颅痛，短暂单侧神经痛样头痛伴结膜充血和流泪(SUNCT)等。鉴别要点是发作持续时间和频率。

(1)阵发性半侧颅痛：女性多见。其持续时间一般较丛集性头痛短，2～30 分钟。发作频率多较丛集性头痛高，每天 5～40 次。足量吲哚美辛能镇痛。

(2)SUNCT：非常罕见。其持续时间很短，5～240 秒。发作频率通常远较丛集性头痛高，每天 3～200 次。抗惊厥药可能有效。

【治疗措施】

1. 急性期治疗

(1)吸氧疗法：为头痛发作时首选的治疗措施，纯氧(吸入)，流速每分钟 7～10L，10～20 分钟。

(2)药物治疗：舒马曲普坦皮下注射或经喷鼻吸入、佐米曲普坦经喷鼻吸入、双氢麦角胺静脉注射，可迅速缓解头痛；心脑血管疾病和高血压病是禁忌证。4%～10%利多卡因 1ml 经患侧鼻孔滴入，可使 1/3 的患者头痛获得缓解。

2. 预防性治疗

(1)锂制剂：仅适用于其他药物无效或有禁忌证者，碳酸锂每日 300～900mg。

(2)皮质类固醇类药物：泼尼松每日 40～60mg，常可预防头痛的发作，第 2 周逐渐减量停药。

(3)钙通道拮抗药：每日维拉帕米 240～320mg 可有效预防丛集性头痛发作，可在用药 2～3 周发挥最大疗效。

【预后】

1. 各种类型的丛集性头痛均为慢性疾病，大部分病例持续多年甚至终身。

2. 丛集性头痛的发作随着时间的推移而趋向恶化，也可出现慢性型的模式。慢性形式的预后比预想得要好,一些患者也可转变为发作形式。

3. 首次发作较晚、男性、发作性丛集性头痛病史超过20年者,似乎结局不良。

4. 应避免一切诱因,绝对戒酒,避免服用血管扩张药物,如硝酸甘油。

5. 丛集期必须进行药物预防。由于头痛发作持续时间十分短暂通常不到半小时,一般药物治疗急性头痛发作,难以奏效。

第5章

脑血管疾病

第一节　脑 栓 塞

脑栓塞又称栓塞性脑梗死，是指血液中的各种栓子随血液进入颅内动脉，阻塞脑部血管中断血流，使血管腔急性闭塞或严重狭窄，当侧支循环不能及时代偿时，该动脉供血区脑组织缺血性坏死，从而出现相应的脑功能障碍。

【病因】

1. *心源性脑栓塞*　最常见，约75%的心源性栓子栓塞于脑部。二尖瓣狭窄或二尖瓣狭窄合并闭锁不全者最易发生脑栓塞。其他引起脑栓塞的常见的心脏疾病有心房颤动、心脏瓣膜病、感染性心内膜炎、心肌梗死、心肌病、心脏手术、先天性心脏病、心脏黏液瘤。

2. *非心源性脑栓塞*　主动脉弓和颅外动脉（颈动脉和椎动脉）的动脉粥样硬化性病变、斑块破裂及粥样物从裂口逸入血流，可形成栓子导致栓塞；同时，损伤的动脉壁易形成附壁血栓，当血栓脱落时也可致脑栓塞。

另外，还有炎症的脓栓，骨折的脂肪栓，人工气胸、气腹的空气栓，癌栓、虫栓和异物栓。

3. *来源不明*　少数病例利用现在检查手段和方法查不到栓子的来源。

【临床表现】

1. *发病年龄及病史*　任何年龄均可发病，患者发病前多有风湿性心脏病、心房颤动或大动脉粥样硬化等病史。风湿性心脏病引起者以中青年为多，冠心病及大动脉病变引起者以中、老年人为多。

2. 一般发病　一般发病无明显诱因，也很少有前驱症状，急性起病，症状常在数秒或数分钟之内达高峰，多为完全性卒中，偶尔病情在数小时内逐渐进展，症状加重，可能是脑栓塞后有逆行性的血栓形成。

3. 根据栓塞部位不同，临床表现也不完全相同

(1)大脑中动脉的栓塞：最常见，主干闭塞时引起病灶对侧偏瘫、偏身感觉障碍和偏盲，优势半球主干栓塞可有失语、失写、失读。

(2)大脑后动脉栓塞：可引起病灶对侧同向偏盲或上象限盲，病灶对侧半身感觉减退伴丘脑性疼痛，病灶对侧肢体舞蹈样徐动症，各种眼肌麻痹等。

(3)基底动脉栓塞：最常见症状为眩晕、眼球震颤、复视、交叉性瘫痪或交叉性感觉障碍，肢体共济失调。若基底动脉主干栓塞可出现四肢瘫痪、眼肌麻痹、瞳孔缩小，常伴有面神经、展神经、三叉神经、迷走神经及舌下神经的麻痹及小脑症状等。严重者可迅速昏迷、四肢瘫痪、中枢性高热、消化道出血甚至死亡。

(4)大脑前动脉栓塞：可产生病灶对侧下肢的感觉和运动障碍，对侧中枢性面瘫、舌肌瘫及上肢瘫痪，亦可发生情感淡漠、欣快等精神障碍及强握反射，可伴有尿潴留。

(5)其他脏器栓塞：临床上常有其他部位栓塞的征象，如视网膜、皮肤、黏膜、脾、肾等栓塞的临床表现。

【辅助检查】

1. 胸部 X 线检查　可发现心脏肥大。

2. 心电图　可发现陈旧或新鲜心肌梗死、心律失常等。

3. 超声检查

(1)超声心动图：是评价心源性栓塞性脑梗死的重要依据之

一,它能够显示心脏立体解剖结构,包括瓣膜反流和运动、心室壁的功能和心腔内的肿块。

(2)多普勒超声:有助于测量血流通过狭窄瓣膜的压力梯度及狭窄的严重程度。彩色多普勒血流图可检测瓣膜反流程度,并可研究与血管造影的相关性。

(3)经颅多普勒超声(TCD):可检测颅内血流情况,评价血管狭窄的程度及闭塞血管的部位,也可检测动脉粥样硬化的斑块及微栓子的部位。

4. 神经影像学检查

(1)脑CT和MRI检查可显示缺血性梗死和出血性梗死改变,合并出血性梗死高度支持脑栓塞的诊断,许多患者继发出血性梗死临床症状并未加重,发病3～5日复查CT可早期发现继发性梗死后出血。

(2)早期脑梗死CT难于发现,常规MRI假阳性率较高,磁共振弥散加权成像(DWI)和灌注成像(PWI)可以发现超急性期脑梗死。

(3)磁共振血管造影(MRA)是一种无创伤性显示脑血管狭窄或阻塞的方法,造影特异性较高。数字减影血管造影(DSA)可更好地显示脑血管狭窄的部位、范围和程度。

5. 腰穿脑脊液检查　脑栓塞引起的大面积脑梗死可有压力增高和蛋白增高。出血性脑梗死时可见红细胞。

【诊断要点】

1. 任何年龄均可发病,但以中、青年多见。多在活动中急骤起病,无前驱症状,局灶性神经体征在数秒至数分钟达到高峰,多表现为完全性脑卒中。多有风湿性心脏病、冠心病、心房颤动史、亚急性心内膜炎、心脏手术、介入性治疗史及长骨骨折等病史。

2. 脑CT及MRI可显示缺血性梗死或出血性梗死改变,合并出血性梗死高度支持脑栓塞诊断。CT检查在发病后24～48小时病变部位出现低密度灶,出血性梗死时可见在低密度梗死区出现一个或多个高密度影。

【鉴别诊断】

1. 血栓形成性脑梗死　均为急性起病的偏瘫、偏身感觉障碍，但血栓形成性脑梗死发病较慢，短期内症状可逐渐进展，一般无心房纤颤等心脏病症状，脑CT很少有出血性梗死灶，以资鉴别。

2. 脑出血　均为急骤起病的偏瘫，但脑出血多数有高血压、头痛、呕吐和意识障碍，脑CT为高密度灶可以鉴别。

【治疗措施】

1. 一般治疗　包括治疗原发病、维持生命功能和处理并发症。一般治疗与脑血栓形成相同，颈内动脉或大脑中动脉栓塞可导致大面积脑梗死，引起严重脑水肿和继发脑疝，小脑梗死也易发生脑疝，应积极脱水、降颅压治疗，必要时需行大颅瓣切除减压术。心房颤动患者可用抗心律失常药物治疗；心源性脑栓塞发病后数小时内可用血管扩张药罂粟碱或尼克占替诺600～900mg，静脉滴注，可能收到较满意疗效；也可采用脑保护性治疗。

2. 抗凝治疗　预防随后发生的栓塞性卒中，心房颤动或有再栓塞风险的心源性病因、动脉夹层或高度狭窄的患者可用肝素预防再栓塞或栓塞继发血栓形成，栓塞复发的高度风险可完全抵消发生出血的风险。脑栓塞患者抗凝治疗导致梗死区出血很少，给最终转归带来不良影响。治疗中要定期监测凝血功能并调整剂量。抗血小板聚集药阿司匹林也可试用，可能预防再栓塞。

3. 气栓处理　患者应取头低、左侧卧位，如为减压病应尽快行高压氧治疗，减少气栓，增加脑含氧量，气栓常引起癫痫发作，应严密观察并抗癫痫治疗。脂肪栓处理可用扩容药、血管扩张药静脉滴注。感染性栓塞需选用足量有效的抗生素治疗。

【预后与预防】

脑栓塞预后与被栓塞血管大小、栓子数目及栓子性质有关。脑栓塞急性期病死率为5%～15%，多死于脑水肿、脑疝、肺部感染、心力衰竭。心肌梗死引起的脑栓塞预后较差，多遗留严重的后遗症。如果栓子来源不能消除，10%～20%的脑栓塞患者可能在病后1～2周再发，再发病死率高。对于栓子较小、症状较轻、采用及时治疗的患者，神经功能障碍可以部分或完全缓解。

最重要的要预防脑栓塞的复发，目前认为对于心房纤颤、心肌梗死、二尖瓣脱垂患者可首选华法林作为二级预防的药物，阿司匹林也有效，但效果低于华法林。

第二节　脑出血

脑出血（ICH）是指非外伤性脑实质内的出血。我国发病率占急性脑血管病的30%，急性期病死率占30%～40%。绝大多数是高血压病伴发的脑小动脉病变是在血压骤升时破裂所致，称为高血压性脑出血。老年人是脑出血发生的主要人群，以40—70岁为最主要的发病年龄。

【病因】

1. 常见病因　高血压合并细小动脉硬化。

2. 其他病因　先天性脑血管畸形、动脉瘤、血液病（如白血病、再生障碍性贫血、血小板减少性紫癜、血友病、红细胞增多症和镰状细胞病等）、梗死性出血、抗凝或溶栓治疗、脑淀粉样血管病变、烟雾病及脑动脉炎等。

此外，脑转移癌或其他恶性肿瘤均可破坏血管引起脑出血。

【临床表现】

脑出血患者多数有高血压病史，大多在活动状态时发病，突发剧烈头痛伴呕吐，多有意识障碍，发病时血压骤高。

1. 基底节内囊区出血　基底节内囊区是高血压颅内出血最常见的部位。典型临床表现为对侧“三偏”（偏瘫、偏身感觉障碍、偏盲）。内囊区出血病变范围较大，神经损害症状较重。但若出血偏于内囊外侧，主要损害外囊部位，则临床症状多较轻，多无意识障碍，偏瘫也轻，预后较好。

2. 丘脑出血　如属一侧丘脑出血，且出血量较少时，表现为对侧轻偏瘫、对侧偏身感觉障碍，特别是本体感觉障碍明显。如出血量大，受损部位波及对侧丘脑及丘脑下部，则呕吐频繁，呈喷射状，呕吐咖啡样物，且有多尿、尿糖、四肢瘫痪、双眼向鼻尖注视等症。病情往往危重，预后不好。

3. 脑叶出血　脑叶出血也称为皮质下白质出血，可发生于任何脑叶。一般症状均略轻些，预后相对较好。脑叶出血除表现为头痛、呕吐外，不同脑叶的出血，临床表现亦有不同。

(1)额叶出血可出现精神症状，如烦躁不安、记忆和智力障碍、痫性发作、对侧偏瘫、运动性失语等。

(2)顶叶出血则出现对侧感觉障碍。

(3)颞叶出血可出现感觉性失语、精神症状、癫痫、幻嗅、幻听等。

(4)枕叶出血则以偏盲最为常见。

4. 脑干出血　脑桥是脑干出血的好发部位，偶见中脑出血，延髓出血极少见。

(1)脑桥出血的表现：突然头痛、呕吐、眩晕、复视、注视麻痹、交叉性瘫痪或偏瘫、四肢瘫等。出血量较大时，患者很快进入意识障碍，针尖样瞳孔、去大脑强直、呼吸障碍，并可伴有高热、大汗、应激性溃疡等。出血量较少时可表现为一些典型的综合征，如Foville、Millard-Gubler和闭锁综合征等。

(2)延髓出血的表现：突然意识障碍，血压下降、呼吸节律不规则、心律失常，继而死亡。轻者可表现为不典型的Wallenberg综合征。

(3)中脑出血的表现：突然出现复视、眼睑下垂。一侧或两侧瞳孔扩大、眼球不同轴、水平或垂直眼震、同侧肢体共济失调，也可表现为Weber或Benedikt综合征。严重者很快出现意识障碍、去大脑强直。

5. **小脑出血**　初期患者大多意识清楚或有轻度意识障碍，表现为眩晕、频繁呕吐、枕部剧烈头痛和平衡障碍等，但无肢体瘫痪是其常见的临床特点。轻症者表现出一侧肢体笨拙、行动不稳、共济失调和眼球震颤，无瘫痪；两眼向病灶对侧凝视，吞咽及发音困难，四肢锥体束征，病侧或对侧瞳孔缩小、对光反应减弱，晚期瞳孔散大，中枢性呼吸障碍，因枕大孔疝死亡。暴发型则常突然昏迷，在数小时内迅速死亡。

6. **脑室出血**　脑室出血一般分为原发性和继发性两种。原发性较少见，继发性常伴有脑实质出血的定位症状和体征。根据脑室内血肿大小可将脑室出血分为全脑室积血（Ⅰ型）、部分性脑室出血（Ⅱ型）及新鲜血液流入脑室内，但不形成血凝块者（Ⅲ型）三种类型。

（1）Ⅰ型：因影响脑脊液循环而急剧出现颅内压增高、昏迷、高热、四肢弛缓性瘫痪或呈去皮质状态，呼吸不规则。

（2）Ⅱ型及Ⅲ型：有头痛、恶心、呕吐、脑膜刺激征阳性，无局灶性神经体征。出血量大、病情严重者迅速出现昏迷或昏迷加深，早期出现去皮质强直，脑膜刺激征阳性。常出现丘脑下部受损的症状及体征，如上消化道出血、中枢性高热、大汗、应激性溃疡、急性肺水肿、血糖增高、尿崩症等，病情多严重，预后不良。

【辅助检查】

1. **脑脊液检查**　脑出血患者一般无需进行腰椎穿刺检查，以免诱发脑疝形成，如需排除颅内感染和蛛网膜下腔出血，可谨慎进行。

2. **DSA**　怀疑有血管畸形、血管炎或烟雾病需外科手术或血管介入治疗时可考虑进行，可显示异常血管和造影剂外漏的破裂血管及部位。

3. **脑 CT**　首选项目，可清楚显示出血部位、出血量大小、血肿形态、是否破入脑室及血肿周围有无低密度血肿带和占位效应等。病灶多呈圆形或卵圆形均匀高密度影，边界清楚，脑室大量积血时多呈高密度铸型,脑室扩大。1周后血肿周围有环形增强,血肿吸收后呈低密度或囊性变。脑室积血多在2～3周完全吸收,而较大的脑实质内血肿一般需6～7周才可彻底消散。动态CT检查还可以评价出血的进展情况。

出血量(ml)=π/6×最大面积长轴(cm)×最大面积短轴(cm)×层面数。

4. MRI和MRA检查　MRI对检出脑干和小脑出血灶及监测脑出血的演进过程优于CT扫描,对急性脑出血诊断不及CT。超急性期(<24小时)为长T_1、长T_2信号,与脑梗死、水肿不易鉴别。急性期(2～7天)为等T_1、短T_2信号,亚急性期(8天至4周)为短T_1、长T_2信号,慢性期(>4周)为长T_1、长T_2信号,MRA可发现脑血管畸形、血管瘤等病变。

5. 其他检查　血常规、血液生化、凝血功能、心电图检查和胸部X线摄片检查等。外周白细胞可暂时增高,血糖和尿素氮水平也可暂时升高,凝血活酶时间和部分凝血活酶时间异常提示有凝血功能障碍。

【诊断要点】

1. 脑出血多为中老年患者。多数患者有高血压病史,因某种因素血压急骤升高而发病。起病急骤,多在兴奋状态下发病。有头痛、呕吐、偏瘫,多数患者有意识障碍,严重者昏迷和脑疝形成。

2. 脑膜刺激征阳性,多数患者为血性脑脊液,脑CT和MRI可见出血病灶。

【鉴别诊断】

1. 血栓形成性脑梗死　血栓形成性脑梗死具有以下特点:①常见病因为动脉粥样硬化;②多在安静时发病;③起病较缓慢;④多无头痛及呕吐;⑤意识清楚;⑥血压正常或偏高;⑦无脑膜刺激征。典型病例根据上述特点可与脑出血鉴别,但大面积脑梗死因有明显头痛、呕吐、昏迷,临床表现与壳核-内囊出血相似,而小量出血因无头痛、呕吐、脑膜刺激征及意识障碍难与一般脑梗死鉴别,需靠脑 CT 扫描才能确定，脑梗死 CT 表现为脑内低密度灶。

2. 高血压脑病　高血压脑病为一过性头痛、呕吐、抽搐或意识障碍，无明确神经系统体征。血压降低幅度不宜过大，否则可能造成脑低灌注。收缩压＜165mmHg 或舒张压＜95mmHg，不需降血压治疗。

3. 蛛网膜下腔出血　两病均为急性起病的头痛、呕吐，脑膜刺激征阳性。但蛛网膜下腔出血一般无偏瘫，脑 CT 表现为不同部位的出血灶，可以鉴别。

4. 其他　本病还需要注意与糖尿病性昏迷、肝性脑病、尿毒症、急性酒精中毒、低血糖、药物中毒、CO 中毒等鉴别。

【治疗措施】

1. 治疗原则

(1)安静卧床，防止继续出血。

(2)积极抗脑水肿，脱水减低颅内压。

(3)调整血压，改善循环。

(4)加强护理，防治并发症，以挽救生命，降低病死率、致残率和减少复发。

2. 一般处理

(1)一般应卧床休息 2～4 周，保持安静，避免情绪激动和血压升高。

(2)有意识障碍、消化道出血者宜禁食 24～48 小时，必要时应排空胃内容物。

(3)注意水、电解质平衡，预防吸入性肺炎和早期积极控制感染。

(4)明显头痛、过度烦躁不安者，可酌情恰当给予镇静、镇痛药。

(5)便秘者可选用缓泻药。

3. 药物治疗

(1)镇静、镇痛：明显头痛、过度烦躁不安，可酌情适当给予镇静、镇痛药物。

(2)控制脑水肿,降低颅内压:脑水肿常于发病后3～5天达高峰。治疗目标是降低颅内压、维持足够脑灌注和预防脑疝发生。

(3)调控血压:当收缩压＞200mmHg或平均动脉压＞150mmHg时,要用持续静脉降压药物积极降低血压,当收缩压＞180mmHg或平均动脉压＞130mmHg时,同时有疑似颅内压增高的证据,要考虑监测颅内压,可用间断或持续静脉降压药物来降低血压,但要保证脑灌注压在60～80mmHg。如果没有颅内压增高的证据,降压目标则为160/90mmHg或平均动脉压110mmHg。降血压不能过快,要加强监测,防止因血压下降过快引起脑低灌注。

(4)止血治疗:若有凝血功能障碍,可针对性给予止血药物治疗,如肝素治疗并发的脑出血可用鱼精蛋白中和,华法林治疗并发的脑出血可用维生素 K_1 拮抗。

(5)维持电解质平衡和营养:病后每日摄入量可按尿量＋500ml计算,如有高热、多汗、呕吐或腹泻可适当增加摄入量。

(6)防治并发症:脑出血患者需注意防治感染、应激性溃疡、稀释性低钠血症、痫性发作、中枢性高热和下肢深静脉血栓形成等并发症。

4. *手术治疗*　严重脑出血危及患者生命时内科治疗通常无效,外科治疗则有可能挽救生命;但如果患者预期幸存,外科治疗较内科治疗通常增加严重残疾风险。

(1)需要手术的情况:①基底核区中等量以上出血(壳核出血≥30ml,丘脑出血≥15ml);②小脑出血≥10ml或直径≥3cm或合并明显脑积水;③重症脑室出血(脑室铸型);④合并脑血管畸形、动脉瘤等血管病变。

(2)主要手术方法:去骨瓣减压术、小骨窗开颅血肿清除术、钻孔血肿抽吸术和脑室穿刺引流术等。

(3)主要根据:出血部位、病因、出血量及患者年龄、意识状态、全身状况决定。

(4)手术时间:目前对于外科手术适应证、方法和时机选择尚无一致性意见,一般认为手术宜在早期(发病后 6～24 小时)进行。

5. 康复治疗　脑出血后,只要患者的生命体征平稳、病情不再进展,宜尽早进行康复治疗。早期分阶段综合康复治疗对恢复患者的神经功能、提高生活质量有益。

【预后及并发症治疗】

重症患者应特别加强基础护理,定时小心更换体位,注意皮肤的干燥清洁,预防压疮和肺部感染。瘫痪肢应注意保持于功能位置,按摩及被动运动,以防关节挛缩。病情稳定后尽早康复治疗。

1. 感染　早期或病情较轻时通常不使用抗生素,老年患者合并意识障碍易并发肺感染、尿潴留或导尿易合并尿路感染,可根据痰和尿培养、药物敏感试验等选用抗生素治疗;保持气道通畅,加强口腔和呼吸道护理,痰多不易咳出应及时气管切开,尿潴留可留置尿管并定时膀胱冲洗。

2. 应激性溃疡　可引起消化道出血,可用 H_2 受体阻滞药预防,如西咪替丁每日 0.2～0.4g,静脉滴注;雷尼替丁 150mg,口服,2 次/日;奥美拉唑(losec) 每日 20mg。若发生上消化道出血,可用去甲肾上腺素 4～8mg 加冰盐水 80～100ml 口服,每日 4～6 次;云南白药 0.5g 口服,每日 4 次;内科治疗无效时可在胃镜直视下止血,须注意呕血引起窒息,并补液或输血维持血容量。

3. 稀释性低钠血症　10%的脑出血患者可发生,每天可补钠 9～12g;宜缓慢纠正,以免导致脑桥中央髓鞘溶解症。

4. 痫性发作　常见全面性强直-阵挛性发作或局灶性发作,可用地西泮 10～20mg 静脉缓慢静脉注射。

5. 中枢性高热　宜物理降温。

第三节 短暂性脑缺血发作

短暂性脑缺血发作(TIA)是各种病因引起的急性、缺血性、局灶性脑功能障碍,临床表现为突发短暂性、可逆性神经功能缺失。临床症状一般不超过1小时,最长不超过24小时,且无责任病灶的证据。凡神经影像学检查有神经功能缺损对应的明确病灶者,不宜称为短暂性脑缺氧发作。传统的短暂性脑缺氧发作定义,只要临床症状在24小时内消失,不遗留神经系统体征,而不管是否存在责任病灶。近来研究证实,对于传统短暂性脑缺血发作患者,如果神经功能缺损症状超过1小时,绝大部分神经影像学检查均可发现对应的脑梗死小病灶。

【病因】

大动脉粥样硬化、心源性因素(如房颤及瓣膜性心脏病导致的栓塞)、动脉炎、动脉夹层等多种原因导致的血管一过性阻塞均可引起短暂性脑缺血发作。其中动脉粥样硬化是最主要的病因之一。

【临床表现】

1. 颈内动脉系统短暂性脑缺血发作　症状以偏侧肢体或单肢的发作性轻瘫最常见,通常以上肢和面部较重;主侧半球的颈动脉系统可表现为失语、偏瘫、偏身感觉障碍和偏盲。

2. 椎-基底动脉系统短暂性脑缺血发作　常见症状有眩晕和共济失调、复视、构音障碍、吞咽困难、交叉性或双侧肢体瘫痪,或感觉障碍、皮质性盲和视野缺损。另外,还可以出现猝倒症。

3. 短暂性单眼盲　又称发作性黑矇,短暂的单眼失明是颈内动脉分支眼动脉缺血的特征性症状。

【辅助检查】

1. 血常规、肝肾功能、血电解质、血流变、凝血功能、血脂全套、心电图和心肌缺血标记物等常规检查,对于查找病因及预后有帮助。

2. 患者应在发病后24小时内进行以下神经影像学检查：脑MRI，包括DWI，后者对超早期和急性期脑缺血的敏感性和特异性非常高，可为早期脑梗死提供组织学证据。条件不允许时，至少应行脑CT检查。

3. 颅内外血管评价

(1)颈动脉超声：能可靠评价颈动脉颅外段的情况，有助于发现狭窄和斑块，应作为TIA患者的常规检查。

(2)经颅多普勒超声(TCD)：通过血流性质和速度可间接反映颅内动脉狭窄程度，有条件时可进行微栓子监测以进一步明确TIA病因和发病机制。

(3)血管成像：CT血管成像(CTA)或磁共振血管成像(MRA)对于判断血管的狭窄程度的准确性高于血管超声，MRA能显示颅内大血管近端闭塞或狭窄，但对远端或分支显示不清。脑血管造影(DSA)的准确性最高，是当前血管病变检查的"金标准"，但是属于有创操作，费用高，且有一定的风险。

4. 心源性栓子来源的检测：TIA患者应常规进行心电图检查，有条件时行长程心电图检查，以发现房颤等心律失常。心脏超声检查有利于发现可能存在的右向左分流(如卵圆孔未闭)和瓣膜性心脏病等导致栓塞的病因。必要时应考虑行经食管超声和TCD发泡试验。

【诊断要点】

1. 发病突然。

2. 局灶性脑或视网膜功能障碍的症状。

3. 持续时间短暂，一般10～15分钟，多在1小时内，最长不超过24小时。

4. 恢复完全，不遗留神经功能缺损体征。

5. 无急性脑梗死的组织学证据。

6. 多有反复发作的病史。

为了更好地判断预后、指导治疗、选择治疗和二级预防措施，近年来在临床诊断的基础上，强调同时进行病因和病理生理机制的分层诊断。目前国际上广泛使用了 TOAST 病因分型，将病因分为大动脉粥样硬化型、心源性栓塞型、小动脉闭塞型、其他明确病因型和不明原因型；病理生理机制分为载体动脉斑块堵塞穿支、动脉到动脉栓塞、低灌注/栓子清除下降和混合型。临床上应根据患者病史和辅助检查的结果进行个体化分层诊断以指导后续治疗。

【鉴别诊断】

1. *梅尼埃病*　好发于中年人，表现为发作性眩晕伴恶心、呕吐，波动性耳聋、耳鸣。除自发性眼震外，中枢神经系统检查正常。冷热水试验可见前庭功能减退或消失。

2. *癫痫部分性发作*　一般表现为局部肢体抽动，多起自一侧口角，然后扩展到面部或一侧肢体或表现为肢体麻木感和针刺感等，一般持续时间更短。脑电图可有异常。部分性癫痫大多由脑部局灶性病变引起，脑 CT 和 MRI 可能发现病灶。

3. *偏头痛*　首次发病在青年或成人早期，多有家族史。头痛前可有视觉先兆，表现为亮点、闪光等，先兆消退后出现头痛。神经系统无阳性体征。

4. *其他*　低血糖、低血压、慢性硬膜下血肿、小灶性脑出血、颅内占位性病变等，出现发作性症状时，应与短暂性脑缺氧发作相鉴别。

【治疗措施】

1. *治疗原则*　短暂性脑缺氧发作是急症，治疗原则包括病因治疗、减少及预防复发、保护脑功能。

2. *药物治疗*

(1)降血脂治疗：对于动脉粥样硬化的患者发生心脑血管病有预防性治疗作用，有利于降低卒中事件的发生。

(2)脑血管扩张药及扩容药：可用倍他司汀 20mg 加入到 5%

葡萄糖溶液500ml或右旋糖酐-40溶液500ml中静脉滴注，也可使用口服血管扩张药。

(3)钙拮抗药：阻止细胞内钙超载，防止动脉痉挛，扩张血管。尼莫地平20～40mg，每日3次。氟桂利嗪（西比灵）更有利于椎-基底动脉系统的症状改善，5mg，每晚1次。

(4)抗血小板聚集药：对非心源性栓塞性短暂性脑缺氧发作建议进行长期抗血小板治疗。国际上首选此类制剂。无溃疡病或出血性疾病者常使用阿司匹林，国际上推荐初始剂量为每日325mg，中国人以小剂量为宜。

不宜使用阿司匹林或使用阿司匹林效果不佳者可使用氯吡格雷，氯吡格雷是一种优于阿司匹林、疗效较显著的新型血小板抑制药。个别患者使用之后可出现消化道不良反应，一般用法为每日1次，每次125～250mg。

(5)其他预防措施：控制血压（防止过高或过低），老年患者避免过度镇静导致睡眠过深而出现脑缺血，及时治疗严重贫血和红细胞增多症，以及外科手术时维持系统血压、血氧和脑血流量等。

3. *手术治疗*　对于过去6个月内发生过短暂性脑缺氧发作的患者，如果同侧无创性成像显示颈内动脉狭窄>70%或导管血管造影显示狭窄>50%，且围术期并发症和死亡风险估计<6%，则推荐行颈动脉内膜切除术（CEA）治疗。颈动脉血管成形和支架置入术（CAS）可作为颈动脉内膜切除术治疗的替代方法。无早期血供重建禁忌证时，最好在2周内行手术治疗。但如果狭窄程度<50%，则不是CEA或CAS进行血供重建的指征。

【预后】

短暂性脑缺氧发作早期发生脑卒中的风险很高，发病7天内的脑卒中风险为4%～10%，90天脑卒中风险为10%～20%（平均为11%）。短暂性脑缺氧发作患者不仅易发生脑梗死，也易发生心肌梗死和猝死。最终短暂性脑缺氧发作部分发展为脑梗死，部分继续发作，部分自行缓解。

第四节　腔隙性脑梗死

腔隙性脑梗死是指大脑半球或脑干深部的小穿通动脉，在长期高血压的基础上，血管壁发生病变，导致管腔闭塞，供血动脉脑组织发生缺血性坏死(其梗死灶直径为1.5～2.0cm)，从而出现相应的神经功能缺损的一类临床综合征。少数可能与动脉粥样硬化或心源性栓子有关。其发病率相当高，占脑梗死的20%～30%。常见的发病部位有壳核、尾状核、内囊、丘脑及脑桥，少数位于放射冠及脑室管膜下区。

【病因】

1. 高血压　腔隙性脑梗死最常见的原因是高血压动脉硬化，尤其是慢性高血压超过21.3/12.7kPa(160/95mmHg)时，且舒张压升高对本病的影响作用更明显。

2. 动脉硬化　腔隙性脑梗死与动脉硬化紧密关联。有观测证实基底节、内囊区腔隙病灶的供血动脉有严重的脑动脉硬化改变。也有人发现髓质动脉中明显的改变是管壁的透明样变及血管管腔的狭窄，各脑区腔隙性梗死的频度与动脉硬化的程度成正比。

3. 糖尿病　糖尿病是卒中的危险因素之一，但尚缺乏糖尿病和腔隙性脑梗死有联系的证据。研究也仅确认糖尿病与多发性的腔隙性脑梗死有关，而与单发的无关。

4. 栓子

(1)动脉源性栓子：包括有或无溃疡的动脉粥样硬化、纤维肌肉性血管病、夹层动脉瘤的血栓脱落。尤其是升主动脉、颈动脉中粥样硬化斑脱落形成的栓子，是引起腔隙性脑梗死的重要原因之一。

(2)心源性栓子：风湿性心脏病或非风湿性心脏病的附壁栓子脱落。

5. 其他因素　高脂血症、高黏血症、吸烟、饮酒和脑局部血流改变等因素对腔隙性脑梗死的发生也有一定影响。

【临床表现】

本病常见于40—60岁及以上的中、老年人,腔隙梗死患者中高血压的发病率约为75%,糖尿病的发病率为25%~35%。有短暂性脑缺氧发作史者约有20%。

临床症状一般较轻,体征单一,一般无头痛、颅内高压症状和意识障碍。由于病灶小,又常位于脑的禁区,故许多腔隙梗死在临床上无症状。

Fisher根据病因、病理和临床表现,归纳为21种综合征,常见的有以下几种。

1. 纯运动型轻偏瘫(PMH)　最常见,约占60%,有病灶对侧轻偏瘫,而不伴失语、感觉障碍和视野缺损,病灶多在内囊和脑干。

2. 纯感觉性卒中(PSS)　约占10%,表现为病灶对侧偏身感觉障碍,也可伴有感觉异常,如麻木、烧灼和刺痛感。病灶在丘脑腹后外侧核或内囊后肢。

3. 构音障碍-手笨拙综合征(DCHS)　约占20%,表现为构音障碍、吞咽困难,病灶对侧轻度中枢性面、舌瘫,手的精细运动欠灵活,指鼻试验欠稳。病灶在脑桥基底部或内囊前肢及膝部。

4. 共济失调性轻偏瘫(AH)　病灶同侧共济失调和病灶对侧轻偏瘫,下肢重于上肢,伴有锥体束征,病灶多在放射冠汇集至内囊处或脑桥基底部皮质脑桥束受损所致。

5. 感觉运动性卒中(SMS)　少见,以偏身感觉障碍起病,再出现轻偏瘫,病灶位于丘脑腹后核及邻近内囊后肢。

6. 腔隙状态　由Marie提出,由于多次腔隙梗死后,有进行性加重的偏瘫、严重的精神障碍、痴呆、平衡障碍、二便失禁、假性延髓性麻痹、双侧锥体束征和类帕金森综合征等。近年由于有效控制血压及治疗的进步,现在已很少见。

【辅助检查】

1. 神经影像学检查

(1)颅脑 CT:非增强 CT 扫描显示为基底核区或丘脑,呈卵圆形低密度灶,边界清楚,直径为 10～15mm。由于病灶小,占位效应轻微,一般仅为相邻脑室局部受压,多无中线移位,梗死密度随时间逐渐减低,4 周后接近脑脊液密度,并出现萎缩性改变。增强扫描于梗死后 3 天至 1 个月可能发生均一或斑块性强化,以 2～3 周明显,待达到脑脊液密度时,则不再强化。

(2)MRI:MRI 显示比 CT 优越,尤其是对脑桥的腔隙梗死和新旧腔隙梗死的鉴别有意义,增强后能提高阳性率。脑 MRI 检查在 T_2W 像上显示高信号,是小动脉阻塞后新的或陈旧的病灶。T_1WI 和 T_2WI 分别表现为低信号和高信号斑点状或斑片状病灶呈圆形、椭圆形或裂隙形,最大直径常为数毫米,一般不超过 1cm。急性期 T_1WI 的低信号和 T_2WI 的高信号,常不及慢性期明显,由于水肿的存在,使病灶看起来常大于实际梗死灶。注射造影剂后,T_1WI 急性期、亚急性期和慢性期病灶显示增强,呈椭圆形、圆形,也可呈环形。

(3)CT 血管成像(CrA)、磁共振血管成像(MRA):了解颈内动脉有无狭窄及闭塞程度。

2. 经颅超声多普勒(TCD)　了解颈内动脉狭窄及闭塞程度。三维 B 超检查,了解颈内动脉粥样硬化斑块的大小和厚度。

3. 血液学检查　了解有无糖尿病和高脂血症等。

【诊断要点】

1. 中老年发病,有长期高血压病、糖尿病等危险因素病史。急性起病,出现局灶性神经功能缺损症状,临床表现符合腔隙综合征(纯运动性轻偏瘫、纯感觉性脑卒中、共济失调性轻偏瘫、构音障碍-手笨拙综合征等)。

2. 脑 CT 或 MRI 检查证实与神经功能缺失一致的病灶,其梗死灶直径为 1.5～2.0cm,且梗死灶主要累及脑深部白质、基底核、丘脑和脑桥等区域，符合大脑半球或者脑干深部的小穿通动脉病变，即可明确诊断。

【鉴别诊断】

1. 小量脑出血　均为中老年发病，有高血压和急起的偏瘫和偏身感觉障碍。但小量脑出血脑 CT 显示高密度灶即可鉴别。

2. 脑囊虫病　在脑 CT 均表现为低信号病灶，但是脑囊虫病的脑 CT 呈多灶性、小灶性和混合灶性病灶，临床表现常有头痛和癫痫发作，血和脑脊液囊虫抗体阳性，可供鉴别。

【治疗措施】

1. 药物治疗

(1)抗血小板聚集药物：①肠溶阿司匹林(或拜阿司匹林)每次 100mg，每日 1 次，口服，可连用 6～12 个月；②氯吡格雷每次 50～75mg，每日 1 次口服，可连用半年；③西洛他唑每次 50～100mg，每日 2 次口服；④曲克雷丁每次 200mg，每日 3 次口服，或每次 400～600mg 加入 5%葡萄糖或生理盐水 500ml 静脉滴注，每日 1 次，可连用 20 天。

(2)钙通道阻滞药：①氟桂利嗪每次 5～10mg，睡前服用；②尼莫地平每次 20～30mg，每日 3 次；③尼卡地平每次 20mg，每日 3 次。

(3)血管扩张药：①丁苯酞：每次 200mg，每日 3 次，口服，偶见恶心、腹部不适，有严重出血倾向者忌用。②丁咯地尔：每次 200mg 加入 5%葡萄糖或生理盐水 250ml 静脉滴注，每日 1 次，连用 10～14 天；或每次 200mg，每日 3 次口服。可有头痛、头晕、恶心等不良反应。③培他司汀(商品名：敏使朗)：每次 6～12mg，每日 3 次口服，可有恶心、呕吐等不良反应。

(4)中成药：①天舒胶囊适用于肝肾阴虚、风阳上越证。每次 4 粒，每日 3 次，口服。②脑安胶囊适用于气虚血瘀、瘀阻经络证。每次 2 粒，每日 3 次，口服。华佗再造丸适用于气虚痰阻、痰滞脑脉证。每次 8g(48 粒)，每日 2 次，口服，孕妇忌服。

2. 内科病的处理　有效控制高血压、糖尿病、高脂血症等，坚持药物治疗定期检查血压、血糖、血脂、心电图和有关血液流变学指标。

【预后】

Marie 和 Fisher 认为腔隙性脑梗死一般预后良好，下述几种情况影响本病的预后。

1. 梗死灶的部位和大小，如腔隙性梗死发生在重要部位，脑桥和丘脑、大的和多发性腔隙梗死者预后不良。

2. 有反复 TIA 发作、有高血压、糖尿病和严重心脏病（缺血性心脏病、房颤、瓣膜病等）症状没有得到很好的控制者预后不良。据报道，1 年内腔隙梗死复发率为 10%～18%，腔隙性梗死，特别是多发性腔隙性梗死半年后约有 23%的患者发展为血管性痴呆。

第五节　分水岭脑梗死

分水岭脑梗死（WSI）是指相邻的、较大的 2 条或以上动脉供血区边带之间的局限性梗死，约占全部脑梗死的 10%。脑分水岭区距心脏最远，在脑灌注不足时，较易引起缺血性损害。

【病因】

传统的观点认为分水岭脑梗死发生是在颅内外大动脉狭窄或闭塞的基础上，出现体循环低血压、低血容量。一旦发生任何原因所致的体循环低血压和低血容量，如休克、心力衰竭、严重心律失常、心脏骤停、脱水、严重腹泻、呕吐、消化道出血、不适当的降压时病变血管的血供明显减少，脑灌注不足而导致病变血管供血区远端分水岭区出现缺血性损伤。此外，脑灌注压下降，脑血流的方向和速度就会发生改变，易使大动脉粥样硬化斑块，脱落下来的胆固醇结晶、血小板凝块等形成的微栓子到达血管分支末端，低灌注又不易使微栓子被冲刷走，从而导致分水岭脑梗死的发生。目前的观点认为，分水岭脑梗死的发生可能与多种发病机制有关，比较公认的是脑灌注不足合并微栓子清除能力下降。

【临床表现】

临床表现依据病灶部位的不同而异。

1. *皮质前型*　是大脑中动脉与大脑前动脉之间的分水岭脑梗死，病灶位于额中回的前部，可出现上肢重于下肢的瘫痪，一般无面舌瘫，可伴有额叶症状，如精神障碍、强握反射等。优势半球病变时可出现经皮质运动性失语，双侧病变时可出现认知功能障碍。

2. *皮质后型*　是大脑中动脉与大脑后动脉之间的分水岭梗死，病灶位于颞顶枕交界区，偏盲或象限盲最为常见，损伤颞叶可出现记忆力减退，以近记忆损害为主，情感淡漠，优势半球病变时可出现经皮质感觉性失语，非优势半球病变时可出现体像障碍。

3. *皮质下型*

(1)前型：是大脑前动脉的皮质支与回返支(Heubner 动脉)和大脑中动脉的豆纹动脉与皮质支之间的分水岭区，病灶位于侧脑室的前脚外侧、尾核头、内囊前肢及壳核的前部，可出现构音障碍、轻偏瘫、感觉障碍及不自主运动。

(2)上型：大脑中动脉皮质支与深穿支之间分水岭脑梗死，病灶多位于侧脑室体旁，沿尾核体外侧呈条索状，表现为构音障碍及轻偏瘫。

(3)外侧型：是外侧豆纹动脉与岛叶动脉之间的分水岭脑梗死，病灶位于壳核的外部，表现为纯运动型轻偏瘫。

后循环分水岭区脑梗死，多在小脑上动脉和小脑前下动脉之间，表现为轻度小脑共济失调。

【辅助检查】

1. *脑 CT 或 MR*　脑 CT 或 MR 能明确梗死部位和形状，皮质分水岭脑梗死多呈楔形，底边靠外，尖段朝内。皮质下型分水岭脑梗死多呈点状沿分水岭带分布，串珠状或条索状沿分水岭带分布。脑 CT 显示病灶呈低密度，MR 显示病灶呈长 T_1、长 T_2 信号，T_2 flair 呈高信号。

2. *颅内外动脉血管检查*　CTA、MRA、DSA 及颈部血管彩超均可采用。颈部血管彩超可作初步筛查手段，可明确管腔内动脉粥样硬化斑块的性质及狭窄处血流速度。需进一步利用 CTA 或 DSA 明确诊断。分水岭脑梗死的出现常预示颅内外大动脉有严重的狭窄或闭塞。

3. TCD　可发现病变血管的流速增高或频谱形态的紊乱，同时 TCD 还可用来评价病变血管的侧支代偿及微栓子的监测。

4. *脑功能成像*　MR 的灌注成像或 CT 灌注成像可显示病灶低灌注的范围。

【诊断及鉴别诊断】

1. 分水岭脑梗死多见于 50 岁以上中老年人，患者发病前多有血压偏低或血容量不足等表现，后出现分水岭区局灶性神经功能缺损。

2. 脑 CT 和 MR 在皮质可出现楔形病灶，皮质可出现点状、串珠样或条索样的病灶。DSA 或 CTA 等血管方面检查可发现颈内动脉或大脑中动脉等大血管严重狭窄或闭塞。

【治疗】

分水岭脑梗死的主要治疗原则为改善脑组织的灌注，主要包括以下几个方面。

1. *同其他脑梗死的一般治疗原则*　包括抗血小板治疗、他汀治疗、脑血管病危险因素的控制和血压管理。需要注意的是血压管理，在未能解决颅内外大动脉严重狭窄时，不能一味过低降压。一般单侧颈动脉严重狭窄，收缩压应维持＞130mmHg；双侧颈动脉严重狭窄，收缩压应维持＞150mmHg。

2. *扩容治疗*　是分水岭脑梗死药物治疗的主要手段。扩容治疗能有效提高脑组织灌注压，改善分水岭区血供，阻止血小板聚集，降低血黏度，常用的药物有右旋糖酐-40，羟乙基淀粉。应用时要注意观察患者血压情况。

3. *病因治疗* 尽快完善血管造影方面检查，如有颅内外大动脉严重的动脉粥样硬化性狭窄，可考虑血管成形术。

第六节 蛛网膜下腔出血

蛛网膜下腔出血(SAH)是指颅内血管破裂，血液流入蛛网膜下腔，分为自发性与外伤性两类，自发性又分为原发性与继发性两种。原发性蛛网膜下腔出血为脑底或脑表面血管病变(如先天性动脉瘤、脑血管畸形、高血压脑动脉硬化所致的微动脉瘤)破裂，血液流入到蛛网膜下腔，占急性脑卒中的10%左右。继发性蛛网膜下腔出血为脑内血肿穿破脑组织，血液流入蛛网膜下腔。本节主要介绍原发性蛛网膜下腔出血。

【病因】

1. *血管畸形* 约占蛛网膜下腔出血病因的10%，其中动静脉畸形(AVM)占血管畸形的80%。多见于青年人，90%以上位于幕上，常见于大脑中动脉分布区。

2. *颅内动脉瘤* 占50%～80%，是最常见的病因。其中先天性粟粒样动脉瘤约占75%，还可见高血压、动脉粥样硬化所致梭形动脉瘤及感染所致的真菌性动脉瘤等。

3. *脑底异常血管网病* 约占蛛网膜下腔出血病因的1%，占儿童蛛网膜下腔出血的20%。

4. *其他* 夹层动脉瘤、颅内肿瘤、垂体卒中、血液系统疾病、结缔组织病、颅内静脉系统血栓和抗凝治疗并发症等。

【临床表现】

1. *精神症状* 约25%的患者可出现精神症状，如欣快、谵妄和幻觉等，常于起病后2～3周自行消失。

2. *脑膜刺激征* 患者出现颈强、Kernig征和Brudzinski征等脑膜刺激征，以颈强直最多见，而老年、衰弱患者或小量出血者,可无明显脑膜刺激征。脑膜刺激征常于发病后数小时出现,3～4 周后消失。

3. 眼部症状　20%患者眼底可见玻璃体下片状出血,发病 1 小时内即可出现,是急性颅内压增高和眼静脉回流受阻所致,对诊断具有提示作用。此外,眼球运动障碍也可提示动脉瘤所在的位置。

4. 头痛　动脉瘤性蛛网膜下腔出血的典型表现是突发异常剧烈全头痛,头痛不能缓解或呈进行性加重。多伴发一过性意识障碍和恶心、呕吐。约 1/3 的动脉瘤性蛛网膜下腔出血患者发病前数日或数周有轻微头痛的表现,可持续数日不变,2 周后逐渐减轻,如头痛再次加重,常提示动脉瘤再次出血。动静脉畸形破裂所致蛛网膜下腔出血头痛常不严重。局部头痛常可提示破裂动脉瘤的部位。

5. 其他症状　部分患者可出现脑-心综合征、消化道出血、急性肺水肿和局限性神经功能缺损症状等。

【辅助检查】

1. 脑 MRI　当蛛网膜下腔出血发病后数天 MRI 可发挥较大作用。对于亚急性期出血,尤其是当出血位于大脑表面时,MRI 常可显示出血部位。在动静脉畸形引起的脑内血肿已经吸收后,MRI 检查可以提示动静脉畸形存在。对确诊蛛网膜下腔出血而 DSA 阴性的患者,MRI 用来检查其他引起蛛网膜下腔出血的原因。当颅内未发现出血原因时,应行脊柱 MRI 检查排除脊髓海绵状血管瘤或动静脉畸形等。

2. CTA　主要用于有动脉瘤家族史或破裂先兆者的筛查,动脉瘤患者的随访及 DSA 不能进行及时检查时的替代方法。CTA 检查快捷、创伤较小,适用于危重患者,对较大动脉瘤的灵敏度接近于 DSA,并可补充 DSA 的结果,可较好地确定动脉瘤瘤壁是否钙化、瘤腔内是否有血栓形成、动脉瘤与出血的关系,以及动脉瘤位置与骨性标志的关系。

3. 脑CT　首选检查项，出血早期敏感性高，可检出90%以上的蛛网膜下腔出血，显示大脑外侧裂池、前纵裂池、鞍上池、脑桥小脑脚池、环池和后纵裂池高密度出血征象。动态CT检查有助于了解出血的吸收情况，有无再出血、继发脑梗死、脑积水及其程度。

4. DSA　确定有无动脉瘤及查找出血原因、决定治疗方法和判断预后。但由于血管造影可加重神经功能损害，因此造影时机宜避开脑血管痉挛和再出血的高峰期，一般出血3天内或3周后进行为宜。

5. TCD　可作为非侵入性技术监测SAH后脑血管痉挛情况。

6. 脑脊液　若CT扫描结果阴性，强烈建议行腰椎穿刺脑脊液检查。均匀血性脑脊液是蛛网膜下腔出血的特征性表现。

7. 其他　血常规、肝功能、凝血功能等检查有助于寻找其他出血原因；心电图可显示T波高尖或明显倒置、PR间期缩短和出现高U波等异常。

【诊断要点】

1. 突然发生的持续性剧烈头痛、呕吐、脑膜刺激征阳性，伴或不伴意识障碍，检查无局灶性神经系统体征，应高度怀疑蛛网膜下腔出血。

2. 同时，CT证实脑池和蛛网膜下腔高密度征象或腰椎穿刺检查示压力增高和血性脑脊液等可临床确诊。

【鉴别诊断】

1. 脑肿瘤　约1.5%的脑肿瘤可发生瘤卒中，形成瘤内或瘤旁血肿合并蛛网膜下腔出血；癌瘤颅内转移、脑膜癌病或CNS白血病也可见血性脑脊液，但根据详细的病史，脑脊液检出瘤和（或）癌细胞及脑CT可以鉴别。

2. 颅内感染　细菌性、真菌性、结核性和病毒性脑膜炎等均可有头痛、呕吐及脑膜刺激征，故应注意与蛛网膜下腔出血鉴别。

蛛网膜下腔出血后发生化学性脑膜炎时，脑脊液白细胞增多，易与感染混淆，但后者发热在先。蛛网膜下腔出血脑脊液黄变和淋巴细胞增多时，易与结核性脑膜炎混淆，但后者脑脊液糖、氯降低，脑 CT 正常。

【治疗措施】

1. 一般治疗　就地诊治，保持安静，避免搬动。必须绝对卧床休息 4～6 周，保持大小便通畅，避免一切用力因素或情绪激动。

2. 止血治疗　使用抗纤维蛋白溶解药物以延迟血块的溶解，使纤维组织和血管内皮细胞有足够时间修复破裂处口。

(1)6-氨基己酸：初次剂量 4～6g 溶于 100ml 生理盐水或 5%～10%葡萄糖注射液静脉滴注，15～30 分钟滴完，以后维持剂量为每小时 1g，维持 12～24 小时，7～10 日逐渐减量，可根据病情用 2～3 周。

(2)氨甲苯酸（抗血纤溶芳酸，止血芳酸）：剂量为 100～200 mg 加入 5%葡萄糖注射液或生理盐水 100ml 内静脉滴注，每日 2～3 次，维持 2～3 周。

3. 头痛躁动　给予适当镇痛、镇静或抗精神病药物。有肢体抽搐时，应及时用抗癫痫药物。

4. 脱水治疗　可选用甘露醇、呋塞米、人血白蛋白或甘油制剂等（参见脑出血的脱水治疗）。

5. 手术治疗　可行清除血肿、脑脊液引流及置换术等。动脉瘤或血管畸形破裂所致者，除全身情况较差、病情极严重者外，一般应早期手术治疗。

6. 防治并发症　与脑出血的并发症防治基本相同。防治脑积水脑脊液置换可减少脑积水发生。治疗病因后，急性梗阻性脑积水应行脑室穿刺引流，并加强脱水降颅压治疗。交通性脑积水可选用醋氮酰氨 0.25～0.5g 口服，每日 2～3 次，以减少脑脊液分泌，症状无缓解者必须行脑室-腹腔分流。防治脑血管痉挛早期手术处理动脉瘤、脑脊液置换、避免过度脱水可减少脑血管痉挛的发生。治疗病因后，尼莫地平 20～40mg 口服，每日 3 次或按每小时 0.5～1mg 速度持续静脉滴注，连用 7～10 日，可能缓解脑血管痉挛。

【预后】

预后与病因、年龄、动脉瘤部位和大小、出血量及全身状况有关，通常动脉瘤破裂者预后差，再出血较多，病死率高，而动静脉畸形出血预后较好，再出血较少。

第6章

周围神经疾病

第一节　贝尔麻痹

贝尔麻痹又称特发性面神经麻痹，是指不明原因的单侧面神经管内段面神经损害，导致单侧面肌瘫痪。

本病占全部急性周围性面神经麻痹患者的60%～70%。男女性别比无差异，妊娠女性发病率较普通女性高，尤其是产前2周至产后2周。左右侧发病比无差异，糖尿病患者发病率是普通人群的4～5倍。7%～10%患者有家族史。

【病因】

本病的病因尚不完全清楚，多认为当风寒、病毒感染和自主神经功能障碍致面神经内的营养血管痉挛，引起面神经缺血、水肿。由于面神经通过狭窄的骨性面神经管出颅，故受压而发病。另外，带状疱疹、单纯疱疹、流行性腮腺炎、巨细胞病毒等神经病毒感染一直是被怀疑的致病因素。

【临床表现】

各个年龄段都可能发病，30－45岁好发，15岁以前发病者相对少见。目前尚未发现发病与季节或气候相关。

约半数患者患病前有头面部受凉史，约20%患病前有过度疲劳，约20%患病前有上呼吸道感染史。

突然起病，也可能数天后才瘫痪明显，通常2～7天，极少数甚至2～3周，瘫痪严重程度达高峰。起病缓慢者，要考虑继发性面瘫可能。临床表现为单侧额纹和鼻唇沟变浅或消失，睑裂增大，口角下垂歪斜，皱额、闭目、鼓腮和撅嘴乏力，食物和涎水常滞留在患侧口内并从患侧口角漏出。用力闭目时，患侧眼球转向外上方，露出白色巩膜，此称为贝尔现象。起病初期，患者还常伴有患侧耳后疼痛。

若病变波及鼓索支以上的面神经，则还会出现患侧舌前2/3区域味觉减退或丧失、唾液分泌减少和口干，但通常味觉障碍持续时间不超过两周。

若病变累及镫骨肌支以上的面神经，则除了前述的味觉和唾液分泌障碍之外，还伴有听觉过敏。

若病变累及膝状神经节，则除了前述味觉、唾液分泌、听觉障碍之外，还会出现泪腺和鼻黏膜腺体分泌减少、眼干、鼻干，外耳道、耳郭及乳突部疼痛（中间神经痛或称膝状节神经痛）、外耳道及耳郭疱疹，称为Ramsay-Hunt综合征，是水痘-带状疱疹病毒感染所致。

【辅助检查】

可行面神经电图、神经兴奋性检查、瞬目反射、镫骨肌反射、面肌肌电图等检查，对判断预后和决定是否手术治疗有一定提示作用。

1. 电生理检查

(1)面神经电图：在同等距离下比较患侧与健侧。波幅差比，即（健侧波幅-患侧波幅）/健侧波幅＜50%，M波潜伏期≤3.8毫秒者，预后好。波幅差比＞90%者，预后欠佳。

(2)神经兴奋性检查：在乳突下及下颌角后方刺激面神经主干，缓慢移动刺激极，寻找使用最小电流即可引起面部最轻收缩的部位，记录所需电流，并与健侧比较。差值＜2.0mA者，预后良好；差值＞3.5mA者，预后可能不佳。

(3)瞬目反射：起病早期几乎都表现为异常，临床意义不大。因此起病3～4周之后行此检查，对判断预后才有意义。起病4周内能引出R_1波者，预后好。若起病3个月后仍无法引出R_1、

R_2 和 $R_{2'}$ 波者，预后不佳。

(4)镫骨肌反射：阳性者预后较好，阴性者预后可能欠佳。

(5)面肌肌电图：起病1～2周才可能出现失神经电位，因此，早期此检查临床意义不大。起病2周后，多相波增多提示神经支配开始恢复，轻收缩时出现运动单位者预后相对较好，完全不出现运动单位者预后不佳。失神经电位的出现意味着面神经轴突已发生不可逆损伤，出现大量失神经电位意味着预后差。

2. MRI检查　有研究显示，起病6天之内对患者内听道信号强度进行定量测定对预后有预测价值。

【诊断要点】

根据急性发病、一侧的周围性面瘫，而无其他神经系统阳性体征即可诊断。

【鉴别诊断】

1. 耳源性面神经麻痹　中耳炎、迷路炎、乳突炎常并发耳源性面神经麻痹，也可见于腮腺炎、肿瘤和化脓性下颌淋巴结炎等，常有明确的原发病史及特殊症状。

2. 吉兰-巴雷综合征　多为双侧周围性面瘫，伴对称性四肢迟缓性瘫和感觉障碍，脑脊液检查有特征的蛋白-细胞分离。

3. 颅后窝肿瘤或脑膜炎　周围性面瘫起病缓慢，常伴有其他脑神经受损症状及各种原发病的特殊表现。

4. 神经莱姆病　为单侧或双侧面神经麻痹，常伴发热、皮肤游走性红斑，常可累及其他脑神经。

【治疗措施】

改善局部血液循环，减轻面神经水肿，缓解神经受压，促进神经功能恢复。

1. 抗病毒治疗　阿昔洛韦片0.2g，口服，5次/日，连服7～10天。由带状疱疹病毒引起者，需与糖质激素合用抗病毒药。

2. 皮质类固醇　急性期尽早使用。地塞米松每日10～20mg，静脉滴注，每日1次，连用7～10天逐渐减量。泼尼松每日

30mg 口服,顿服或分 2 次口服,1 周后渐停用。

3. B 族维生素　维生素 B_1 100mg,肌内注射,每日 1 次,连用 10 天后改口服 20mg,每日 3 次。维生素 B_{12} 500μg,肌内注射,每日 1 次,连用 10 天后改口服 500μg,每日 3 次。可两种合用。

4. 其他辅助治疗　ATP 20mg,口服,每日 3 次。地巴唑片 20mg,口服,每日 3 次。

【预后】

本病具有自愈倾向。即使不经过任何治疗,70%～85%的患者可以完全康复,仅约 5%的患者会遗留重度面肌功能障碍。大多数患者在起病后 2～3 周面肌功能开始康复。经过积极治疗后,85%～95%的患者可以完全康复。

第二节　三叉神经痛

三叉神经痛是神经内科常见病之一,是指三叉神经分布区域内反复发作的短暂性剧痛。多数于 40 岁之后起病,女性居多。根据病因是否明确,可分为原发性和继发性两种类型。原发性三叉神经痛较常见。

【病因】

大多数患者无法完全明确病因。最常见的发现是三叉神经根受压,最常见的受压原因是三叉神经根被血管压迫,多数报道为动脉,尤其是小脑上动脉。若受累区域为三叉神经眼支分布区,则通常是小脑下前动脉压迫。其他的压迫原因有肿瘤、静脉和血管畸形等。三叉神经髓鞘本身的损害也可导致三叉神经痛,通常是多发性硬化所致。颅脑外伤、牙科手术和各种感染也可累及三叉神经,一般认为是脓肿侵及或上颌骨、下颌骨破坏而损伤三叉神经。水痘-带状疱疹病毒侵犯三叉神经可导致难治的剧烈疼痛。

【临床表现】

1. 40 岁以上起病多见,女性较多,95%以上为单侧发病,右侧稍多于左侧(约 4∶3)。疼痛局限于三叉神经一支或多支分布区，第 1 支和第 3 支分布区同时受累极为罕见。

2. 临床表现为反复发作的突发的三叉神经分布区内短暂的极为剧烈的疼痛，通常为电击样，也可为刺痛、锐痛、刀割样痛、表皮灼痛等。每次发作持续数秒至 2 分钟。严重的发作可在发作后仍有数分钟的较模糊的钝痛。疼痛可在数小时内连续发作，构成一个发作群。睡眠中发作罕见。

3. 扳机点(触发点)轻触某些区域，如唇、下颌、鼻翼、面颊、眼睑等，可诱发疼痛，这些区域称为扳机点，扳机点通常位于脸的中线附近部位。洗脸、刷牙、剃须、进食、吸烟、打哈欠、说话、风拂面等均可诱发，也可无诱因而发作。

4. 发作间期完全无症状，发作间期可为数天至数月，甚至也可能数年。

5. 发作常常逐渐加重，疼痛愈来愈剧烈，发作愈来愈频繁，自行痊愈者极少。患者害怕再次发作，常因此而惧怕洗脸、进食，甚至说话，情绪低落。

【辅助检查】

任何三叉神经痛患者都应该行脑 MRI 检查，这有助于发现三叉神经痛的病因，尤其是 3D-CISS、3D-FISP、3D-MPR、3D-TOF、3D-FLASH 等序列检查对于三叉神经与周围血管关系的评判有重要价值。约 15%的三叉神经痛患者通过 MRI 检查可发现病因。通过肌电图进行三叉神经反射测试也有重要价值。

【诊断要点】

根据患者突然发生、反复发作的一侧三叉神经分布区内短暂剧痛，神经系统检查无阳性体征可以确诊。

【鉴别诊断】

1. 鼻窦炎　鼻窦分布区的持续性钝痛，局部有压痛，可伴随发热、流脓涕、白细胞增高等炎症改变，鼻窦 X 线片有助于诊断。

2. 牙痛　多呈持续性钝痛，局限于牙或牙龈部，进食冷、热食物时疼痛加剧，局部可有叩痛，口腔检查和X线摄片可以鉴别。

3. 继发性三叉神经痛　发作特征与原发性三叉神经痛相似，疼痛多为持续性，查体有三叉神经或其他神经系统阳性体征。可行脑CT/MRI检查，必要时行脑脊液检查，有助于了解病因。

4. 蝶腭神经痛　又称不典型面部神经痛或Sluder病，疼痛发生于鼻根部、上颌部、上腭及牙龈，并向额、颞、枕、耳、颈肩部扩散，疼痛呈刀割或烧灼样，可持续数分钟或数小时，反复发作。

5. 舌咽神经痛　疼痛位于舌根、软腭、扁桃体、咽部、外耳道等处，常在进食、吞咽或说话时诱发，局麻药喷涂于咽部可镇痛。

【治疗措施】

特发性三叉神经痛的首选治疗是药物治疗，当药物治疗效果不佳或患者有难以耐受药物的不良反应时才考虑外科手术治疗。

三叉神经痛的发病机制可能是三叉神经元感觉性癫痫样放电，抗癫痫药物治疗通常有效。首选卡马西平、奥卡西平、加巴喷丁、普瑞巴林或巴氯芬。后四者的安全性要优于卡马西平。起始剂量要小，逐渐缓慢加量，加量时密切注意不良反应，用于老年患者或是联合用药时尤应如此。当一种药物增加到最高剂量时仍无法有效控制症状或患者无法耐受药物时，可考虑换用另一种首选药物。若单用过多种药物均无理想疗效时，可尝试联合用药。

【预后】

大多数本病患者病程迁延，发作次数逐渐增多，发作时间延长，间歇期缩短，甚至为持续性发作，很少自愈。

第三节　舌咽神经痛

舌咽神经痛是反复发作的突发、突止剧烈短暂的局限于舌咽神经分布区的疼痛，与三叉神经痛类似，但较其少见得多。有时疼痛也可发生在耳部或疼痛由咽部放射至耳部，是迷走神经耳支受累，所以也有学者提出“迷走舌咽神经痛”的名称。

【病因和发病机制】

分为特发性和继发性(症状性)两大类。前者找不到明确的病因,一些学者认为与舌咽神经在脑干的出入处受到血管压迫有关,通常是小脑下后动脉。继发性舌咽神经痛的病因有很多种,如肿瘤、血管畸形、感染、脱髓鞘、外伤、茎突过长(Eagle's syndrome)、Anold-Chiari 畸形、脉络丛病变、Tornwaldt 囊肿、迷走神经刺激等。少数患者伴有心律失常(多为心动过缓)、低血压、晕厥。这一现象考虑可能与疼痛触发迷走神经心动抑制性反射有关。

【临床表现】

临床特点为突发的短暂剧烈疼痛,多呈刀割样、刺痛或电击样痛,持续数秒至 2 分钟,有时在发作后也持续数分钟感到酸痛、压迫感或烧灼感。疼痛多位于舌根、扁桃体窝、咽部,也可发生于或放射至下颌角下方或耳部。发作多呈固定模式。大多由吞咽诱发,也可由咀嚼、说话、打哈欠、咳嗽、大笑等诱发。少数患者可伴有心律失常(多为心动过缓)、低血压、晕厥,甚至危及生命。这一现象通常在疼痛发作时或发作后立即发生。伴发强直-阵挛痫性发作也有报道,原因不明。

【辅助检查】

任何舌咽神经痛患者都应该行脑和颈部 MRI 检查,这有助于发现舌咽神经痛的病因,尤其是 3D-CISS、3D-FISP、3D-MPR、3D-TOF 等序列检查对于舌咽神经与周围血管关系的评判有重要价值。CT 冠状位扫描对于排除茎突过长综合征有意义,CT 三维重建对于确认茎突长度、显示茎突方位及形态则更具有价值。伴发迷走神经心动抑制性反射的临床表现时,还应行心电图等心血管相关检查。

【诊断和鉴别诊断】

1. 依据疼痛部位及发作形式诊断舌咽神经痛并不困难,但是要注意鉴别特发性和继发性舌咽神经痛。

2. 脑和颈部MRI检查和CT三维重建有助于发现继发性舌咽神经痛的病因。

3. 与其他头面部发作性疼痛疾病的鉴别诊断参见特发性三叉神经痛的相关阐述。

【治疗】

1. 药物治疗是首选,参见特发性三叉神经痛的相关阐述。

2. 咽部或颈静脉孔处用利多卡因、甘油或苯酚等行神经阻滞治疗有一定疗效,但疗效持续时间往往不长。针灸治疗也可尝试。

3. 当药物治疗疗效不理想时,应考虑手术治疗。

(1)经皮舌咽神经下神经节(又称岩神经节)毁损术:常采用的有经皮半月神经节射频热凝固术,但当伴有迷走神经受累表现时,此治疗无法改善迷走神经损害所致的症状。

(2)经咽部或经侧颈部颅外神经切断术:对于疼痛仅局限于舌咽部的患者效果较好。如果术后复发,则可能需要进行微血管减压术或颅内神经根切断术。

(3)颅内神经根切断术:对于部分患者,在切断舌咽神经根的同时,部分切断迷走神经根,疗效可能更佳。

(4)微血管减压术:适用于存在血管压迫舌咽神经的患者,远期疗效可能优于其他手术方法,并且其术后舌咽神经或迷走神经麻痹等并发症的发生率也小于神经根切断术。

第四节　坐骨神经痛

坐骨神经痛(sciatica)系指坐骨神经走行及其分布区的疼痛综合征。坐骨神经由 L_4-S_3 神经根组成,进入骨盆后在骶髂关节前经过,由坐骨大孔穿出梨状肌达臀部,继而沿股部后面行至股后下1/3处,分为胫神经与腓总神经。胫神经沿小腿后面下行至足底,腓总神经则沿小腿前外侧行至足背。如今,坐骨神经痛更多地被作为一种症状而非特定的疾病诊断来描述。可由多种病因引起。

【病因及发病机制】

传统意义上,坐骨神经痛可分为原发性和继发性两种。原发性坐骨神经痛少见,多为坐骨神经的间质炎症;继发性坐骨神经痛又可根据损害部位不同而分为根性和干性两类。根性坐骨神经痛多见于腰椎间盘突出症、椎管内病变(如椎管狭窄、椎管内肿瘤等)及脊椎病变(如腰骶增生性脊椎炎、腰椎骶化等),其中腰椎间盘突出症被广泛认为是坐骨神经痛最重要的发病原因。干性坐骨神经痛多由邻近部位的病变引起,如盆腔炎、盆腔肿瘤、妊娠子宫的压迫、骶髂关节炎及髋关节炎等。近年来研究表明,除了被广泛接受的机械压迫机制(如突出的椎间盘、肿瘤压迫)以外,各种炎性介质、自身免疫性因素等,均在坐骨神经痛的发病过程中扮演着重要的角色。特别是肿瘤坏死因子(TNF),被证实在坐骨神经痛的发病过程中起到了关键的作用。

【临床表现】

本病好发于青壮年,以男性及单侧性居多。主要临床表现如下。

1. 沿坐骨神经通路的疼痛,常见腰、臀部向大腿后面、腘窝、小腿后外侧及足背放射。

2. 小腿外侧及足背感觉减退及感觉异常。

3. 可有足及足趾运动功能障碍,并可见患肢肌张力降低,病程长者尚可有坐骨神经支配区轻微肌萎缩。

4. 踝反射减低或消失。

5. 有神经根牵引痛患者仰卧,下肢伸直,检查者将患肢抬高,若在 70°以内诱发或加剧腰腿痛即为 Lasegue 征(+);患者仰卧,下肢伸直,检查者将患者头颈部被动前屈,使其下颏触及胸前,若激发或加剧疼痛为颏胸试验阳性。

6. 沿坐骨神经干有压痛点:如腰椎棘突及腰旁点、臀点、腘点、腓肠肌点、踝点等。

7. 患者常取特殊的减痛姿势，如站立时身体重心移在健侧，长时间可造成脊柱侧弯，多弯向患侧；睡眠时常卧向健侧等。

干性坐骨神经痛时，压痛点以臀部以下的坐骨神经通路为明显，一般腰棘突和腰旁点无压痛。Sicard 征阳性，患者仰卧，双腿伸直，检查者将患者的足掌背屈，下肢有牵引痛。小腿外侧和足背区可有针刺、烧灼和麻木等感觉异常，客观检查该区域有轻微感觉障碍，坐骨神经所支配的肌肉肌张力松弛和轻微萎缩。

双侧坐骨神经痛常见的原因为腰椎间盘突出症和马尾肿瘤。如果站立和行走时疼痛加剧、卧床时减轻多为腰椎间盘突出症；如果卧床时疼痛加剧，站立和行走时疼痛减轻则多为马尾肿瘤。

【辅助检查】

1. X 线检查　可发现脊柱、骨盆、骶髂关节的病变，以及肺部是否存在恶性肿瘤。

2. 腰椎 CT 和 MRI　对查看椎间盘病变较 X 线片为佳，其中 MRI 更可明确椎管内病变，有无蛛网膜粘连等。

3. 肌电图检查　可见坐骨神经传导速度减慢，潜伏期延长，重者还可见神经损伤电位。

【诊断】

1. 根据症状（疼痛的分布、加剧或减轻疼痛的特殊姿势）、体征（神经根牵引痛、神经干压痛等），诊断通常不难。原发性坐骨神经痛起病较为突然，痛点压痛明显，肌萎缩不明显；而继发性者则起病相对较缓，痛点压痛不如原发性者明显，常伴有肌肉萎缩。

2. 根性与干性坐骨神经痛的鉴别要点有以下几点：①根性坐骨神经痛患者做咳嗽、喷嚏、用力等增加腹压的动作常可使疼痛加剧，且呈放射性，而干性者不明显。②干性坐骨神经痛时，压痛点以臀部以下的坐骨神经行程区各点为明显，一般无腰椎棘突及腰旁点压痛；而根性坐骨神经痛患者病变水平的腰椎棘突及腰旁点压痛明显，沿坐骨神经通路压痛则相对较轻。③根性坐骨神经痛颏胸试验及颈静脉试验(检查者用双手同时压迫双侧颈静脉10秒,使椎管内压力及颅内压突然升高,冲击神经根诱发或加剧疼痛)常呈阳性,而干性者多为阴性;此外,减痛姿势亦为根性坐骨神经痛患者较干性者明显。④根性坐骨神经痛患者肌力减退及腱反射消失较干性坐骨神经痛患者明显。

【鉴别诊断】

坐骨神经痛需与腰肌劳损、髋关节疼痛相鉴别。

1. 腰肌劳损 常有长期腰部过劳或腰部外伤史。疼痛以腰部酸痛为主,可放射至大腿前部,劳累时加重,休息后减轻,弯腰工作较困难,弯腰稍久即感疼痛加剧,压痛点在腰肌,直腿抬高试验阴性。

2. 髋关节疼痛 疼痛多在关节范围内,髋关节内收或外展时疼痛明显加重。

【治疗】

1. 镇痛药物 可选用芬必得每次300mg,每日2次;布洛芬每次200mg,每日3次;加巴喷丁每次200~300mg,每日3次;卡马西平每次100mg,每日3次。

2. 神经营养剂 可选用如维生素B_1 100mg+维生素B_{12} 500μg肌内注射,每日1次;或弥可保500μg肌内注射,每日1次;神经节苷脂每次40mg+5%葡萄糖注射液或生理盐水250ml静脉滴注,每日1次,连用10~14天。

3. 其他 ①理疗、按摩、针灸、电针等;②急性期休息,卧硬板床较为合适;③针对病因进行治疗;④对于腰椎间盘突出引起的坐骨神经痛,必要时可采取手术疗法。

第五节 多发性脑神经损害

多发脑神经损害是指单侧或双侧,同时或先后两条以上脑神经受损而出现功能障碍。解剖部位的关系和病变部位的不同组合成多发脑神经损害的综合征。

【病因】

病因是多种多样的，可为炎症性疾病、感染后免疫功能障碍、脱髓鞘疾病、肿瘤、中毒、外伤、代谢性疾病等。

【临床表现】

受损脑神经的不同组合形成不同的综合征，下面分别描述。

1. 眶尖综合征　视神经、动眼神经、滑车神经、展神经、三叉神经眼支受损。临床特点为同侧视力减退，视盘水肿或萎缩，眼球固定、活动障碍、上睑下垂，同侧（三叉神经支配区域感觉过敏、减退）面部感觉减退。

2. 眶上裂综合征　动眼神经、滑车神经、展神经、三叉神经眼支受损。临床特点为同侧视力较少受累，其他同眶尖综合征。

3. 海绵窦综合征　动眼神经、滑车神经、展神经、三叉神经眼支受损。临床表现为同侧上睑下垂，同侧眼球固定、突出，复视、瞳孔扩大、反射消失，面部感觉障碍，角膜反射消失。

4. 岩尖综合征　三叉神经、展神经受损。病侧展神经麻痹，眼球内斜和复视，同侧面部疼痛，偶有动眼神经、滑车神经受累。偶有病侧周围性面瘫，岩骨尖端与乳突部骨质破坏。

5. 颈静脉孔综合征　舌咽神经、迷走神经、副神经受损。同侧舌后 1/3 味觉障碍，咽、腭、喉麻痹，斜方肌、胸锁乳突肌麻痹、萎缩。

6. 枕骨大孔区综合征　枕骨大孔区的占位性病变及畸形。

（1）后组脑神经损害征：可出现舌咽神经、迷走神经、舌下神经麻痹。

（2）延髓与脊髓损害征：锥体束征，深感觉和识别触觉障碍，上肢除有锥体束征外尚有下运动神经元损害的病症（如肌肉萎缩），下肢表现为上运动神经元损害病征。

（3）小脑受损征：表现为小脑性共济失调、眼球震颤、肌张力低等。

（4）颈枕部疼痛：为本综合征早期而又极为重要的首发症状，

呈发作性并向顶枕部或肩部放射；后枕部、颈部有压痛点，颈项强直，强迫头位。

【辅助检查】

局部 X 线摄片、颅脑 CT/MRI 检查，必要时脑脊液检查，有助于了解病变部位、范围、性质和病因。

【诊断要点】

根据临床症状和体征，明确受损的脑神经范围，结合病史和相应的检查以做出诊断。

【治疗措施】

感染要抗炎治疗，肿瘤、外伤或血管瘤可以选择手术治疗，脱髓鞘性疾病可予糖皮质激素治疗，代谢性疾病要重视原发病的治疗。

【预后】

不同的病因可以有不同的预后。

第六节　急性炎症性脱髓鞘性多发性神经病

急性炎症性脱髓鞘性多发性神经病（AIDP）是吉兰-巴雷综合征（GBS）最常见的类型，也称经典型 GBS。本病是以周围神经和神经根脱髓鞘及小血管周围淋巴细胞和巨噬细胞的炎性反应为病理特点的自身免疫疾病。临床上表现为四肢弛缓性瘫痪、末梢型感觉障碍和脑脊液蛋白-细胞分离等。本病年发病率为 0.6～1.9/10 万，我国尚无系统的流行病学资料。

【病因】

本病确切病因不清，可能与空肠弯曲菌感染有关；或机体免疫发生紊乱，产生针对周围神经的免疫应答，引起周围神经脱髓鞘。

【临床表现】

本病可发生在任何年龄、任何季节。病前 1～3 周常有呼吸道或胃肠道感染症状或疫苗接种史。急性起病，病情多在2周左右达到高峰。首发症状多为肢体对称性迟缓性肌无力，自远端渐向近端发展或自近端向远端加重，常由双下肢开始逐渐累及躯干肌、脑神经。多于数日至2周达高峰。严重可累及肋间肌和膈肌致呼吸麻痹。四肢腱反射常减弱，10%的患者表现为腱反射正常或活跃。发病时患者多有肢体感觉异常，如烧灼感、麻木、刺痛和不适感等，可先于或与运动症状同时出现，感觉缺失相对轻，呈手套-袜套样分布。少数患者肌肉可有压痛，尤其以腓肠肌压痛较常见，偶有出现 Kernig 征和 Lasegue 征等神经根刺激症状。患者表现为脑神经受累，以双侧面神经麻痹最常见，其次为舌咽、迷走神经，动眼神经、展神经、舌下神经、三叉神经瘫痪较少见，部分患者以脑神经损害为首发症状就诊。部分患者有自主神经功能障碍，表现为皮肤潮红、出汗增多、心动过速、心律失常、直立性低血压、手足肿胀及营养障碍、排尿、排便障碍等。患者多为单相病程，病程中可有短暂波动。

【辅助检查】

1. 脑脊液检查　出现蛋白-细胞分离是本病的一个特征。蛋白含量明显增高而细胞数正常或仅稍有增多[有核细胞数很少超过$(25\sim50)\times10^6/L$]。多数患者脑脊液蛋白含量在起病1周内正常，2～4周可有不同程度升高，但很少超过1.0g/L，糖和氯化物均正常，这种蛋白为鞘内合成的 IgG。部分患者可检出脑脊液寡克隆带。但是，约有20%的病例全程均无蛋白细胞分离现象。

2. 心电图　重症患者可出现心电图改变，常见的为窦性心动过速和T波低平、倒置，可能为自主神经功能异常所致。

3. 血和脑脊液　可检出抗神经节苷脂抗体(GM1)，部分患者粪便中可分离和培养出空肠弯曲菌。

4. 神经电生理检查　可发现运动和感觉神经传导速度减慢、失神经和轴索变性。患者可有F波或H反射延迟或消失，NCV减慢、潜伏期延长但波幅正常或轻度异常，复合肌肉动作电位

(CMAPs)负相波波幅下降、波型离散。由于本病具有多发性的特点,故往往需要进行多根神经电生理的检查,以求早期诊断。

5. 腓肠神经活检 显示炎细胞浸润和脱髓鞘性的改变。但存在一定的争议,因为腓肠神经是感觉神经,AIDP是以运动神经受累为主,故活检阴性不能排除本病,阳性具有提示意义。

【诊断要点】

1. 发病前1～3周常有呼吸道或胃肠道感染等前驱感染史,起病急,进行性加重,症状多在2周左右达高峰。进展的肢体对称性弛缓性肌无力和脑神经损害,严重者可有呼吸肌无力,四肢腱反射减弱或消失。可伴轻度感觉异常和自主神经功能障碍。

2. 脑脊液检查提示蛋白-细胞分离,神经电生理提示远端运动神经传导潜伏期延长、传导速度减慢、F波异常、传导阻滞、异常波形离散等,多呈单相自限性病程。

3. 需要注意的是,如果出现以下情况则一般不支持诊断:①显著、持久的不对称性肢体无力;②以膀胱或直肠功能障碍为首发症状或持久的膀胱和直肠功能障碍;③脑脊液单核细胞数超过$50\times10^{6}/L$;④脑脊液出现分叶核白细胞;⑤存在明确的感觉平面。

【鉴别诊断】

1. 多发性肌炎 为对称性近端肌肉乏力、疼痛和触痛,伴同侧特征性皮肤损害,如以眶周为中心的紫红色浮肿性斑,Gottron征和甲根皱襞僵直扩张性毛细血管性红斑,必要时结合肌电图改变和病变肌肉活组织检查。

2. 急性横贯性脊髓炎 为脊髓的横贯性损害。有明显的感觉平面,表现为受损平面以下运动功能障碍、传导束性感觉障碍和尿便障碍,通常脑神经不受累,偶有呼吸肌麻痹。

3. 脊髓灰质炎 本病主要累及脊髓前角运动神经元,重症患者可出现四肢瘫和呼吸肌麻痹,病程的第3周可见蛋白-细胞分离现象。但与AIDP不同的是,脊髓灰质炎所造成的肢体瘫痪常呈不对称性，且无感觉神经受累的症状和体征，在粪便中分离出脊髓灰质炎病毒则可确诊。

4. *重症肌无力* 受累的骨骼肌极易疲劳，活动后加重，肌无力晨轻、暮重，新斯的明试验可鉴别。

5. *卟啉病* 卟啉代谢障碍引起的疾病，急性发病，女性患者多见，可表现为运动损害为主的多神经病，常伴有腹痛，患者的尿液在日晒后呈紫色。除周围神经病外，患者尚可有头痛、癫痫发作、精神症状(特别是谵妄)。血卟啉及尿卟啉呈阳性。

【治疗措施】

1. *治疗要点* 包括一般治疗、免疫治疗、神经营养和康复治疗。

2. *药物治疗*

(1)免疫治疗(酌情选用一种)：血浆交换(PE)，每次30～50ml/kg，在1～2周进行3～5次。直接去除血浆中致病因子如抗体，尽早使用，发病2周后治疗无效。部分患者通常在停止PE后5～7天出现反跳现象，再次血浆交换治疗部分仍然有效。

(2)糖皮质激素：甲基泼尼松龙500mg＋生理盐水500ml静脉滴注，每日1次，连用5天后逐渐减量，或地塞米松10mg＋生理盐水250ml静脉滴注，每日1次，7～10天为1个疗程。目前国内外对糖皮质激素治疗吉兰-巴雷综合征仍有争议。

(3)免疫球蛋白：0.4g/(kg·d)静脉滴注，每日1次，连用5天。尽早使用。

(4)营养神经(酌情选用一种)：维生素B_1注射液100mg肌内注射或维生素B_1片10～20mg口服，每日3次。

(5)维生素B_{12}注射液100～500μg肌内注射或维生素B_{12}片0.5mg口服，每日3次。

3. *支持治疗* 呼吸肌麻痹是重症患者的主要风险。此类患者应在ICU治疗，密切监测自主呼吸，必要时行生命体征监测。患者应定时翻身、拍背、雾化、吸痰等，保持呼吸道通畅，预防感染等并发症。吞咽困难者可取鼻饲。注意保持水、电解质平衡。应用广谱抗生素可预防和治疗坠积性肺炎和败血症。尿潴留者可按摩下腹部，无效时需导尿，便秘时可给予缓泻药或润肠药，肠梗阻时应禁食，行胃肠减压。疼痛者可使用加巴喷丁、卡马西平，对缓解疼痛有效。

【预后】

本病常呈自限性、单相病程，多于发病 4 周后症状和体征停止进展，经数周或数月恢复，极少复发。大多数患者都可以完全恢复或仅遗留轻度的神经功能缺损，但仍有近 3%～5%的患者死亡，其死因多为呼吸衰竭、心律失常、气胸、严重感染或肺栓塞等。约有 10%的患者有较严重的后遗症，多与这些患者有广泛的轴索损伤，并需要早期和较长时间使用呼吸机有关。

第7章

中枢神经系统感染性疾病

第一节　化脓性脑膜炎

化脓性脑膜炎是由化脓性细菌感染所致的脑脊膜炎症，是中枢神经系统常见的化脓性感染。通常急性起病，好发于婴幼儿和儿童。

【病因】

1. 最常见致病菌　肺炎球菌、脑膜炎双球菌及流感嗜血杆菌B型。

2. 其次致病菌　金黄色葡萄球菌、链球菌、大肠埃希菌、变性杆菌、厌氧杆菌、沙门菌及铜绿假单胞菌等。

3. 感染的来源　因心、肺以及其他脏器感染波及脑室和蛛网膜下腔系统，或由颅骨、椎骨或脑实质感染病灶直接蔓延引起，部分也可以通过颅骨、鼻窦或乳突骨折或神经外科手术侵入蛛网膜下腔引起感染，由腰椎穿刺引起者罕见。

【临床表现】

为急性或暴发性起病，各种年龄均可发病，以儿童多见。

1. 感染中毒症状　有发热，常为高热；畏寒，精神差，全身酸痛，四肢乏力，食欲缺乏和嗜睡等。

2. 颅内高压症状　有头痛，常为剧烈头痛；呕吐，部分患者呈喷射状呕吐；视力障碍，可有视盘水肿。婴幼儿表现为前囟饱满，角弓反张。严重时发生小脑幕切迹疝或枕骨大孔疝，表现为意识障碍，呼吸困难严重时呼吸停止，一侧瞳孔或双侧瞳孔散大。

3. 大脑皮质刺激症状　有癫痫发作，呈强直-阵挛性发作或部分性发作，甚至为难以控制的癫痫发作或癫痫持续状态。

4. 脑膜刺激症状和体征 有头痛，颈项强痛，Kernig 征和 Brudzinski 征阳性。

5. 脑神经损害的症状 常累及动眼神经、展神经、面神经和听神经，引起受累脑神经受损的症状和体征。

6. 脑局灶性损害的症状 患者表现为偏瘫、失语、偏身感觉障碍等。

7. 化脓性脑膜炎的并发症 可引起硬膜下积液，常见于2岁以下幼儿，硬膜下积脓，常见于青壮年，其他有脑脓肿、脑梗死、静脉窦血栓形成和脑积水等。

【辅助检查】

1. 血常规检查 白细胞计数增加，通常为$(10\sim30)\times10^9/L$，以中性粒细胞为主，偶可正常或超过$40\times10^9/L$。

2. 影像学检查

(1)脑 CT 检查：早期可无明显异常，当炎性渗出物沉积时，可见蛛网膜下腔扩大、模糊。在化脓期增强扫描时，可见脑底池脑膜密度增强。在晚期，可见到脑动脉炎所致的脑梗死和脑软化，脑膜粘连所致的脑积水以及儿童常并发的硬膜下积液、积脓。

(2)磁共振：平扫和钆增强扫描对脑实质炎症、脑水肿、脑疝、脑脓肿及其他脑部并发症可提供清晰的影像。

3. 免疫学试验 聚合酶链反应(PCR)、对流免疫电泳法(CIE)、乳胶凝集试验(LPA)、酶联免疫吸附试验(ELISA)、放射免疫法(RIA)。

4. 脑脊液检查 只有在 CT 排除颅内占位性病变之后才能进行腰椎穿刺。CSF 压力常升高；外观浑浊或呈脓性；细胞数明显升高，以中性粒细胞为主，通常为$(1000\sim10000)\times10^6/L$；蛋白质升高；含糖量下降，通常低于 2.2 mmol/L；氯化物降低。涂片革兰染色阳性率在60%以上，细菌培养阳性率在80%以上。

5. 与病原学有关的实验检查

(1)脑脊液乳酸(LA)测定:细菌性脑膜炎脑脊液乳酸含量高达25mg/dl,而在病毒性脑膜炎常低于25mg/dl,有人主张把脑脊液乳酸>35mg/dl作为细菌性脑膜炎的诊断标准。但脑脊液乳酸增高的机制是脑缺氧和脑水肿导致乳酸增高,因而也见于脑真菌感染,脑外伤、脑出血和其他脑缺氧的病例应加鉴别。但可作为与病毒性脑膜炎鉴别的方法。

(2)乳酸脱氢酶(LDH):急性化脓性脑膜炎脑脊液总LDH含量持续增高,其中LDH4和LDH5与中性粒细胞浸润有关,反映脑膜炎的轻重,有助于与病毒性脑膜炎的鉴别。脑脊液总LDH含量增高对疾病的预后有一定的价值。LDH1和LDH2与脑组织损害有关,急剧增高,提示神经系统脑实质性损害严重,死亡风险高。

【诊断要点】

1. 急性起病,有明显的感染中毒症状。如发热、寒战、全身酸软乏力、食欲缺乏和嗜睡等。

2. 有脑膜刺激症状和体征、头痛、颈项强痛和脑膜刺激征阳性。

3. 可能有身体其他部位的感染病灶,如化脓性中耳炎和肺部感染等。

4. 脑脊液检查符合化脓性脑膜炎改变,革兰染色涂片和细菌培养阳性可以确诊。

5. 脑CT和MRI检查,有脑膜强化,特别是脑底部脑膜密度增强。

【鉴别诊断】

1. *病毒性脑膜炎* 脑脊液白细胞计数通常低于1000×10^6/L,糖及氯化物一般正常或稍低,细菌涂片或细菌培养结果阴性。

2. *隐球菌性脑膜炎* 通常隐匿起病,病程迁延,脑神经尤其是视神经受累常见,脑脊液白细胞计数通常低于500×10^6/L,以淋巴细胞为主,墨汁染色可见新型隐球菌,乳胶凝集试验可检测出隐球菌抗原。

3. 结核性脑膜炎　通常亚急性起病，脑神经损害常见，脑脊液检查白细胞计数升高往往不如化脓性脑膜炎明显，病原学检查有助于进一步鉴别。

【治疗措施】

1. 治疗原则　应及早使用抗生素，通常在确定病原菌之前使用广谱抗生素，若明确病原菌则选用敏感抗生素。

2. 抗菌治疗

(1)未确定病原菌：三代头孢的头孢曲松或头孢噻肟常作为化脓性脑膜炎首选用药，对脑膜炎双球菌、肺炎球菌、流感嗜血杆菌及 B 型链球菌引起的化脓性脑膜炎疗效较好。

(2)确定病原菌：应根据病原菌选择敏感的抗生素。见表 7-1。

表 7-1　敏感抗生素的选择

类别	临床应用
肺炎球菌	对青霉素敏感者可用大剂量青霉素，成人每天 2000 万～2400 万 U，儿童每天 40 万 U/kg，分次静脉滴注。对青霉素耐药者，可考虑用头孢曲松，必要时联合万古霉素治疗。2 周为 1 个疗程，通常开始抗生素治疗后 24～36 小时复查脑脊液，以评价治疗效果
脑膜炎球菌	首选青霉素，耐药者选用头孢噻肟或头孢曲松，可与氨苄西林或氯霉素联用。对青霉素或 β-内酰胺类抗生素过敏者可用氯霉素
革兰阴性杆菌	对铜绿假单胞菌引起的脑膜炎可使用头孢他啶，其他革兰阴性杆菌脑膜炎可用头孢曲松、头孢噻肟或头孢他啶，疗程常为 3 周

3. 对症支持治疗

(1)首要的治疗是保持患者的有效血容量，维持患者的血压，治疗败血症性休克，对于高颅压的患者应及时给予脱水降颅压治疗。

(2)监测生命体征，维持收缩压在12kPa(90mmHg)以上，输液不能过多过快，以免发生充血性心力衰竭，如有呼吸功能障碍，必要时气管插管和辅助呼吸。

(3)保证呼吸道通畅，昏迷患者呼吸道分泌物多者，要及时吸痰。必要时给予气管内插管。

(4)保证水、电解质和酸碱平衡，尤其患者合并高热或应用脱水药物时应记录出入量，给予常规监测。

(5)加强护理，并做好密切接触者的预防，防止交叉感染。

【预后】

本病虽病情较重，但接受及时、合理治疗后，大多数病例经数周或数月后恢复健康，少数病例遗有偏瘫、精神异常、智力低下、癫痫等。有意识障碍表现为昏迷的患者可导致死亡。

第二节　结核性脑膜炎

结核性脑膜炎(TBM)是由结核分枝杆菌感染脑膜和脊髓膜导致的非化脓性脑膜炎，是结核分枝杆菌感染中枢神经系统引起的最常见的中枢神经系统炎症。常为亚急性或慢性起病，主要临床表现为低热、头痛、呕吐、脑膜刺激征阳性。诊断结核性脑膜炎的主要依据是脑脊液检查，表现为压力增高、蛋白定量增高，白细胞数增高、以淋巴细胞为主，糖和氯化物降低，如涂片和培养能找到结核分枝杆菌则可确诊。本病可发生于任何年龄，以青少年为多见，早期诊断和及时合理治疗是提高治疗效果和减少死亡率的关键。

【病因】

结核性脑膜炎是结核分枝杆菌导致脑膜和脊髓膜的非化脓性炎症。近年来国内外结核病发病率和病死率逐年增高。结核性脑膜炎约占全身性结核病的 6%，结核杆菌经血行播散后在软脑膜下种植，形成结核结节，结节破溃后大量结核菌进入蛛网膜下腔引起结核性脑膜炎。

【临床表现】

可见于任何年龄。约 20%在 5 岁前发病，80%在 40 岁前发病。但 6 个月以下的婴幼儿较少发病。通常为亚急性起病，症状轻重不一，年龄越小，早期症状不典型，病程约可分为 3 期，但各期间并无明显界线。

1. 早期（前驱期）　表现为低热、盗汗、精神不振、食欲缺乏、头痛、恶心、呕吐、情绪不稳、易激动、便秘、体重下降等。婴幼儿发病急，可表现为急起高热，开始即出现脑膜刺激征或以惊厥为首发症状。

2. 中期（脑膜刺激期）　颅内压力明显增高，患者头痛加剧，并有喷射性呕吐，颈项强直明显，Kernig 征与 Brudzinski 征阳性，可有惊厥发作，小儿可出现“脑性尖叫”，神志由嗜睡渐转为意识模糊，婴儿主要表现为前囟饱满或膨隆。可有眼睑下垂、复视、瞳孔改变、斜视、面瘫等脑神经麻痹征象。亦可出现肢体瘫痪，可伴失语。眼底检查可发现脉络膜上血管附近有圆形或长圆形苍白色外围黄色的结核结节及视盘水肿。

3. 晚期（昏迷期）　以上症状渐加重，逐渐进入昏迷，可有频繁发作的阵挛性或强直性抽搐发作，反射消失，大小便失禁。晚期可有高热、呼吸不规则或呈潮式呼吸。

本病自然病程于 6～8 周死亡，如能早期诊断及有效治疗，康复率可达 90%。恢复的患者中约 25%留有或轻或重的后遗症，包括智能障碍、瘫痪、耳聋、失明、癫痫、眼肌麻痹、面瘫等。发病 2～3 年可发现颅内钙化灶。

【辅助检查】

1. 血常规检查　大多正常，部分患者血沉可增高，伴有抗利尿激素异常分泌综合征的患者可出现低钠和低氯血症。

2. 胸部X线检查　如发现肺结核(原发综合征、支气管淋巴结核、粟粒性结核等)有助于诊断,但阴性结果不能否定诊断。

3. 脑MRI检查　可发现基底池渗出物显示T_1WI低信号和T_2WI高信号,脑膜强化。

4. 皮肤结核菌素试验　约50%的患者阳性。

5. 脑CT检查　可发现蛛网膜下腔中渗出物增多,脑积水、脑梗死灶(常见大脑中动脉穿支供血区)和脑膜强化等。

6. 脑脊液检查　压力增高可达400mmH_2O或以上,外观无色透明或微黄,静置可有薄膜形成;淋巴细胞数显著增多,常为$(50\sim500)\times10^6/L$;蛋白质增高,通常为1～2g/L,糖及氯化物下降,典型脑脊液改变可高度提示诊断。脑脊液抗酸染色仅少数为阳性,脑脊液培养出结核菌可确诊,但需大量脑脊液和数周时间。

7. 结核菌素试验　早期患者可呈阳性反应,严重患者可呈阴性反应。

【诊断要点】

1. 临床表现

(1)可有结核患者接触史,身体其他部位可查找到结核病灶。

(2)亚急性起病有低热、乏力、盗汗等全身不适症状。

(3)有头痛、呕吐、视力减退等颅内高压症状。

(4)脑膜刺激征阳性。

2. 辅助检查

(1)脑脊液检查,颜色清亮或微黄,压力高,白细胞数增加,以淋巴细胞为主,蛋白增高,糖和氯化物降低。

(2)脑脊液抗酸涂片或培养找到结核分枝杆菌。

(3)影像学检查CT或MRI发现脑膜强化,尤其是颅底脑膜强化,或有结核瘤。

(4)试验性联合足量抗结核治疗5～10天,最多2～3周,效果明显。

【鉴别诊断】

1. *新型隐球菌性脑膜炎* 起病更缓、病程更长，常有长期使用抗肿瘤或免疫抑制药物史，也可与结核性脑膜炎并存。颅内压力常显著增高，头痛剧烈与脑膜炎其他表现不相平行。结核菌素试验阴性，抗结核治疗无效。脑脊液改变与结核性脑膜炎相似，但涂片墨汁染色可找到真菌，特别是新型隐球菌，在沙氏培养基上有真菌生长，即可确诊。

2. *病毒性脑膜炎* 该病为一急性自限性疾病。起病急剧，发病前有感冒史。表现为高热、头痛、肌痛及轻微脑膜刺激征，一般情况较好，脑脊液除压力高和轻度白细胞增高外，其余检查正常。脑脊液无色透明，静置无薄膜形成，白细胞在 100×10^6/L 以上，蛋白含量正常或轻度升高，糖及氯化物含量正常。本病为自限性疾病，2～3 周自愈。

3. *脑室系统肿瘤* 脑脊液中白细胞可增高，糖含量降低，很像结核性脑膜炎，但无发热。迁延的病程找不到结核病灶，脑 CT 和 MRI 可发现肿瘤病灶即可确诊。

4. *化脓性脑膜炎* 起病急，有高热，脑脊液外观浑浊，细胞数多在 1000×10^6/L 以上。分类以中性粒细胞为主，涂片或培养可找到化脓性致病菌。经过部分性治疗的化脓性脑膜炎，表现为症状相对较轻、病程较长、脑脊液改变不典型，易和结核性脑膜炎相混淆。但前者对抗生素反应较好。

【治疗措施】

1. *结核性脑膜炎的治疗原则*

(1)应尽早治疗：根据典型的临床表现和脑脊液的变化应立即开始治疗，不强求病原学诊断，是提高疗效、防止复发和减少后遗症的关键。

(2)首选杀菌药，辅以抑菌药：常用的杀菌药有异烟肼(雷米封)、利福平，这两者均为细胞内外杀菌药；此外还有链霉素是细胞外杀菌药，吡嗪酰胺是细胞内杀菌药。抑菌药有对氨基水杨酸

(PAS)和乙胺丁醇等。

(3)选择药物时要注意药物是否通过血-脑脊液屏障:异烟肼和吡嗪酰胺能通过血-脑脊液屏障,其他药物则不易透过,在脑膜有炎症时可部分透过血-脑脊液屏障。

2. 一线抗结核药物　见表7-2。

表7-2　联合用药方案主要的一线抗结核药物

药物	成人日常用量	儿童日常用量	用药途径	用药时间
异烟肼(INH)	900～1200mg,每日1次	10～20mg/kg	静脉及口服	1～2年
利福平(RFP)	450～600mg,每日1次	10～20mg/kg	口服	6～12个月
吡嗪酰胺(PZA)	500mg,每日3次	20～30mg/kg	口服	2～3个月
乙胺丁醇(EMB)	750mg,每日1次	15～20mg/kg	口服	2～3个月
链霉素(SM)	750mg,每日1次	20～30mg/kg	肌内注射	3～6个月

【预后】

1. 预后与患者年龄、病情、治疗是否及时有关,发病时昏迷是预后不良的重要指征。

2. 临床症状体征完全消失,脑脊液的白细胞数、蛋白质、糖和氯化物恢复正常提示预后良好。即使经过适当治疗,仍有约1/3的结核性脑膜炎患者死亡。

第三节　病毒性脑膜炎

病毒性脑膜炎是一组由各种病毒感染引起的脑膜急性炎症性疾病,临床以发热、头痛和脑膜刺激征为主要表现,脑脊液检查有炎性改变。本病是临床最常见的无菌性脑膜炎,大多呈良性过程。

【病因】

85%～95%病毒性脑膜炎由肠道病毒引起。该病毒属于微小核糖核酸病毒科，有 60 多个不同亚型，包括脊髓灰质炎病毒、柯萨奇病毒 A 和 B、埃可病毒等，其次为流行性腮腺炎病毒、单纯疱疹病毒和腺病毒。

【临床表现】

1. 夏秋季高发，热带和亚热带可终年发病。儿童多见，急性起病，出现病毒感染全身中毒症状，如发热、畏光、肌痛、食欲减退、腹泻和全身乏力，脑膜刺激征如头痛、呕吐、轻度颈强和 Kernig 征等。患儿病程超过 1 周，成年可持续 2 周或更长。

2. 临床表现因患者年龄、病毒种类而不同。幼儿可见发热、呕吐和皮疹等，颈强较轻。肠道病毒 71 型脑膜炎常见手-足-口综合征；埃可病毒 9 型脑膜炎常见非特异性皮疹。

3. 脑压可增高；细胞数增多 $(10\sim1000)\times10^6/L$，早期以中性粒细胞为主，8～48 小时后以淋巴细胞为主；蛋白含量轻度增高，糖水平正常。急性肠道病毒感染可用咽拭子、粪便分离病毒，PCR 可检查 CSF 病毒 DNA。

【辅助检查】

1. *血常规*　白细胞大多正常，约 1/3 的患者白细胞减少。

2. *血清学试验*　血或脑脊液进行抗体检测可进行快速诊断。在恢复期与急性期抗体滴度呈 4 倍以上的升高有诊断意义。病毒特异的 IgM 测定也有助于早期诊断。

3. *脑脊液*　脑脊液的异常在第 4～6 天最为明显。腰椎穿刺脑脊液压力常增高，外观清亮、无色，偶有微混。白细胞计数通常为 $(10\sim100)\times10^6/L$，淋巴细胞占 3/4，但早期可能以中性粒细胞为主。蛋白、糖及氯化物含量一般正常。

若白细胞增高持续以中性粒细胞为主或蛋白含量高于 1500mg/L，则病毒性脑膜炎可能性极小。如糖含量降低，则需考虑 TBM 或真菌性脑膜炎等。脑脊液细菌学检查为阴性。

4. *神经影像学*　由于脑实质病变轻微，CT 或 MRI 检查往往正常。

5. 病毒PCR　在脑脊液中检测各种病毒核酸有极高的敏感性和特异性，可用于早期诊断，有临床意义。

6. 病毒学检查　脑脊液的病毒分离或培养可确诊，但临床意义非常有限。

【诊断要点】

1. 临床表现

(1)急性或亚急性起病的全身感染中毒症状，如发热、畏冷、食欲缺乏、全身酸痛和乏力等。

(2)有脑膜刺激症状，如头痛、呕吐等。

(3)脑膜刺激征阳性。

2. 辅助检查

(1)脑脊液检查，颜色清亮透明。压力正常或轻度增高，白细胞轻度增高，一般为$(20\sim100)\times10^6$/L，以淋巴细胞为主。蛋白正常或轻度增高，糖和氯化物含量正常。

(2)有皮肤疱疹和腮腺肿大等病毒感染证据。

(3)病毒学检查分离出某种病毒，特别脑脊液中分离出病毒可确诊。

【鉴别诊断】

1. 新型隐球菌性脑膜炎　起病缓慢，病程迁延。脑脊液糖含量降低，涂片墨汁染色可发现厚荚膜膜圆形发亮的就是隐球菌。在沙氏培养基上有真菌生长，即可确诊。

2. 结核性脑膜炎　缓慢起病、病程较长。脑脊液外观微混，静置后有薄膜形成，白细胞数更高，蛋白定量增高，糖及氯化物含量降低，脑脊液涂片可检出结核分枝杆菌。不经特殊治疗病情将逐渐严重。

3. 化脓性脑膜炎　脑脊液外观浑浊，细胞数多在1000/L以上，分类以中性粒细胞为主，涂片或培养可找到化脓性致病菌。脑脊液中纤维结合蛋白浓度及溶菌酶活性的测定有助于疾病的鉴别：化脓性脑膜炎时纤维结合蛋白浓度及溶菌酶活性均明显升高；而病毒性脑膜炎时纤维结合蛋白浓度明显降低，溶菌酶活性不升高。

【治疗措施】

病毒性脑膜炎是一种良性、自限性疾病，一般不需要应用抗病毒药物。

1. *一般治疗*　急性期要卧床休息，头痛较重者可口服镇痛药，如芬必得，每次 300mg，每日 2 次。

2. *有颅内高压症状者*　可给予 20%甘露醇，每次 125ml，静脉滴注，每日 4 次。有癫痫发作者可给予丙戊酸钠，每次 200mg，每日 3 次。

3. *抗病毒治疗*　对水痘-带状疱疹病毒感染有效，可给予阿昔洛韦抗病毒治疗。对水痘-带状疱疹病毒感染可给予阿昔洛韦，剂量为每日 10～15mg/kg，加入 5%葡萄糖或生理盐水 250ml，静脉滴注，连用 10～15 天。

4. *其他*　肾上腺皮质激素有抗炎、抗水肿作用。可给予地塞米松，每次 10mg 加入抗病毒药物中，静脉滴注。

【预后】

本病是一种自限性疾病，大多呈良性过程。

第四节　疱疹病毒脑炎

一、急性坏死性脑炎

急性坏死性脑炎又称单纯疱疹病毒性脑炎（HSE），是中枢神经系统最常见的病毒感染性疾病，是由单纯疱疹病毒（HSV）感染引起的一种急性中枢神经系统感染性疾病。单纯疱疹病毒最常侵及大脑颞叶、额叶及边缘系统，引起脑组织出血性坏死和（或）变态反应性脑损害。本病一年四季均可发病，无明显性别差异，任何年龄均可发病。

【病因】

单纯疱疹病毒是一种嗜神经 DNA 病毒，分为 1 型和 2 型。约 90% 人类急性坏死性脑炎由 HSV-1 型引起，引起口唇疱疹，是成人及较大儿童的单纯疱疹及其脑炎的病原体；6% ~ 15% 由 HSV-2 型所致，是新生儿疱疹感染包括脑炎的病因，HSV-2 型主要通过性接触传播，新生儿可通过胎盘或经产道感染。

【临床表现】

急性坏死性脑炎在任何年龄均可发病，约 2/3 的病例发生于 40 岁以上的成人，发病无季节性。原发感染潜伏期为 2～21 天，平均 6 天。前驱期可有发热、周身不适、头痛、肌痛、嗜睡、腹痛或腹泻等症状。通常急性起病，约 1/4 的患者有口唇疱疹史，可有高热达 38.4～40.0℃。病程数日至 1～2 个月。

常见症状包括头痛、呕吐、轻微意识障碍、记忆丧失、嗅觉缺失、轻偏瘫、失语、偏盲、共济失调和颈强，可见展神经麻痹、眼球协同功能障碍及震颤、舞蹈样动作和肌阵挛等。

约 1/3 的患者出现全面性或部分性癫痫发作，可为首发症状，常见单纯部分性发作继发全面性发作，复杂部分性发作提示颞叶受损。部分患者精神症状突出或为首发或唯一症状，表现为注意力涣散、反应迟钝、言语减少、淡漠、呆坐、木僵或缄默，也可有动作增多、行为奇特及冲动行为，智能障碍明显，生活不能自理等情况发生。

病情常在数日内快速进展，出现意识障碍，如意识模糊或谵妄，随病情加重出现嗜睡、昏睡、昏迷或去皮质状态，部分患者疾病早期迅即昏迷。重症患者因广泛脑实质坏死和脑水肿引起颅内压增高和脑疝，甚至导致死亡。存活患者常遗留记忆和行为障碍等后遗症。

【辅助检查】

1. 影像学检查　CT 可见单或双侧颞叶、海马及边缘系统局灶性低密度区，可有增强效应。低密度病灶中散布点状高密度提示颞叶出血性坏死，支持急性坏死性脑炎诊断。MRI 可见 T_1WI 低信号、T_2WI 高信号病灶。影像学检查也可正常。单光子发射计算机断层成像术(SPECT)用锝进行脑扫描可显示弥漫性异常；或在颞叶的坏死部位显示低灌注区。异常的阳性率约占 50%。

2. CSF 病原学检查　采用 ELISA 和 Western 印迹法检测 HSV-IgM、HSV-IgG 特异性抗体，病程中有 2 次以上抗体滴度呈 4 倍以上增加即可确诊。用 PCR 检测脑脊液 HSV-DNA 可早期快速诊断。

3. 脑电图　80%～90%的病例在病程早期即显示脑电图异常，虽然特异性较低，但可先于 CT 的改变。常在一侧颞区出现周期性尖波、棘波或棘慢复合波。脑电图的异常也可见于双侧，为预后不良的征兆。

4. 脑脊液检查　HSV-1 型脑炎常见颅内压增高，CSF 淋巴细胞增多为主，$(50\sim100)\times10^6$/L，可高达 1000×10^6/L；蛋白正常或轻度增高(通常 800～2000mg/L)，糖和氯化物正常。重症病例可见脑脊液黄变和红细胞，糖含量减少。

【诊断要点】

单纯疱疹病毒性脑炎的主要诊断标准如下。

1. 有口唇或生殖道疱疹史，或此次发病有皮肤、黏膜疱疹。

2. 起病急，病情重；临床表现有上呼吸道感染前驱症状或发热、咳嗽等。

3. 脑脊液常规检查符合病毒感染特点。

4. 脑实质损害的表现，如意识障碍、精神症状、癫痫和肢体瘫痪等。

5. 脑电图提示有局灶性慢波及癫痫样放电。

6. 双份血清和脑脊液抗体检查有显著变化趋势。

7. 影像学(CT、MRI)显示额、颞叶软化病灶。

8. 病毒学检查阳性。通常有前 5 项改变即可诊断，后 3 项异常更支持诊断。

【鉴别诊断】

1. 流行性乙型脑炎　起病急骤，有明显季节性，病前有蚊虫叮咬史，患者以儿童及青少年居多，常有高热、抽搐和意识障碍，血和脑脊液乙脑抗体阳性。

2. 化脓性脑膜炎　婴幼儿多见，冬春季好发，全身感染中毒症状明显；外周血常规白细胞总数明显升高，中性粒细胞为主；脑脊液外观浑浊，压力增高，白细胞明显增高，以中性粒细胞为主，糖含量显著降低。脑脊液沉渣涂片可查及致病菌。

3. 脑肿瘤　慢性病程，无感染症状，神经系统局灶性体征明显，脑脊液蛋白定量增高，细胞数正常，CT 或 MRI 有助于诊断。

【治疗措施】

1. 治疗原则　主要包括抗病毒治疗，辅以免疫治疗和对症支持治疗（维持营养及水、电解质平衡，物理降温，脱水降颅压，加强护理）。

2. 病因治疗

（1）首选药物：治疗急性坏死性脑炎的首选药物是阿昔洛韦，也是最有效的抗病毒药物，剂量为每日 15～30mg/kg，分 3 次静脉滴注（每 8 小时 1 次），每次需滴注 1 小时，疗程为 14～21 天。此药主要经肾排泄，肾病患者慎用。其不良反应甚少，偶见神经毒性反应，如意识改变、震颤、幻觉及癫痫发作。

（2）次选药物：阿糖腺苷，用法为每日 15mg/kg，静脉滴注，每日量要在 12 小时滴完，10 天为 1 个疗程。其可引起造血功能障碍，由于难溶于水，输液量大，对颅内压增高的患者颇为不利。对阿昔洛韦无效的病例还可选用膦甲酸钠，尤其对 TK 酶缺陷的单纯疱疹病毒变异株感染有效。

3. 免疫治疗

（1）干扰素：具有广谱抗病毒活性，而对宿主细胞损害极小。α-干扰素治疗剂量为每日 60×10^6U，连续肌内注射 30 天；也可用 β-干扰素全身用药与鞘内注射联合治疗。

(2)转移因子:可使正常淋巴细胞致敏而转化为免疫淋巴细胞,治疗剂量为皮下注射每次 1 支,每周 1～2 次。

4. 对症治疗　对高热、抽搐、精神异常及颅内压增高的患者,可给予降温、解痉、镇静及脱水降颅压等相应治疗,可应用地塞米松等激素制剂来减轻脑水肿,克服脱水药所致的颅内压反跳作用,宜早期、大量、短程使用。

【预后】

预后取决于治疗是否及时和疾病的严重程度。本病未经抗病毒治疗、治疗不及时或治疗不充分,以及病情严重的患者预后不良,死亡率高达 60%～80%。发病数日内及时给予足量的抗病毒药物治疗,多数患者可治愈。但 10%患者可能留有不同程度的精神智力障碍、癫痫、瘫痪等后遗症。因此,急性坏死性脑炎强调早期诊断和早期治疗。

二、水痘-带状疱疹脑炎

水痘病毒和带状疱疹病毒的大小、形态和免疫学上都是一致的,表明水痘病毒和带状疱疹病毒,实际上是一种病原体,统称为水痘-带状疱疹病毒(VZV),它是唯一的仅感染人类的嗜神经疱疹病毒。除水痘和带状疱疹的皮肤损害外,水痘-带状疱疹病毒还可引起神经系统不同部位的病损(包括三叉神经和面神经等脑神经、周围神经、脊髓、脑膜、脑血管以及脑实质等),产生相应症状。脑实质受侵犯时称为水痘-带状疱疹病毒脑炎。

【病因】

水痘-带状疱疹病毒能侵犯 CNS 与 PNS(周围神经系统)的每一部分,是水痘-带状疱疹脑炎或称水痘-带状疱疹病毒脑炎的病原体,水痘-带状疱疹病毒的结构特征与其他疱疹病毒相似。电镜观察与 HSV 近似,血清学试验可资鉴别。老年或免疫功能受损者是易感人群,但儿童或具有免疫活性者也可受感染而发病。

【临床表现】

1. 水痘-带状疱疹脑炎　水痘-带状疱疹病毒脑炎与带状疱疹的发病年龄一样,好发于年长者。脑炎的发生时间与出疹关系不尽相同。多数患者出疹在前,随后发生脑受损征象,二者间隔时间平均为9天,可长达3~5周,此时皮疹已消退,仅遗留色素沉着斑;偶见脑部症状先于皮肤损害者,间隔时间也可长达3周;脑炎与皮肤损害同时发生者也属偶见现象。

几乎由水痘-带状疱疹病毒感染引起的CNS感染都包括卒中,大多数疾病不是原发性脑炎,而是继发于脑动脉受到大量病毒感染引起的单灶性或多灶性脑梗死。

水痘-带状疱疹病毒血管病虽以免疫受损患者多见,但也可见于免疫正常的患者;水痘或带状疱疹感染后均可发生;呈单一病灶或多个病灶,动脉受累通常不止一支,因此以多个病灶居多。

常见缺血性脑血管疾病的临床特点,除短暂脑缺血发作外,还有头痛、精神状态改变、失语、共济失调、偏身感觉障碍、偏盲和单眼视力丧失等。至于动脉瘤、颈动脉夹层、蛛网膜下腔出血以及脑出血,则是较为少见的并发症。

2. 水痘脑炎

(1)小脑炎:小脑炎是良性自限性疾病,起病突然,通常在水痘出现后1周才发病,见于15岁以下的儿童和少年,应属于感染后脑炎。主要症状为构音障碍、眼球震颤、共济失调、恶心、呕吐和头痛等。预后较好,能完全康复。

(2)水痘脑炎:由水痘病毒直接侵犯CNS所致,也发生于水痘出现后不久,呈暴发性病程,发热、头痛、意识障碍和癫痫发作,可有脑膜刺激征及神经系统受损的局限性体征。

(3)血管病变:参见水痘-带状疱疹脑炎的临床表现。

【辅助检查】

鉴于水痘-带状疱疹病毒脑炎的临床表现多样化,水痘-带状疱疹病毒再活化引起的神经系统并发症可无皮疹,辅助检查显然具有重要的诊断价值。

1. 脑脊液检查 脑脊液常清亮无色,白细胞轻至中度增高,少于 100×10^6/L,以单核细胞为主,常可查见红细胞,蛋白质含量轻至中度增高,糖和氯化物正常。

2. 病原学检查

(1)对于儿童水痘患者,在病程的第1周应用 PCR 测定脑脊液的 VZV DNA 与测定血清特异性 IgM 抗体,有助于诊断水痘-带状疱疹病毒的 CNS 并发症;对于成年患者,可同时测定脑脊液 VZV DNA 和脑脊液(鞘内合成)IgM 特异性抗体。

(2)对于 VZV 脑血管病患者,可应用 PCR 测定脑脊液的 VZV DNA 和酶免疫试验测定脑脊液的抗 VZV IgG 抗体,以抗 VZV IgG 的诊断价值更高,阳性 VZV DNA 虽有助于诊断,如果阴性却不能排除 VZV 血管病,只有二者均为阴性时才能排除。

(3)PCR 测定包括巢式 PCR 与实时 PCR。一般而言,不论有无带状疱疹和水痘皮肤损害病史,PCR 对 VZV 所致神经系统感染有诊断价值,VZV DNA 可存在于患者的脑脊液内。

(4)其他方法:直接免疫荧光染色或免疫过氧化酶染色检测病毒抗原,当天可获结果,有助于区分感染源是 VZV 还是 HSV。

(5)病理学检查:从皮疹基底取材 Tzanck 法涂片进行细胞学检查;从病变组织培养分离病毒,也可见 Cowdry A 型包涵体、VZV 抗原和核酸。病毒培养是诊断的"金标准"。

3. 影像学检查 脑血管受损是 VZV 所致脑病的主要部位,纯脑炎较少见,MRI 或 CT 常显示缺血性脑梗死的改变,以 MRI 更有优势。

【诊断要点】

1. 水痘或带状疱疹的典型皮肤损害有助于诊断,无皮疹的病例需通过其他环节进行判断。

2. 带状疱疹的好发部位除后根神经节外,还有三叉神经的半月神经节受累,引起疱疹性角膜炎;面神经的膝状神经节受累,引起外耳道疱疹及周围性面瘫。

3. 上述辅助检查的有关变化。

【鉴别诊断】

1. 病毒感染　详细了解病史及症状至关重要。出现皮疹者要与其他的疱疹病毒脑炎(如 HSVE)区分,如果是老年人或免疫功能受抑制者,即使未见带状疱疹,也应仔细查明病因;夏令发病者需与虫媒病毒或肠道病毒感染相鉴别;冬天发病提示流感病毒感染;所在地区如亚洲,应考虑流行性乙型脑炎。结合临床表现和各种辅助检查一般不难鉴别。

2. 脑血管疾病　VZV 的神经系统并发症易累及脑血管,呈卒中样起病。但水痘或带状疱疹等皮肤损害是 VZV 感染的主要依据。

3. 脑炎或脑膜脑炎　许多病原体都可引起脑炎或脑膜脑炎,包括化脓性细菌、结核分枝杆菌和真菌,施行腰椎穿刺检测脑脊液可获得重要的诊断依据。

【治疗措施】

1. 抗病毒治疗　抗病毒治疗与 HSVE 相似。VZV 血管病可有阿昔洛韦及伐昔洛韦的选择。

(1)阿昔洛韦:10～15mg/kg,静脉滴注,每天 3 次,至少 14 天为 1 个疗程;口服阿昔洛韦每次 800mg,每天 5 次,7 天为 1 个疗程。

(2)伐昔洛韦:静注阿昔洛韦疗效欠佳时,可再口服伐昔洛韦,每次 1g,每天 3 次,应用 1～2 个月。

(3)膦甲酸钠:60mg/kg,静脉滴注,每 8 小时 1 次,连用 14～21 天,可作为以上两种药物的替代治疗。

(4)泛昔洛韦:500～750mg,口服,每天 3 次,应用 7 天。

2. 肾上腺皮质激素　水痘患者应用皮质酮有造成皮疹发展的危险。应用激素治疗带状疱疹并发症也有争议,主张应用的学者提出,激素必须与抗病毒药物联合使用,可能缓解急性期症状,用于无主要禁忌证的患者。有学者建议泼尼松剂量为每日60mg(每日1mg/kg),连用5天即可,以免加重感染;有学者赞同泼尼松龙用量为每日40mg,以后逐渐减量,共用3周。

3. *对症支持治疗*　也包括物理降温,降低颅内压,控制癫痫发作和补充营养等,加巴喷丁或普瑞巴林可用于治疗疱疹后神经痛。

【预后】

接种疫苗:已获得美国FDA批准,用于60岁以上的人群,据统计预防注射可减少51%的带状疱疹发病率,减少66%的疱疹后神经痛,最常见的不良反应是注射部位的不适。我国尚无相关报道。

第五节　真菌性脑膜炎

一、新型隐球菌脑膜炎

隐球菌性脑膜炎(CM)是由新型隐球菌感染脑膜和脑实质所致的CNS的亚急性或慢性炎症性疾病。该病可见于任何年龄,以30－60岁成人发病率为高。在我国,各省、市、自治区均有散在发病。其发病率虽然不高,但病情严重、治疗棘手、死亡率高。临床以颅内压增高及脑膜刺激征为主要表现,极易误诊为结核性脑膜炎(TBM)。

【病因】

新型隐球菌呈球形或卵圆形,有分芽及较厚的细胞壁,周围有较厚的荚膜,不耐高温。皮肤和黏膜是感染的最初部位,常从呼吸道侵入人体,引起肺部炎症,可被局限于肺部,或在机体免疫力低下时而经血行播散至CNS,也可以由鼻腔黏膜直接扩散至脑。

隐球菌是条件致病菌,只有当宿主免疫力低下时才会致病。

因此，隐球菌感染更常见于有某些基础疾病如全身性免疫缺陷性疾病和慢性消耗性疾病的个体。但也见于并无上述基础疾病、发病原因不明者，且以青壮年为多见。部分患者的发病与鸽子粪接触史有关。

隐球菌荚膜多糖是重要的致病物质，可使机体免疫抑制，不仅易致肺部感染，且易于全身播散。由于CSF中缺乏正常血清中所含有的补体和抗隐球菌生长因子，所以易导致隐球菌脑膜炎的发生。

【临床表现】

1. *起病形式* 大多呈亚急性或慢性起病，病程迁延，进展缓慢，少数可急性发病。

2. *全身症状* 早期可有不规则低热，少数有高热，并见寒战、精神萎靡、食欲缺乏等。

3. *颅内高压与脑膜刺激症状*

(1)首发症状常为头痛，大多位于额颞区，最初为间歇性，逐渐转为持续性、进行性加重，伴有恶心、呕吐，背痛，视物模糊，部分患者有不同程度的意识障碍。

(2)可有脑膜刺激征：颈项强直、Kernig征、Brudzinski征阳性。眼底视盘水肿常见，可伴有眼底出血。

(3)晚期危重患者，当颅内高压失代偿时，可出现去脑强直现象，即四肢伸性强直、痉挛、严重时角弓反张，伴有意识障碍及瞳孔散大或两侧不等大，呼吸及循环功能障碍。

(4)其发作与脑干轴性移位、小脑幕疝或颅内压增高所致的脑血液循环障碍有关，为危险征象，可因枕骨大孔疝而致死亡。

4. *脑实质受损表现* 精神障碍如淡漠、烦躁、易激动、人格改变、记忆障碍、意识模糊等，局灶性神经症状如痫性发作、肢体瘫痪、失语、感觉障碍及共济失调等。

5. *脑神经损害表现* 以视神经为多见，如视力减退、视盘水肿，后期视神经萎缩，尚有展神经、动眼神经、面神经、听神经、三叉神经、舌下神经等受损之表现，多为脑底部蛛网膜下腔渗出粘连累及脑神经所致。

6. 其他表现　如合并有隐球菌肺炎可有胸痛、咳嗽、咳痰等表现。合并椎管内或脊髓内肉芽肿形成可引起脊髓压迫症。

【分型】

1. 脑膜炎型　以脑膜受损的症状为主。

2. 脑膜脑炎型　兼有脑膜及脑实质受损的表现。

3. 脑血管病型　血管炎引起脑梗死或出血，真菌性心内膜炎导致脑栓塞。

4. 颅内占位病变型　肉芽肿、脓肿、囊肿引起局灶性占位体征。

【辅助检查】

1. 脑脊液检查　压力常增高，白细胞数轻度、中度增多，一般为(10～500)$\times 10^6$/L，以淋巴细胞为主，蛋白质含量增高，糖含量降低。脑脊液离心沉淀后涂片做墨汁染色，检出隐球菌可确定诊断。脑脊液真菌培养亦是常用的检查方法。

2. 影像学检查　CT 和 MRI 可帮助诊断脑积水。多数患者的肺部 X 线检查可有异常，肺中、下野呈浸润性病变，可形成结节、隐形菌球、空洞或胸腔积液，类似于结核性病灶、肺炎样改变或肺部占位样病灶。

3. 免疫学检查　本病早期或局限感染时，90％的病例血清或脑脊液可检出特异性抗体。因荚膜抗原从脑脊液中清除缓慢，或死亡细胞仍可释放抗原，即使脑脊液中分离不出新型隐球菌而抗原检测仍可为阳性。

【诊断要点】

1. 临床表现　亚急性或慢性起病的头痛患者，伴有低热、恶心、呕吐和脑膜刺激征。

2. 输助检查

(1)神经影像学发现患者脑实质内散在局限性炎性病灶和

(或)广泛的脑膜增强反应。

(2)腰椎穿刺检查提示颅内压增高,脑脊液常规和生化检查证实存在脑膜炎症改变,脑脊液墨汁染色发现带有荚膜的新型隐球菌。

【鉴别诊断】

由于本病与结核性脑膜炎的临床表现及脑脊液常规检查的结果非常相似,故临床常常容易误诊,脑脊液病原体检查可鉴别。也要注意与部分治疗的化脓性脑膜炎、其他的真菌感染性脑膜炎和细菌性脑脓肿相鉴别。根据临床特点及病原学检测,结合影像学检测手段不难进行鉴别。

【治疗措施】

1. 抗真菌治疗

(1)两性霉素 B:是目前药效最强的抗真菌药物,但因其不良反应多且严重,主张与 5-氟胞嘧啶联合治疗,以减少其用量。成人首次用两性霉素 B 每日 1～2mg,加入 5%葡萄糖注射液 500ml 内静脉滴注,6 小时滴完;以后每日增加剂量 2～5mg,直至每日 1mg/kg,通常维持 12 周。也可经小脑延髓池、侧脑室或椎管内给药,以增加脑的局部或脑脊液中药物浓度。

(2)氟康唑:为广谱抗真菌药,耐受性好,口服吸收良好,血及脑脊液中药浓度高,对隐球菌脑膜炎有特效。每日 200～400mg,每日 1 次,口服,5～10 天血药浓度可达稳态,疗程一般 6～12 个月。不良反应为恶心、腹痛、腹泻、胃肠胀气及皮疹等。

(3)5-氟胞嘧啶(5-FC):可干扰真菌细胞中嘧啶生物合成。单用疗效差,且易产生耐受性,与两性霉素 B 合用可增强疗效,每日剂量 50～150mg/kg,分 3～4 次,1 个疗程为数周至数月。

2. 颅内高压处理　降低颅内压,减轻脑水肿,防止脑疝发生是降低 CM 死亡率的重要措施。

(1)脱水药的应用:包括 20%甘露醇、甘油果糖、利尿药的应用。

（2）腰椎穿刺放CSF减压：为IDSA指南推荐的措施，被认为是有效快速的降颅压方法。腰椎穿刺后测压，缓慢放出CSF 5～10ml或将CSF压力降至180mmH_2O以下，隔天1次。国内学者认为可在放CSF后做AmB鞘内注射，7～14次为1个疗程。此方法可在短期内排掉炎性CSF，降低颅内压，但若有脑积水存在或有脑疝风险时不宜做腰穿放液。

（3）侧脑室穿刺引流术：对于存在脑积水、颅内高压明显时，该手术能立即降低颅内压，减少脑疝的威胁，以赢得进一步抗真菌治疗的时间。脑室外引流管可以放置7～14天。

（4）脑室腹腔分流术：适用于已做过脑室外引流术拔管后仍有颅内高压或脑积水者。

（5）去骨瓣减压及病灶切除术：对于脑水肿严重又无明显脑室扩大而不能做脑室引流术者可做去骨瓣减压术。若有较大肉芽肿形成而有占位效应者可手术切除病灶。

【预后】

本病常进行性加重，预后不良，病死率较高。未经治疗者常在数月内死亡，平均病程为6个月。治疗者也常见并发症和神经系统后遗症，可在数年内病情反复缓解和加重。

二、毛霉菌性脑膜炎

该病为毛霉菌感染所致的急性或慢性CNS疾病。

【病因】

毛霉菌是广泛存在于自然界的腐生菌，常见于腐败物质及土壤中，为条件致病菌。当人体免疫力低下（如患有AIDS、菌群失调或慢性消耗性疾病）时可能引发毛霉菌病。

【临床表现】

1. CNS感染的表现　主要是颅内高压、神经功能受损及脑膜刺激征的表现：头痛、恶心、呕吐，眼肌麻痹、海绵窦综合征，偏瘫、抽搐，意识障碍及颈项强直、Kernig征阳性等。

2. 鼻、眼原发病灶的表现　鼻腔、鼻窦出现黑色坏死，鼻腔内可见暗红色血性分泌物，鼻甲骨变黑及坏死。眼球突出、眼部充血、眶周疼痛、眼睑下垂等。

【辅助检查】

1. 脑脊液检查　CSF压力增高、细胞数增多、蛋白含量增高，糖含量降低。CSF涂片很难发现菌丝及孢子，但培养可能有阳性结果。

2. 查找菌丝　取鼻腔及眼部分泌物、CSF、鼻甲或鼻窦组织、脑组织活检标本，经10%氢氧化钾处理后，在显微镜下发现宽大的菌丝。

3. 脑CT及MRI　可见鼻、鼻窦或眼部感染征象，能发现颅底脑膜、脑实质内病灶如脓肿、肉芽肿改变，半球深部出血、梗死以及海绵窦血栓形成等，对本病的诊断有重要价值。

【诊断要点】

1. 病史中有导致免疫功能低下的基础疾病。

2. 有颅内感染的表现。

3. 有鼻、鼻窦及眼部感染的表现。

4. 腰穿CSF有炎性改变，CSF可培养出黄绿色菌落。

5. 病灶分泌物、组织镜检可发现毛霉菌菌丝。

6. CT及MRI表现可作为参考。

【鉴别诊断】

需借助于病原学检查与其他原因引起的脑脓肿及非特异性肉芽肿相鉴别。

【治疗措施】

该病预后差、死亡率高，单用药物治疗效果不好，药物治疗同时手术清除病灶，可降低死亡率。

1. 抗真菌治疗　参考隐球菌性脑膜炎治疗，用AmB治疗有效。

2. 手术治疗　对于鼻腔、鼻窦、眼眶周围病灶及较大的颅内病灶应进行清创及手术切除。

3. *其他措施* 控制颅内高压、治疗基础疾病、高压氧治疗、对症支持治疗等。

三、曲霉菌性脑膜炎

该病是曲霉菌引起的颅内感染。

【病因】

曲霉菌广泛存在于自然界以及人体表面及体内,为条件致病菌,只有当机体免疫力低下时才能引起曲霉菌病,偶可经血行播散引起脑膜炎,人类主要由呼吸道吸入曲霉菌分生孢子,引起支气管或肺部感染,或引起鼻、眼、耳部感染。既可经血行播散入脑,也可自邻近器官如鼻、鼻窦、眼眶病灶或耳直接蔓延入颅内眼眶病灶或耳直接蔓延入颅内眼眶病灶或耳直接蔓延入颅内眼眶病灶或耳直接蔓延入颅内。

【临床表现】

1. *颅内感染表现* 有头痛、恶心、呕吐及眼底水肿等颅内高压表现,有局灶性定位体征如海绵窦综合征、偏瘫等,有脑膜刺激征如颈项强直、克氏征阳性,偶有痫性发作。但以上表现与其他原因所致的颅内感染及占位病变难以鉴别。

2. *肺部、鼻、眼部感染的表现* 咳嗽、咳痰,鼻塞、鼻腔分泌物增多、鼻窦区压痛,视力减退、角膜溃疡,眼眶周围软组织炎症、眶尖综合征等。可能发生曲霉菌败血症而造成多个脏器脓肿而引起严重的全身感染征象。

【辅助检查】

1. *脑脊液检查* CSF 压力增高、有炎性改变,CSF 涂片很难发现曲霉菌的菌丝及孢子,但可培养出黄绿色菌落。

2. *感染坏死组织或分泌物曲霉菌培养* 可呈阳性。

3. *PCR 扩增曲霉菌 DNA 检查* 可用于 CSF 及组织标本检测。

4. 脑 CT 及 MRI 检查　可发现局灶性颅前窝及脑实质内病灶、灶周水肿，增强扫描病灶可有强化。可见鼻腔、鼻窦、眼眶组织感染坏死征象。

【诊断要点】

1. 在眼、鼻或全身曲霉菌病临床表现的基础上出现 CNS 感染表现。

2. 有导致机体免疫力下降的基础疾病。

3. CSF 培养出曲霉菌，但阳性率低。

4. 局部病变组织或分泌物病理检查或微生物学检查阳性有助于明确诊断。

5. 影像学改变可作为参考。

【鉴别诊断】

应与其他病菌引起的颅内感染及颅内占位病变相鉴别，病理及病原学检查至关重要。

【治疗措施】

本病预后较差、病死率较高，治疗措施如下。

1. 抗真菌治疗　参考隐球菌性脑膜炎治疗，用 AmB、VCZ 治疗，也可用卡泊芬净或米卡芬净治疗。

2. 手术治疗　清除鼻部、眼眶周围病灶，对于颅内较大病灶也可手术切除。

3. 其他措施　控制颅内高压，积极治疗基础疾病，对症、支持治疗。

第六节　神经梅毒

神经梅毒是指由苍白密螺旋体感染引起大脑、脑膜或脊髓损害的临床综合征，是晚期（Ⅲ期）梅毒全身性损害的重要表现。梅毒侵犯中枢神经系统可发生在病程的各个阶段，主要累及脑脊髓膜、脑血管、脑实质和脊髓等部位。一般说来，没有经过恰当治疗的梅毒患者约有 20%可发展为无症状神经梅毒，而神经梅毒患者可达梅毒感染者的 10%。早期梅毒未得到及时正规和足量的治疗是导致神经梅毒发生、发展的重要因素。

【病因及发病机制】

苍白密螺旋体感染是导致神经梅毒的根本原因。后天感染多由性行为所致，先天梅毒则通过胎盘由患病母亲传染给胎儿。

【临床表现】

常见无症状型、脑膜炎型和血管型，脑实质型如脊髓痨和麻痹性痴呆。

1. *脑膜神经梅毒炎*　常见于原发性感染 1 年内，可见发热、头痛和颈强等脑膜炎症状。无特异性异常体征，偶见双侧面瘫或听力减退，阻塞性或交通性脑积水等。

2. *脊髓膜血管梅毒*　表现横贯性（脊膜）脊髓炎，如运动、感觉及排尿障碍等，需注意与脊髓痨鉴别。

3. *麻痹性神经梅毒*　也称麻痹性痴呆或梅毒性脑膜脑炎，常见记忆丧失、精神行为改变，后期出现严重痴呆、四肢瘫和癫痫发作等。

4. *膜血管梅毒*　脑膜与血管联合病变出现于原发感染后 5～30 年，内囊基底节区 Heubner 返动脉、豆纹动脉等最常受累，出现偏瘫、偏身感觉障碍、偏盲和失语等，颇似脑梗死的症状体征，发病前可有持续数周的头痛、人格改变等前驱症状。

根据年轻患者有罹患性病的危险因素、血清学及脑脊液检查、MRI 显示内囊基底节区缺血病灶和脑膜增强信号等可以诊断。

5. *脊髓痨*　见于梅毒感染后 15～20 年，表现脊髓症状，如下肢针刺或闪电样疼痛、进行性感觉性共济失调、括约肌及性功能障碍等，阿-罗瞳孔是重要体征。膝反射和踝反射消失，下肢震动觉和位置觉缺失。

10%～15%的患者出现内脏危象，如胃危象表现突然胃痛伴呕吐，持续数日，疼痛可迅速消失，钡餐透视可见幽门痉挛；肠危象为肠绞痛、腹泻和里急后重；咽喉危象为吞咽和呼吸困难；排尿危象为排尿痛和排尿困难。

病情进展缓慢，可自发或治疗后缓解，针刺样疼痛和共济失调常持续存在。

6. 无症状型　阿-罗瞳孔表现光反射消失，调节反射存在，是提示本病的唯一体征，血清学试验阳性，白细胞数＞5×10^6/L，MRI 显示脑膜增强信号等均为诊断的依据。

【辅助检查】

1. 特异性螺旋体血清学检测　螺旋体固定术试验（TPI）和荧光密螺旋体抗体吸附试验（FTA-ABS），可作为神经梅毒的确诊试验，但不能用作疗效评价。

2. 羊水检测　胎传梅毒产前诊断可采用羊膜穿刺抽取羊水，用单克隆抗体检测梅毒螺旋体。

3. 影像学检查　CT 或 MRI 可见脑膜强化、脑积水等征象，脑血管受损时可见梗死灶和血管狭窄。树胶肿可表现为脑组织内结核瘤样占位，周围组织受压。

4. 脑脊液检查　淋巴细胞数显著增多$(100\sim300)\times10^6$/L，蛋白质含量增高达 0.4～2g/L，糖含量减低或正常。

5. 非特异性螺旋体检测　性病检查试验（VDRL）、快速血浆抗体试验（RRR）、梅毒螺旋体凝集试验（TPHA），如试验阳性，则提示可能为神经梅毒。

【诊断要点】

神经梅毒的临床诊断必须同时满足以下 4 点。

1. 先天或后天感染史。

2. 血中梅毒螺旋体抗体滴度异常。

3. 有神经梅毒的临床症状和体征。

4. 脑脊液中非螺旋体抗体试验阳性。

【鉴别诊断】

该病要与其他各种原因的脑膜炎、脑炎、脑血管病、痴呆、脊髓病和周围神经病等鉴别，血液密螺旋体抗体效价增高及脑脊液密螺旋抗体阳性有重要价值。

【治疗措施】

1. *治疗原则*　本病治疗应早期开始。

2. *病因治疗*　青霉素 G 为首选药物，安全有效，可预防晚期梅毒的发生，每日剂量为 1200 万～2400 万 U，每 4 小时 1 次，静脉滴注，10～14 天为 1 个疗程。头孢曲松钠 1g，静脉滴注，每日 1 次，连用 14 天。对 β-内酰胺类抗生素过敏者可选多西环素 200mg，每日 2 次，连用 30 天。治疗后须在第 3、6、12 个月及第 2、3 年进行临床检查和血清、脑脊液梅毒试验，在第 6 个月脑脊液白细胞数仍增高、血清 VDRL 试验仍呈 4 倍增加者，可静脉注射大剂量青霉素重复治疗。

3. *对症支持治疗*　卡马西平 0.1～0.2g，每日 3 次，可用于缓解闪电样疼痛。阿托品、甲氧氯普胺和吩噻嗪类药物对内脏危象有一定治疗作用。如有癫痫发作，应给予抗癫痫药治疗。抗精神病药物可用于有精神症状的患者。如果出现夏科关节，应给予相应的骨关节保护治疗。

【预后】

预后与梅毒的类型有关。35％～40％麻痹性神经梅毒患者不能独立生活，未经治疗可于 3～4 年死亡；脊髓梅毒预后不确定，大多数患者可停止进展或改善。

第七节　寄生虫病

一、脑囊虫病

脑囊虫病是猪绦虫幼虫（囊尾蚴）寄生脑组织形成包囊所致，

是我国最常见的中枢神经系统寄生虫病之一。囊虫(即猪囊尾蚴)也可以寄生于身体其他部位,以皮下、肌肉、眼、口腔等处多见;肺、心、骨骼也可见到。在神经系统中,囊虫病多见于脑膜、大脑皮质、脑室系统、脑白质,偶见于椎管内,寄生于脑部占60%~96%。脑囊虫病好发于青壮年,男性多于女性。

【病因】

常为人误食猪带绦虫的虫卵,经胃液消化孵化出幼虫,钻入胃肠壁血管,随血液循环寄生于人体各个组织,包括脑、皮下、肌肉、肺、眼、肝、脊髓等部位。2个月左右发育成囊虫,囊虫呈圆形或椭圆形乳白色透明囊泡,内含黄色的液体和头节,头节多偏于一侧,由头、颈、体三部分组成,囊液富含蛋白,有很强的抗原性。从而引起周围的炎症反应。

【临床表现】

1. 癫痫发作　脑内刺激症状较缺失症状更为突出。癫痫发作是脑囊虫病的首发症状,也可为唯一症状。按发作程度依次为脑囊虫病伴癫痫发作、全身强直阵挛发作、单纯部分发作、复杂部分发作、失神发作等。癫痫发作有多样性和易变性特点。

2. 颅内压增高　主要表现为剧烈头痛、恶心、呕吐、视物不清、视力下降以至于失明,部分患者表现为急性颅内压增高过程,头痛剧烈,呕吐频繁,出现不同程度的意识障碍、表情淡漠、意识蒙眬,甚至昏迷、脑疝形成。

3. 脑血管炎性改变　患者肢体无力、单瘫、偏瘫、感觉障碍、头晕等。

4. 颅内炎性症状　急性亚急性起病患者多为急性起病,伴有体温升高,体温38℃左右,头痛、呕吐、颈项强直等。

5. 头痛　头痛的程度轻重不一,可从轻微钝痛到剧烈刺痛,伴呕吐,头痛随病情变化而波动不定,无特殊性。

6. 精神症状和智能障碍　常见的有失眠、头晕、精神错乱、恐怖、错觉、幻觉、抑郁、妄想、注意力不集中、记忆力减退、理解和判断能力下降，有时不主动进食，外出后回家不识家门，随地大小便等。

7. 局灶性神经系统症状　囊虫多位于大脑皮质，可出现相应的运动、感觉、言语功能障碍；位于小脑则出现共济失调和眼球震颤。

【辅助检查】

1. 脑 MRI　根据囊虫感染的先后时间不同，可分为不同时期，表现不同。特征的表现为多发小囊型，多散在分布于脑实质的皮质区，能见到囊壁内侧偏于一侧有一点状影，为头节，增强后囊壁或头节不增强或轻度增强。

2. 脑电图　对癫痫型患者有诊断价值，可见弥漫性或局灶性异常波，表现为高幅慢波、低幅慢波、尖慢或棘慢波。

3. 血常规和脑脊液检查　血常规检查嗜酸性粒细胞数增多。脑脊液检查可能正常或淋巴细胞数增多和压力升高，蛋白质含量正常或轻度升高，糖和氯化物正常。ELISA 检测血清和脑脊液囊虫抗体阳性。

4. 脑 CT　能显示囊虫的位置、数量、大小、是否钙化，以及脑水肿、脑积水和脑室形态。脑囊虫在 CT 所见主要集中或散在的直径 0.5～1.0cm 的圆形阴影或类圆形阴影，可呈低密度、高密度或高低混杂密度影；增强扫描头节可强化。

5. 粪检查　粪检查发现虫卵，可以作为间接证据。

6. 免疫学检查　脑脊液的囊虫补体结合试验、间接血凝试验、囊虫抗体的 EUSA 等抗体检测较有意义。

【诊断要点】

曾居住流行病区，并出现癫痫、脑膜炎或颅内压增高表现。皮下软组织囊包或粪便中发现虫卵可提示诊断。血清、脑脊液囊虫抗体试验阳性或皮下结节的囊虫活检找到囊虫。脑 CT、MRI 检查可见对比剂强化的占位性病变伴周围水肿，单个或多个脑实质钙化，以及脑积水。

【鉴别诊断】

1. 各种脑膜炎　如结核性脑膜炎、新型隐球菌脑膜炎、病毒性脑膜炎等很容易与脑膜炎型囊虫病相混淆，尤其是误诊为结核性脑膜炎的最多，但经囊虫抗体、头部 MRI 检查可以排除。

2. 颅内转移性肿瘤　本病临床表现多样，可有癫痫发作、颅内压增高、精神异常等，易与脑囊虫病相混淆。但本病老年人多见，脑 CT 检查可见多个病灶，灶周水肿明显，完善相关检查，多能找到原发病灶。

3. 多发性硬化　本病影像学检查颅内可见散在的多发异常信号，但该病病灶多位于脑室周边，多见于青年女性，具有缓解-复发的病史。

4. 特发性癫痫　本病表现为各种类型的癫痫发作，与癫痫型脑囊虫病相似，头部影像学检查无阳性发现。

【治疗措施】

1. 治疗原则　主要是采用药物治疗猪带绦虫的成虫和囊尾蚴，结合手术治疗和对症治疗来清除病因和减轻症状。治疗方法主要根据脑实质内囊虫数量多少及囊虫的部位和引起的症状来确定。如果患者脑内只有数个少量囊虫结节、其症状又较轻时，常由于囊虫死亡，疾病可以自然治愈。如果患者对药物治疗无效，出现颅内压增高，影响视力并威胁生命时，可施行颞肌下减压手术，对脑室型囊虫可开颅摘除囊虫，有脑积水者，则宜行脑脊液分流术。

2. 病因治疗

(1)吡喹酮：广谱抗蠕虫药物，对囊虫也有良好的治疗作用。每日常用剂量为 30～45mg/kg，分 3 次口服，1 个疗程总剂量为 120～180mg/kg。服药后囊虫可出现肿胀、变性及坏死，导致囊虫周围脑组织的炎症反应及过敏反应，严重者甚至发生颅内压增高危象。

(2)甲苯达唑：常用的剂量为 100mg，每日 3 次，连续 3 日，常见的毒性作用及不良反应有腹痛、腹泻、皮肤瘙痒和头痛等。

(3)阿苯达唑:为目前治疗脑囊虫病的首选药物,每日常用剂量为20mg/kg,分3次口服,10天为1个疗程,休息10～15天再服第2个疗程,通常用3～4个疗程。常见的毒性及不良反应有皮肤瘙痒、荨麻疹、头晕、发热、癫痫发作和颅内压增高。

3. 对症治疗　颅内压增高者,应用20%甘露醇溶液静脉注射,每次0.5～1.0g/kg,每日2～4次;或甘油果糖注射液250～500ml,静脉滴注,每日1～2次。对严重的难以控制的颅内压增加,可先行颞肌下去骨瓣减压术。在抗囊虫过程中,由于囊虫的死亡,可产生异性蛋白反应,使颅内压进一步增高,可用地塞米松每日10～20mg,静脉滴注或注射;或泼尼松5～10mg,口服,每日2～3次。有癫痫发作者,应同时行抗癫痫治疗,如丙戊酸钠0.2g,每日3次;卡马西平0.1～0.2g,每日3次:或其他抗癫痫药,维持2～3年。有精神症状者合并用抗精神病药物,如氟哌啶醇、奋乃静、氯丙嗪、利培酮、奥氮平等。

4. 手术治疗

(1)脑室内囊虫摘除术:适用于脑室内囊虫,梗阻性脑积水者。

(2)双侧颞肌下减压术:适用于弥漫性脑实质囊虫病,伴严重脑水肿和颅高压,内科治疗前可采取此方法。

(3)囊虫病灶摘除术:适用于单发或某一脑叶囊虫病患者。

(4)分流术:适用于交通性脑积水,顽固性高颅压者。

【预后】

预后良好,在生活中应该注意饮食,以预防为主,不吃未煮熟的生菜和猪肉,加强人畜粪便管理及屠宰检疫工作。

二、脑型肺吸虫病

脑型肺吸虫病是由卫氏并殖吸虫、斯氏并殖吸虫等寄生于人体,移行人脑导致的中枢神经系统损害。多见于青少年,我国23

个省、市、自治州有散发和地方流行。肺吸虫感染来源为生食或半生食溪蟹、蝲蛄。肺吸虫幼虫在肺部发育成成虫，成虫经后纵隔沿颈动脉鞘上行，经破裂孔入颅，成虫在脑内移行，虫体及虫卵可引起炎症反应、坏死、出血，形成隧道、囊肿、多房脓肿、肉芽肿等，从而产生一系列症状。

【病因】

并殖吸虫的生活史包括虫卵、毛蚴、胞蚴、母雷蚴、子雷蚴、尾蚴、囊蚴、童虫、成虫等发育阶段。人因食入未熟的含囊蚴的溪蟹或蝲蛄而感染，囊蚴经消化液作用，幼虫经肠壁进入腹腔，在腹腔及内脏间穿行，穿过膈肌入肺，在肺内发育成成虫；成虫由腹腔或胸腔直接穿入后纵隔，沿大血管上行，经颈动脉管入破裂孔进入颅中窝。虫体在脑内移行可直接引起脑组织的损害，虫体所产生的代谢产物及虫卵可导致明显的炎症反应。

【临床表现】

本病可先出现咳嗽、咳铁锈色痰等肺部症状，而后出现神经系统表现。

1. 全身症状　短期低热、疲倦、盗汗、消瘦、皮疹等。

2. 腹部症状　腹痛、腹泻、便秘等。

3. 胸部症状　咳嗽、咳痰、胸痛、呼吸困难等。

4. 皮肤症状　皮下结节，大小约 1cm×2cm、3cm×4cm 等，伴有局部瘙痒或疼痛，多位于下腹部。

5. 脑部症状

(1)脑组织刺激性症状：各种类型的癫痫发作，其中以全身强直-阵挛性发作、单纯部分性发作常见。

(2)炎性反应症状：发热、畏寒、头痛、脑膜刺激征。

(3)脑组织破坏性症状：偏瘫、偏盲、感觉障碍、精神症状等。

(4)颅内压增高症状：头痛、呕吐、视物模糊、视盘水肿，严重者发生脑疝。

【临床类型】

1. 癫痫型　以各种类型的癫痫发作为主要表现。

2. 脑膜脑炎型　起病较急，表现为发热、头痛、呕吐、脑膜刺激征阳性，脑脊液白细胞数增高，以嗜酸性为主，有时脑脊液内可找到虫卵，多见于发病早期。

3. 蛛网膜下腔出血型　以蛛网膜下腔出血为首发症状，急起的剧烈头痛、呕吐、脑膜刺激征阳性，腰椎穿刺为血性脑脊液，可能由于幼虫游走，穿破脑组织血管所致。

4. 脑肿瘤型　由于虫体侵入脑组织已久，在脑组织中形成了多房性囊肿，开始以颅内压增高为主要表现，逐渐出现脑部局灶性损害的症状和体征。

5. 脊髓型　成虫在硬脊膜外形成囊虫压迫脊髓所致，表现为双下肢截瘫、节段性感觉障碍、大小便障碍等。

【辅助检查】

1. 血常规　白细胞和嗜酸性粒细胞常增加，急性期更明显。

2. 病原学　痰或粪便中检出肺吸虫虫卵、童虫或成虫，但该方法阳性率不高。

3. 脑脊液　脑脊液白细胞增高，以嗜酸性粒细胞为主，蛋白增高，糖含量可降低；偶可检出虫卵，有时出现血性脑脊液。

4. 免疫学　抗原皮内试验，血和脑脊液补体结合试验 ELISA 等有特殊诊断意义。

5. 影像学

(1)CT 扫描：急性期表现为脑水肿，脑实质可见大小不一的低密度水肿区，囊肿期可见混杂密度的肿块，边界不清，增强后可见环形或结节状强化；瘢痕期表现为钙化灶。

(2)MRI：T_1 加权像表现为中央高信号或等信号，外周低信号的病灶；T_2 加权像表现为中央高信号周边低信号的病灶。活动期可见多发、不规则、大小不等的出血灶，伴较大的水肿带，呈聚集或迁徙状。

【诊断要点】

1. 在疫区有生食或半生食蝲蛄、溪蟹或饮生水史。

2. 有复杂多变的脑部刺激性或破坏性症状。

3. 肺吸虫补体结合试验或皮内试验阳性。

4. 脑脊液白细胞和蛋白增高,可检出嗜酸性粒细胞。

5. 影像学检查可发现肺吸虫囊肿或钙化灶。

6. 脑组织活检可发现肺吸虫虫卵和虫体。

【鉴别诊断】

1. 脑囊虫病　多有食未熟的含囊尾蚴的猪肉史,多伴有皮下结节,活检可以明确诊断。

2. 结核性脑膜炎　二者都有发热、头痛、脑膜刺激征、肺部病灶等,但该病肺部病变以上肺为主,结核抗体阳性,午后低热、多汗、消瘦等结核中毒症状多见。

3. 脑肿瘤　多见于老年人,起病缓慢,逐渐出现颅内压增高的症状和局灶性神经系统的体征,影像学检查多提示肿瘤性病变。

【治疗措施】

1. 病因治疗

(1)吡喹酮:总剂量 120～150mg/kg,均分每日 3 次,连服 2～3 天。

(2)硫氯酚:成人每日 3g,分 3 次口服;儿童每日 50mg/kg,分 3 次口服,20～30 天为 1 个疗程,可重复 2～3 个疗程。

(3)硝氯酚:2mg/kg,一次口服,因不良反应大,现已少用。

2. 对症治疗　癫痫者给予抗癫痫药物丙戊酸钠、苯妥英钠等;高颅内压者给予甘露醇或甘油果糖;精神症状者给予镇静、抗精神病药物等。

3. 手术治疗　有脑组织受压症状和体征,经药物非手术治疗无效者考虑手术切除;伴肿瘤型的也可考虑手术。

第8章

神经系统发育异常性疾病及变性疾病

第一节　先天性脑积水

先天性脑积水是脑脊液分泌过多、循环受阻或吸收障碍而致脑脊液在脑室系统及蛛网膜下腔积聚过多，并不断增长，继发脑室扩大、颅内压增高和脑实质萎缩。在婴幼儿，由于颅缝未闭，头颅因颅内压增高而明显增大；早期对智力没有影响，晚期病例可出现表情呆滞、智力迟钝、视力减退、肢体瘫痪；最后多因营养不良，发生压疮及呼吸道感染等并发症而死亡。也有少数病例，病情会自行缓解或停止发展。

【病因】

先天性脑积水的常见病因是多方面的，常见的有 Chiari 畸形Ⅱ型、遗传性导水管狭窄或闭锁、胎内已形成的颅后窝肿瘤与产后感染如弓形虫病等。

一种少见的原因是脑脊液分泌过度造成的脑积水，如脉络丛乳头状瘤。更少见的原因是上矢状窦阻塞，引起脑脊液吸收障碍导致脑积水。

造成婴儿脑积水的常见原因是产伤后颅内出血和新生儿或婴儿期化脓性、结核性或其他种类脑膜炎，它们容易造成脑内某些部位，如第四脑室出口、环池、中脑和小脑幕游离缘之间间隙的继发粘连，致脑脊液流通障碍；也可因大脑表面蛛网膜下腔的粘连或上矢状窦旁的蛛网膜颗粒发生粘连，而使脑脊液回收障碍。先天畸形所致脑积水只占约 1/4 病例，其中有中脑导水管狭窄、第四脑室中孔和侧孔闭锁(Dandy-Walker 畸形)和小脑扁桃体下疝畸形(Arnold-Chiari 畸形)等,后者可伴有脑积水和脊柱裂。在婴幼儿,由于肿瘤所致的脑积水较为少见,另有约 1/4 的脑积水病因不明。

【分类】

1. 非交通性脑积水(阻塞性脑积水) 由于脑室系统由梗阻所致,梗阻部位多在脑室系统的狭窄处,如室间孔、导水管或第四脑室出口处等,梗阻以上的脑室系统可显著扩大。

2. 交通性脑积水 脑室和蛛网膜下腔之间并无梗阻,梗阻部位是在脑脊液流出脑室后的更远端,大多在基底池的部位;脑脊液可以流到枕大池和脊髓蛛网膜下腔,但不能到达幕上的蛛网膜下腔,即大脑半球表面,这样脑脊液不能被蛛网膜颗粒吸收。

【临床表现】

出生 6 个月内的脑积水患儿,其颅内压增高的表现并非头痛和视盘水肿,而是头围明显增大,额顶凸出,囟门扩大隆起,颅缝增宽,头顶扁平、头发稀少,头皮静脉怒张,面颅明显小于头颅,颅骨变薄和叩诊呈破罐音。晚期出现眶顶受压变薄和下移,使眼球受压下陷以致上部巩膜外露,呈落日状。第三脑室扩大影响中脑,引起眼球运动障碍或瞳孔反射异常。脑皮质受压变薄,患儿智力低弱,可有抽搐发作。

【辅助检查】

1. MRI 检查 可以清晰地从冠状面、矢状面和横断面显示颅脑影像,发现畸形结构和脑室系统阻塞部位,为明确脑积水的病变部位与性质提供了直接的影像依据。

2. X 线 颅骨摄片可显示颅腔扩大、颅骨变薄、囟门增大和骨缝分离。中脑导水管阻塞者,因常伴枕大池发育不良,颅后窝显得狭小。寰枕区的骨畸形,提示可能同时存在弱智和脑发育异常。颅底部的异常钙化影提示结核性脑膜炎的可能。

3. 脑 CT 梗阻性脑积水可见脑室系统扩大,脑实质显著变薄;交通性脑积水时鞍上池等基底池增大,额顶区蛛网膜下腔增宽。脑室周围钙化常提示巨细胞病毒感染,脑内广泛钙化常为弓形虫感染。

4. 放射性核素扫描ECT　有助于明确是否存在脑脊液吸收障碍。

【诊断要点】

1. 患儿出生后数周或数月内头颅快速增大。头围增大,前囟扩大,头大面小,眼下斜呈"落日征",头颅叩诊呈"破壶音"。

2. 头颅X线片有颅内压增高表现,脑CT或MRI可见脑室明显扩大、脑皮质变薄。

【鉴别诊断】

1. 巨脑症　头大,但无脑积水征及眼"落日征";脑CT见脑实质增大,脑室不扩大。

2. 婴儿硬膜下血肿　常有产伤史,多有视盘水肿,脑CT可资鉴别。

3. 佝偻病　方颅,前囟张力不高,有其他骨骼异常。

【治疗措施】

(一)药物治疗

仅用于症状较轻且稳定者,也可作为手术的辅助治疗。

1. 脱水降颅压　选用甘露醇、氢氯噻嗪、氨苯蝶啶、呋塞米等。

2. 减少CSF分泌　乙酰唑胺每日20～50mg/kg,分3次口服。

3. 其他　若有颅内感染则做相应的治疗。

(二)手术治疗

本病应以手术治疗为主,尤其是进展性的脑积水更应手术治疗。

1. 解除阻塞病因　如中脑导水管成形术或扩张术、第四脑室正中孔切开或成形术、枕大孔先天畸形者做颅后窝及上颈椎椎板切除减压术等。如有颅内占位病变,则应做相应的切除术。

2. 建立旁路引流的手术

(1)Torkildsen 手术:置导管将侧脑室与枕大池相连通。较大儿童或成人的单纯中脑导水管梗阻,可采用此法;婴幼儿脑积水常伴有基底池粘连,不宜采用此法。

(2)第三脑室造瘘术:在终板上打开一孔,使脑脊液从脑室流向交叉池;或通过脑室镜在第三脑室底部开孔,使脑脊液流入脚间池。这种方法疗效多不持久。

(3)腰脊髓蛛网膜下腔-腹腔分流术:仅适用于交通性脑积水。

3. 分流术　脑室-体腔分流术适用于任何类型的脑积水。有多处体腔可供分流用,常用者为:①脑室-腹腔分流术。简便易行,目前最常应用。分流管的脑室端通过颅后部颅骨钻孔插入侧脑室内,导管其余部分由皮下经耳后和颈胸部引至腹部,通过剖腹将分流管的腹腔端置入腹腔内。②脑室-心房分流术。分流管的脑室端通过颅后部颅骨钻孔插入脑室内,导管其余部分由皮下经耳后引至颈部,将分流的心房端插入颈内静脉,经上腔静脉到右心房内。

第二节　颅裂和脊柱裂

一、颅裂

显性颅裂又称囊性颅裂或囊性脑膜膨出。根据膨出物的内容可分为以下几种。①脑膜膨出:内容物为脑膜和脑脊液;②脑膨出:内容物为脑膜和脑实质,不含脑脊液;③囊状脑膜脑膨出:内容物为脑膜、脑实质和部分脑室,脑实质与脑膜之间有脑脊液;④囊状脑膨出:内容物为脑膜、脑实质和部分脑室,但在脑实质和脑膜之间无脑脊液存在。

【临床表现】

颅裂多发于颅骨的中线部位，好发于枕部及鼻根部。出生时即可发现一局部肿块，随年龄的增长而增大。位于枕部者，若为囊状脑膜脑膨出，其颅骨缺损直径可达数厘米，肿块可甚巨大，实质感，不透光，不能压缩，啼哭时张力不变，覆盖于肿块表面的皮肤变薄，极易发生破溃感染；若为脑膜膨出，则颅骨缺损直径较小，可小至数毫米，肿块较小，囊性感，能压缩，啼哭时张力可变。其余几种囊性颅裂的表现介于上述两者之间。

位于颅底的囊性颅裂常在鼻根部，表现为眼距增宽、眼眶变小，可堵塞鼻腔引起呼吸困难，并可引起泪囊炎；从筛板向鼻腔突出者，形状可类似鼻息肉；位于颅底的囊性颅裂除压迫局部组织结构引起局部功能障碍外，还可影响相应的脑神经，出现脑神经损害的症状和体征。位于颅盖部的脑膜脑膨出，可合并脑发育不全、脑积水等其他脑畸形，故可有肢体瘫痪、挛缩或抽搐等脑损害征象。单纯的脑膜膨出未合并其他脑畸形者，可无神经系统症状，智力发育也不受影响。

【诊断标准】

患者如有上述临床表现，X 线摄片显示有颅骨缺损，即可诊断为囊性颅裂。CT 检查能清楚地显示颅裂的部位、大小、膨出的内容以及是否合并脑发育不全、脑积水等。MRI 检查可更清晰地显示脑部畸形和膨出物的各种内容。

【治疗措施】

尽早手术。手术治疗的目的是关闭颅裂处的缺损，切除膨出的肿块，将膨出的脑组织复位。位于颅盖者，颅骨缺损可暂不修补，只需修补硬脑膜和缝合头皮。位于颅底部者，常需开颅修补颅骨裂孔及硬脑膜。有脑积水者，需先做脑脊液分流术。已有呼吸阻碍或肿块表面变薄者，应及早提前手术。

二、脊柱裂

脊柱裂最常见的形式是棘突及椎板缺如，椎管向背侧开放，好发于腰骶部，脊柱裂可分为以下几种。①脊膜膨出：脊膜囊样膨出，含脑脊液，不含脊髓神经组织；②脊髓脊膜膨出，膨出物含有脊髓神经组织；③脊髓膨出，只含有脊髓外露，脊髓一段呈平板式的暴露于外界。

【临床表现】

1. *局部表现* 出生后在背部中线有一囊性肿物，随年龄增长而增大，体积小者呈圆形，较大者可不规则，有的基底宽阔，有的为一细颈样蒂。肿块表面的皮肤可为正常，也可有稀疏或浓密的长毛及异常色素沉着，有的合并毛细血管瘤或有深浅不一的皮肤凹陷，啼哭或按压前囟时，囊肿的张力可能增高；若囊壁较薄，囊腔较大，透光试验可为阳性。本病的皮肤改变须与先天性藏毛窦鉴别，后者窦道的管壁由皮肤组织构成，窦道长短不一，短者呈盲管状，长者深达椎管，可引起感染或并发肿瘤。脊髓膨出则局部表面没有皮肤，椎管及脊膜敞开，又名脊髓外露。

2. *脊髓、神经受损表现* 可表现程度不等的下肢弛缓性瘫痪和膀胱、肛门括约肌功能障碍。某些隐性脊柱裂患者在成长过程中，排尿障碍日趋明显，直到学龄期仍有尿失禁，这是终丝在骨裂处形成粘连紧拉脊髓产生的脊髓拴系综合征。MRI 检查可见脊髓圆锥下移，终丝变粗，横径在 2mm 以上。

【诊断】

根据上述临床表现，脊柱 X 线摄片可见棘突、椎板缺损，穿刺囊腔抽到脑脊液，诊断即可确立。MRI 检查可见到膨出物内的脊髓、神经，并可见到脊髓空洞症等畸形。

【治疗】

显性脊柱裂均需手术治疗，手术时机在出生后 1～3 个月；如囊壁已极薄须提前手术。手术切开囊壁后，分离松解与囊壁粘连的神经组织，将之还纳入椎管内，切除多余的囊壁，严密缝合脊膜的开口，并将裂孔两旁筋膜翻转重叠覆盖加以修补。对有脊髓拴系综合征的患者，可行椎管探查，松解粘连及切断终丝。

第三节　颅缝骨化症

颅缝骨化症亦称狭颅症或颅缝早闭。由于颅缝过早闭合，以致颅腔狭小不能适应脑的正常发育。病因不明，可能与胚胎期中胚叶发育障碍等有关。据统计，婴儿出生 2 个月内脑重量增加 20%，至 6 个月增加 1 倍，1 年时增加 2 倍；颅骨则随脑的发育而相应增长。在此期间若出现一条或数条颅缝过早闭合，与所闭合颅缝垂直方向上的颅骨不能充分生长，而其他颅缝两侧的颅骨过度生长，形成各种头颅狭小畸形；而且更重要的是狭小颅腔压迫和限制了正在迅速发育中的脑组织，引起颅内压增高和各种脑功能障碍。

【临床表现】

1. *头颅畸形*　有各种类型，因受累颅缝的不同而异。如所有颅缝均过早闭合，形成尖头畸形或塔状头；如为矢状缝过早闭合，形成舟状头或长头畸形；两侧冠状缝过早闭合，形成短头或扁头畸形。一侧冠状缝过早闭合，形成斜头（plagiocephaly）畸形：①舟状头；②塔状头；③扁头。

2. *脑功能障碍和颅内压增高*　患儿智能低下，精神萎靡或易于激动，可出现癫痫、四肢肌力减弱等神经症状，并有头痛、呕吐和视盘水肿等颅内压增高表现，晚期发生视神经萎缩、视野缺损甚至失明。

3. *眼部症状和其他表现*　由于眼眶变浅，可引起突眼和分离性斜视等。常合并身体其他部位畸形，如并发指（趾）、腭裂、唇裂及脊柱裂等。

【诊断】

依据上述头颅特征,X 线颅骨摄片发现骨缝过早消失,代之以融合处骨密度增加,并有脑回压迹增多、鞍背变薄等颅内压增高征象,一般不难诊断,但须与先天性脑发育不全所致的小头畸形相鉴别,后者的头颅狭小系继发于脑的发育不良,无颅缝早闭,无颅内压增高。

【治疗】

颅缝骨化症的手术治疗有两种方式:一是切除过早闭合的骨缝,再造新的骨缝;二是切除大块骨质以达到减压和有利于脑的发育。手术越早效果越好,生后 6 个月以内手术者预后较好。一旦出现视神经萎缩和智能障碍,即使施行手术,功能已不易恢复。

第四节　脑性瘫痪

我国脑性瘫痪专题座谈会(1988)提出脑性瘫痪的定义是:婴儿出生前到出生后 1 个月内发育期非进行性脑损害综合征,主要表现为中枢性运动障碍及姿势异常,其他原因导致的短暂性运动障碍、脑进行性疾病及脊髓病变等,不属本病的范围。主要表现为先天性运动障碍及姿势异常,包括痉挛性双侧瘫、手足徐动等锥体系与锥体外系症状,可伴有不同程度的智力低下、语言障碍及癫痫发作等。随着围产医学的发展,发病率有所下降。

【病因】

本病与脑缺氧、感染、外伤、出血有关。可发生于妊娠期、出生时,也可发生于出生后。发生于妊娠期的病因有胚胎期脑发育异常,孕妇妊娠早期患风疹、带状疱疹、巨细胞病毒、弓形虫病等致胎儿中枢神经系统受损。孕妇妊娠期的严重感染,外伤、妊娠高血压综合征等亦可影响胎儿脑发育而致本病。早产儿和过期产儿同样可出现低氧血症,致脑缺氧。分娩时各种原因所致脑缺氧、脑出血、核黄疸均可致脑损害。出生后的脑膜炎、脑炎、全身严重感染、头部外伤亦可造成脑损害而致本病。

【临床分型与表现】

脑性瘫痪起病于婴幼儿期，严重者出生后数日即被发现肌肉强直、角弓反张。大多在数个月后家人试图扶起时发现异常，主要为运动发育迟缓。该病常伴智力低下、癫痫发作、精神和行为异常、视听及言语障碍等，这些症状随年龄增长有所改善。临床分型如下。

1. 肌张力低下型　此型比较少见。多为其他型脑性瘫痪的早期表现和暂时阶段。2—3 岁后大多转变为其他类型，如手足徐动型、痉挛型等。临床主要表现抗阻力伸展能力、肌张力显著降低而呈软瘫状。肌肉松软无力，自主动作极少。仰卧时，四肢均外展外旋，仍呈仰翻的青蛙。上肢“W”形，俯卧位时头不能主动转向一侧，易致口鼻堵塞而窒息。坐位呈折叠样姿势。

2. 舞蹈徐动症型脑瘫　面、舌、唇及躯体各部位可见不同程度之舞蹈样或徐动样动作，伴有运动障碍、肌张力增高，其主要病因为胆红素脑病、新生儿窒息。

3. 共济失调型脑瘫　是由于小脑、脑干损伤、以平衡功能总障碍为主征的病型。此型也少见。主要表现为稳定性、协调性差，步态蹒跚、辨距不良，平衡能力差。走路时两足间距离增宽，四肢动作不协调，上肢常有意向性振颤，肌张力低下。轻中度患儿常伴有智力障碍，语言缺少抑扬声调，而且以徐缓为特征。眼球震颤极为常见，可伴有先天性白内障，以及触觉、知觉异常，肌张力低，不能完成指鼻试验对指试验、跟膝腱试验。

4. 先天性痉挛性双侧瘫痪　最为多见，表现为坐、站立及行走均迟缓，严重者不能行走，多数呈剪刀形步态，双下肢或四肢痉挛性瘫痪，肌张力增高，腱反射亢进。

5. 强直型　此型很少见，由于全身肌张力显著增高，身体异常僵硬，活动减少，系由锥体外系受损所致。四肢被动运动时，主动肌与被动肌有持续的阻力，强度随时变化，成铅管样或齿轮样强直;腱反射不亢进,表现为正常或减弱,常伴有智力低下以及语言障碍、癫痫、斜颈、流涎等。不少患者需整形矫正。

6. 混合型　在脑性瘫痪患儿身上同时存在两种或两种以上类型。实际上是以痉挛型和不随意运动症状混合或三种不同的特征症状混合导致的脑性瘫痪,临床以痉挛型与手足徐动型混合多见。

【辅助检查】

1. 脑电图　由于脑瘫患儿合并癫痫者较多,故应常规进行脑电图检查以排除该合并症,常见异常包括背景活动减慢、限局性慢波灶或发作性痫样放电等。

2. CT 或 MRI　可见脑发育不良、脑室旁白;质软化症及其他脑组织异常等改变。

3. 其他　新生儿常规血、尿、粪检查,生化电解质检查;母亲与新生儿血型检查,胆红素定性试验,血清总胆红素定量。

【诊断标准】

1. 我国(1988)小儿脑性瘫痪会议拟定的诊断标准如下:①婴儿期出现中枢性瘫痪;②伴有智力低下、言语障碍、惊厥、行为异常、感知障碍及其他异常;③需除外进行性疾病所致的中枢性瘫痪及正常小儿一过性运动发育落后。

2. 有以下情况应高度警惕脑性瘫痪发生的可能:①早产儿、低出生体重儿、出生时及新生儿期严重缺氧、惊厥、颅内出血及核黄疸等;②运动发育迟缓,有肢体及躯干肌张力增高和痉挛的典型表现;③锥体外系症状伴双侧耳聋及上视麻痹;④精神发育迟滞、情绪不稳、易惊恐等。

【鉴别诊断】

1. 小脑退行性病变　共济运动障碍的表现随年龄增长而加剧,可帮助鉴别。

2. 共济失调毛细血管扩张症　又称 Louis-Barr 综合征,常染色体隐性遗传,进行性病程。除共济失调、锥体外系症状外,还可有眼结膜毛细血管扩张，甲胎蛋白显著升高等特异性表现。

3. 遗传性痉挛性截瘫　本病多有家族史，儿童期起病，缓慢进展，双下肢肌张力增高、腱反射亢进、病理征阳性，可有弓形足畸形，无智能障碍。

4. 婴儿肌营养不良　可有进行性肌萎缩和肌无力。进行性肌萎缩伴舌体肥大、肝脾增大应考虑糖原贮积病。

【治疗措施】

1. 手术治疗　手术治疗仅作为对脑瘫的综合性治疗中的一部分，必须严格选择患者，周密地制订计划。在术前、术后均须进行物理治疗。一般说来，5 岁以下的儿童，不宜进行手术治疗，因患儿尚不合作，检查困难；此外，瘫痪的范围及造成的后果也可能尚未完全反映出来。

(1)矫形手术：用于关节囊挛缩畸形及肢体痉挛者。

(2)脊神经后根切断术：用于保守治疗无效的肢体痉挛。

2. 药物治疗　药物对脑性瘫痪并无作用，但甲丙氨酯可能对控制震颤有帮助，镇静药物如氯丙嗪等对患者的过度活动的抑制可以有效，也对物理治疗的进行有帮助。有时抗癫痫药物亦可以减轻抽搐等症状，但要密切注意用药后是否会加重肌肉的不平衡。在神经肌肉连接点用 1%的普鲁卡因封闭，可以阻滞神经的 γ 传导作用而不影响神经的 α 传导作用，使肌肉的痉挛减轻。有时用 3%的酚作神经内注射，使神经遭受永久性的破坏，可使 1/3 的患者痉挛得到缓解，易于训练。

3. 康复治疗

(1)肌肉训练：肌肉训练的原则是教育患儿使痉挛的肌肉放松，促进某些肌肉的运用及改善共济运动。进行反复而有节律的运动训练是重要的，一步一步训练患儿能穿衣、上厕所及走路。

(2)矫行夹板的应用：为了克服由于肌痉挛所引起的畸形，夹板或石膏是经常应用的工具。首先是逐渐伸展短缩的肌肉，尽可能矫正畸形。必要时可在麻醉下进行矫治，用石膏维持肢体在矫枉过正位约3个月，以后可长期共存应用可活动的支架或夹板，以防畸形的再发。

(3)语言训练。

(4)职业训练：当患儿到达一定的年龄，经物理治疗后肌肉的痉挛已有所松解，这时就开始进行职业训练。包括书写、打字及一些简单的手工劳动。使患者能成为自食其力的劳动者。

【预后】

脑性瘫痪的临床表现各异，病情轻重不一，严重者出生后数天出现症状，大多数病例出生数月后家人试图扶起时才发现。预后也大不相同，重症胆红素脑病若不及时治疗，多数病例可在数天至2周内死亡，患儿即使存活也常遗留精神发育迟滞、耳聋和肌张力减低等；而轻度难产后脑部综合征患儿，多数可以恢复正常或仅遗有轻微后遗症存活终生。

第五节　运动神经元病

运动神经元病(MND)是一组病因未明的选择性侵犯脊髓前角细胞、脑干运动神经元、皮层锥体细胞及锥体束的慢性进行性神经变性疾病。发病率为每年1～3/10万，患病率为每年4～8/10万。由于多数患者于出现症状后3～5年死亡，因此，该病的患病率与发病率较为接近。临床表现为上、下运动神经元损害的不同组合，特征为肌无力和萎缩、延髓麻痹与锥体束征，而感觉和括约肌功能一般不受影响。

运动神经元病可分为肌萎缩侧索硬化(ALS)、进行性肌萎缩(PMA)、进行性延髓麻痹(PBP)和原发性侧索硬化(PLS)四种类型。不管最初的起病形式如何，ALS、PMA、PBP和PLS现在都被认为是相关的疾病实体。PMA和PBP通常都会最终进展为ALS。

【病因】

运动神经元病病因尚不清楚，一般认为是随着年龄增长，由遗传易感个体暴露于不利环境所造成的，即遗传因素和环境因素共同导致了运动神经元病的发生。

1. 基因异常　有家族史者称为家族性运动神经元疾病。近年来，在这组有家族史的运动神经元疾病病者中发现了过氧化物歧化酶的基因异常，并认为可能是该组疾病的发病原因。随着应用脊髓前角细胞主动免疫动物产生实验性运动神经元病模型，患者血清中和脑脊液中抗 GM1 抗体，抗钙离子通道抗体检出率增高和免疫抑制药治疗的一定疗效，自身免疫机制的理论倍受注意。

2. 免疫异常　免疫功能是指机体对疾病的抵抗力，机体的免疫功能是在淋巴细胞、单核细胞和其他有关细胞及其产物的相互作用下完成的；免疫功能是免疫系统根据免疫识别而发挥的作用。免疫异常可以导致该病。

3. 环境因素　根据大量流行病学调查，人们发现了许多与肌萎缩侧索硬化发病相关的环境因素，包括重金属、杀虫剂、除草剂、外伤、饮食及运动等。但是总体来讲，这些因素之间缺乏联系，而且它们与肌萎缩侧索硬化的发生是否存在必然联系以及它们导致肌萎缩侧索硬化发生的机制也有待进一步证实。与肌萎缩侧索硬化发病相关的环境因素主要有农业劳动与农村生活、电击伤、电离辐射、外伤、过度运动、吸烟、工业原料、重金属等。

【临床表现】

1. 肌萎缩侧索硬化（ALS）　起病方式隐匿，缓慢进展，临床症状常首发于上肢远端，表现为手部肌肉萎缩、无力，逐渐向前臂、上臂和肩胛带发展；萎缩肌肉有明显的肌束颤动；此时下肢则呈上运动神经元瘫痪，表现为肌张力增高，腱反射亢进，病理征阳性，症状通常自一侧发展到另一侧，基本对称性损害；随疾病发展，可逐渐出现延髓、桥脑路神经运动核损害症状，舌肌萎缩纤颤，吞咽困难和言语含糊；晚期影响抬头肌力和呼吸肌。肌萎缩侧索硬化主要临床特征：上、下运动神经元同时损害。病情持续进展，平均病程3～5年，最终可因呼吸肌麻痹或肺部感染死亡。发病年龄多在30—60岁，男性多于女性。

2. 原发性侧索硬化(PLS) 隐袭起病，仅有上运动神经元受累表现，首发症状为双下肢对称性僵硬、乏力，行走呈剪刀步态，缓慢进展，逐渐累及上肢，一般无肌萎缩和肌束颤动。不影响感觉和自主神经功能，可以侵犯脑干的皮质延髓束，表现为假性延髓性麻痹。

3. 进行性延髓麻痹(PBP) 进行性构音不清、吞咽困难、饮水呛咳和咀嚼无力。咽喉部肌肉和舌肌萎缩，伴肌束颤动，咽反射消失。病情进展较快，多在1～3年死于呼吸肌麻痹或肺部感染。

4. 进行性肌萎缩(PMA) 下运动神经元损害表现首发症状常为双上肢远端手指同时或先后出现无力、萎缩，并向肢体近端、躯干和面部发展，多伴肌束颤动。少数可从下肢无力、萎缩开始起病，无客观感觉异常，括约肌功能一般不受累。病变早期出现延髓损害的症状，患者可有舌肌萎缩纤颤、吞咽困难、饮水呛咳和语言含糊等，后期因损害脑桥和皮质脑干束，可以合并假性延髓性麻痹的表现，如侵犯皮质脊髓束侧有肢体腱反射的亢进和病理反射阳性。病情进展较慢，平均病程可在10年以上，晚期可因呼吸肌麻痹或肺部感染死亡；延髓麻痹者存活时间较短。

【辅助检查】

1. 肌肉活检 可见神经源性肌萎缩的病理改变。

2. 脑脊液检查 腰椎穿刺CSF压力正常或偏低。CSF检查正常或蛋白有轻度增高，免疫球蛋白可能增高。

3. 血液检查 血常规检查正常。血清肌酸磷酸激酶活性正常或者轻度增高，而同工酶不高。免疫功能检查可能出现异常。

4. 肌电图 呈典型的神经源性损害。ALS患者肌电图最常见的异常是肌束颤动和自发性失神经放电(纤颤电位和正锐波)，代表运动神经元的进行性丢失，即急性损害；小力收缩时出现巨大电位(时限增宽、波幅增大)、多相电位,大力收缩时出现单纯相提示运动神经再支配,即运动神经元的慢性损害。

5. 影像学检查　脊髓变细(腰膨大和颈膨大处较明显),余无特殊发现。

【诊断要点】

根据中年以后隐匿起病,慢性进行性加重的病程,临床主要表现为上、下运动神经元损害所致的肌无力、肌萎缩、延髓麻痹及锥体束征的不同组合,无感觉障碍;肌电图呈神经源性损害,脑脊液正常,影像学无异常,一般可做出诊断。

【诊断标准】

2000 年,世界神经病学联盟修订了运动神经元疾病的 El Escorial 标准,内容如下。

1. 须符合的条件

(1)临床、电生理或病理检查显示下运动神经元病变证据。

(2)临床检查显示上运动神经元病变证据。

(3)病史或者检查显示上述症状或体征在一个部位内扩展或者从一个部位扩展到其他部位。

2. 须排除的条件

(1)电生理或病理检查提示患者有可能存在导致上、下神经元病变的其他疾病。

(2)神经影像学提示患者可能存在导致上述临床或电生理变化的其他疾病。

3. 分级诊断

(1)确诊肌萎缩侧索硬化:至少有 3 个部位的上、下运动神经元病变的体征。

(2)很可能肌萎缩侧索硬化:至少有 2 个部位的上、下运动神经元病变的体征,而且,某些上运动神经元体征必须位于下运动神经元体征近端(之上)。

(3)实验室支持很可能肌萎缩侧索硬化:只有 1 个部位的上、

下运动神经元病变的体征，或1个部位的上运动神经元病变的体征，加肌电图显示的至少2个肢体的下运动神经元损害证据。

(4)可能肌萎缩侧索硬化：只有1个部位的上、下运动神经元病变的体征，或有2处或以上的上运动神经元病变的体征，或者下运动神经元体征位于上运动神经元体征近端(之上)。

【鉴别诊断】

1. 颈椎病　上肢或肩部疼痛，且呈节段性感觉障碍，无延髓麻痹表现，影像学检查及胸锁乳突肌肌电图不受累，予以鉴别。

2. 脊髓空洞症　本病的特征是节段性、分离性痛温觉缺失；依据节段性分离性感觉障碍，颈脊髓磁共振(MRI)可见空洞。

3. 脊髓肿瘤和脑干肿瘤　不同程度的传导束型感觉障碍，腰椎穿刺示椎管阻塞，椎管造影、CT或磁共振(MRI)显示椎管内占位性病变。

4. 重症肌无力　同样重症肌无力易影响延髓和肢体肌肉，但是重症肌无力有波动性等易疲劳现象，一般不难鉴别。

5. 多灶性运动神经病　临床上极似运动神经元病，主要鉴别是肌电图显示神经传导速度影响，尤其是发现的多灶性点状髓鞘病变，另外此组患者脑脊液中抗GM1抗体增高的阳性率更高，有时需长时间随访，才能做出鉴别。

【治疗措施】

1. 治疗原则　运动神经元病的治疗包括病因治疗、对症治疗和各种非药物治疗，其是一组异质性疾病，致病因素多样且相互影响，故治疗必须是多种方法的联合应用。

2. 一般支持疗法　保证患者足够的营养，改善其全身状况，给予维生素B、维生素C、维生素E等，以及ATP、氨基酸制剂、核酸制剂等。

3. 肌肉痉挛

(1)氨甲氯苯丁酸，5～10mg，每日3次，口服。

(2)地西泮，开始为2mg，每日2次，然后每隔1日增加5mg，直至痉挛缓解和(或)发生了镇静作用为止。

(3)氯唑沙宗0.2～0.4g,每日3次。

4. 吞咽困难

(1)环咽括约肌切开术,对减轻咽下障碍或控制食物进入气管都很有效,可以适当采用。

(2)鼻饲胃管。

5. 康复治疗　康复治疗包括语音及语调锻炼,面部肌肉锻炼,手部、四肢及躯干锻炼,松弛呼吸肌锻炼,步态平衡锻炼及姿势恢复锻炼等。通过对患者进行语言、进食、步行及各种日常生活的训练和指导可改善患者的生活质量。晚期卧床者应该加强护理,减少并发症的发生。

【预后】

肌萎缩侧索硬化是一类慢性进行性致死性疾病,目前尚无有效的治疗方法,一般生存期为3～5年,但患者实际生存期与多种因素有关。

第六节　多系统萎缩

多系统萎缩(MSA)是一组原因不明的神经系统多部位进行性萎缩的变性疾病或综合征。病理上主要累及纹状体黑质系统(纹状体黑质变性)、橄榄脑桥小脑系统(橄榄脑桥小脑萎缩)和自主神经系统等。每种多系统萎缩综合征都有特征性临床症状,随着病情发展,各综合征由于损害部位不同组合,临床症状可出现交替重叠。最终发展为3个系统全部受损的病理和临床表现。多见于50－60岁的人群,男性多于女性。

【病因与发病机制】

病因不清。目前认为多系统萎缩的发病机制可能有两条途径:一是原发性少突胶质细胞病变假说,即先出现以α-突触核蛋白(α-synuclein)阳性包涵体为特征的少突胶质细胞变性,导致神经元髓鞘变性脱失，激活小胶质细胞，诱发氧化应激，进而导致神经元变性死亡；二是神经元本身 α-突触核蛋白异常聚集，造成神经元变性死亡。α-突触共核蛋白异常聚集的原因尚未明确，可能与遗传易感性和环境因素有关。

多系统萎缩患者很少有家族史，全基因组单核苷酸多态性关联分析显示，α-突触核蛋白基因（SNCA）rs11931074、rs3857059和 rs3822086 位点多态性可增加 MSA 患病风险。

【临床表现】

多系统萎缩缓慢起病，逐渐进展，主要包括以下综合征。

1. 帕金森综合征　以帕金森综合征为主要表现的临床类型称为 MSA-P。多系统萎缩帕金森综合征的特点是其主要表现为运动迟缓，伴肌强直和震颤，双侧同时受累，但可轻重不同。抗胆碱能药物可缓解部分症状，多数对左旋多巴治疗反应不佳，1/3 患者有效，但维持时间不长，且易出现异动症等不良反应。

2. 小脑性共济失调　小脑性共济失调（cerebellar ataxia）是 MSA-C 亚型的突出症状，也是其他 MSA 亚型的常见症状之一。临床表现为进行性步态和肢体共济失调，从下肢开始，以下肢的表现为突出，并有明显的构音障碍和眼球震颤等小脑性共济失调。检查可发现下肢受累较重的小脑病损体征。当合并皮质脊髓束和锥体外系症状时常掩盖小脑体征的发现。

3. 自主神经功能障碍　自主神经功能障碍往往是首发症状，也是最常见的症状之一。常见的临床表现有尿失禁、尿频、尿急和尿潴留、男性勃起功能障碍、直立性低血压、吞咽困难、瞳孔大小不等，以及 Horner 综合征、哮喘、呼吸暂停和呼吸困难，严重时需气管切开。斑纹和手凉是自主神经功能障碍所致，有特征性。男性最早出现的症状是勃起功能障碍，女性为尿失禁。

4. 其他

(1)神经精神症状和睡眠障碍：抑郁、幻觉、痴呆、失眠、不宁腿等。

(2)其他锥体外系症状：肌张力障碍、肌阵挛等。

(3)锥体束征：腱反射亢进、出现 Babinski 征。

【诊断】

诊断主要依靠病史和临床表现，并结合 CT、MRI 等影像学检查。

1. 确定的多系统萎缩诊断标准　2008 年更新的多系统萎缩诊断标准中，确定其诊断标准为：神经病理检查见纹状体黑质或橄榄脑桥小脑结构中出现 α-共核蛋白阳性的胞质内包涵体，伴有神经元变性。

2. 很可能的多系统萎缩诊断标准　散发性、进展性、成年期起病(>30 岁)。自主神经功能障碍，包括尿失禁(伴有男性阳痿)或直立性低血压(由卧位转为立位 3 分钟内收缩压降低至少 30mmHg 或舒张压降低至少 15mmHg)。左旋多巴反应不良的帕金森综合征表现或小脑损害表现。

3. 可能的多系统萎缩诊断标准　散发性、进展性、成年期起病(>30 岁)；帕金森综合征或小脑损害表现。

至少出现以下内容中的一项自主神经损害表现：①尿急或排尿不尽；②男性阳痿；③直立性低血压(但未达到很可能多系统萎缩标准)。

至少出现以下附加特征中的一项。

(1)可能的 MSA-P 或 MSA-C：①Babinski 征伴有反射亢进；②喘鸣。

(2)可能的 MSA-P：①快速进展的帕金森综合征；②对左旋多巴治疗反应差；③运动症状开始 3 年内出现姿势不稳；④共济失调、小脑性构音障碍、小脑性眼球活动障碍；⑤运动症状开始 5 年内出现吞咽障碍；⑥FDC-PET 上出现壳核、脑干或小脑的代谢减低。

(3)可能的 MSA-C：①帕金森综合征；②MRI 上壳核、小脑中脚或脑桥的萎缩；③PET 或 SPECT 上显示突触前的黑质纹状体多巴胺能失支配。

【鉴别诊断】

1. 帕金森病　多系统萎缩患者震颤不明显、对左旋多巴治疗反应差，可伴有小脑症状有助于其与帕金森病的鉴别。

2. 进行性核上性麻痹　特征表现有垂直性、核上性眼肌麻痹，特别是下视麻痹。

3. 皮质基底节变性　有异己手(肢)综合征(alien hand syndrome)、失用、皮质感觉障碍、不对称性肌强直、肢体肌张力障碍、刺激敏感的肌阵挛等有鉴别价值的临床表现。

4. Lewy体痴呆　肌强直较运动缓慢和震颤更严重，较早出现的认知功能障碍，特别是注意力和警觉性波动易变最突出，自发性幻觉、对抗精神病药物过度敏感，极易出现锥体外系等不良反应。

MSA-C应与多种遗传性和非遗传性小脑性共济失调相鉴别。

【治疗措施】

1. 直立性低血压　首选非药物治疗，如弹力袜、高盐饮食、夜间抬高床头等。无效可选用药物治疗：①血管α受体激动药盐酸米多君，能迅速升高血压(30～60分钟)，2.5mg，每日2～3次，最大剂量是每日40mg，忌睡前服用(以免卧位高血压)；②9α-氟氢可的松：可口服，每日0.1～0.6mg，也有改善低血压的效应；③另外，有麻黄碱、非甾体抗炎药如吲哚美辛等。然而鉴于后两类药物不良反应较多，不推荐用于多系统萎缩患者的直立性低血压的常规治疗。

2. 运动障碍　患者对左旋多巴反应差，在未出现反应低下时每日可以使用1～1.5g的剂量，疗效有限，同时也可给予单胺氧化酶抑制药或多巴胺受体激动药，不过疗效同样有限。治疗运动障碍至今无理想方法。

3. 泌尿功能障碍　曲司氯铵(20mg，每日2次)、奥昔布宁

(2.5～5mg,每日 2～3 次)、托特罗定(2mg,每日 2 次)能改善早期出现的逼尿肌痉挛症状。

4. 帕金森综合征　美多芭对少数患者有效,多巴胺受体激动药无显著疗效;帕罗西汀可能有助于改善患者的运动功能;双侧丘脑底核高频刺激对少数 MSA-P 亚型患者可能有效。

5. 其他　肌张力障碍可选用肉毒杆菌毒素。

【预后】

诊断为多系统萎缩的患者多数预后不良。从首发症状进展到合并运动障碍(锥体系、锥体外系和小脑性运动障碍)和自主神经系统功能障碍的平均时间为 2 年(1～10 年);从发病到需要协助行走、轮椅、卧床不起和死亡的平均间隔时间各自为 3、5、8 和 9 年。研究显示,多系统萎缩对自主神经系统的损害越重、对黑质纹状体系统的损害越轻,患者的预后越差。

第七节　阿尔茨海默病

阿尔茨海默病(AD)是一种起病隐匿的进行性发展的神经系统退行性疾病。临床上表现为记忆障碍、失语、失用、失认、视空间技能损害、抽象思维和计算力损害、人格和行为改变等。其是老年期最常见的痴呆类型,病因迄今未明。65 岁以前发病者,称早老性痴呆;65 岁以后发病者称老年性痴呆。

【病因】

阿尔茨海默病可能是一组异质性疾病,在多种因素(包括生物和社会心理因素)的作用下才发病。从目前研究来看,该病的可能因素和假说多达 30 余种,如家族史、女性、头部外伤、低教育水平、甲状腺病、母育龄过高或过低、病毒感染等。

【临床表现】

该病起病缓慢或隐匿,患者及家人常说不清何时起病。多见于 70 岁以上(男性平均 73 岁,女性为 75 岁)老人,少数患者在躯体疾病、骨折或精神受到刺激后症状迅速明朗化。女性较男性多(女∶男为3∶1)。主要表现为认知功能下降、精神症状和行为障碍、日常生活能力的逐渐下降。根据认知能力和身体机能的恶化程度分成 3 个时期。

第一阶段(1～3 年) 为轻度痴呆期。表现为记忆减退,对近事遗忘突出;判断能力下降,患者不能对事件进行分析、思考、判断,难以处理复杂的问题;工作或家务劳动漫不经心,不能独立进行购物、经济事务等,社交困难;尽管仍能做些已熟悉的日常工作,但对新的事物却表现出茫然难解,情感淡漠,偶尔激惹,常有多疑;出现时间定向障碍,对所处的场所和人物能做出定向,对所处地理位置定向困难,复杂结构的视空间能力差;言语词汇少,命名困难。

第二阶段(2～10 年) 为中度痴呆期。表现为远近记忆严重受损,简单结构的视空间能力下降,时间、地点定向障碍;在处理问题、辨别事物的相似点和差异点方面有严重损害;不能独立进行室外活动,在穿衣、个人卫生以及保持个人仪表方面需要帮助;计算不能;出现各种神经症状,可见失语、失用和失认;情感由淡漠变为急躁不安,常走动不停,可见尿失禁。

第三阶段(8～12 年) 为重度痴呆期。患者已经完全依赖照护者,严重记忆力丧失,仅存片段的记忆;日常生活不能自理,大小便失禁,呈现缄默、肢体僵直,查体可见锥体束征阳性,有强握、摸索和吸吮等原始反射。最终昏迷,一般死于感染等并发症。

【辅助检查】

1. 脑电图　阿尔茨海默病的早期脑电图改变主要是波幅降低和 α 节律减慢。少数患者早期就有脑电图 α 波明显减少,甚至完全消失,随病情进展,可逐渐出现较广泛的 θ 活动,以额、顶叶明显。晚期则表现为弥漫性慢波。

2. 神经影像学　CT 检查见脑萎缩、脑室扩大;脑 MRI 检查显示双侧颞叶、海马萎缩。SPECT 灌注成像和脱氧葡萄糖 PET

成像可见顶叶、颞叶和额叶，尤其是双侧颞叶的海马区血流和代谢降低。使用各种配体的 PET 成像技术可见脑内的 Aβ 沉积。

3. 神经心理学检查　对阿尔茨海默病的认知评估领域应包括记忆功能、言语功能、定向力、应用能力、注意力、知觉（视、听、感知）和执行功能 7 个领域。临床上常用长谷川痴呆量表、行为量表等评价。

4. CSF 检查　可发现 $A\beta_{42}$ 水平降低，总 Tau 蛋白和磷酸化 Tau 蛋白增高。

5. 基因检查　有明确家族史的患者可进行 APP、PS1、PS2 基因检测，发现突变有助于确诊。

【诊断标准】

1. 很可能的阿尔茨海默病痴呆　美国国立神经病、语言交流障碍和卒中研究所-阿尔茨海默病及相关疾病协会（NINCDS-ADRDA）的标准中，很可能为阿尔茨海默病的临床诊断标准如下。

（1）符合痴呆诊断标准：起病隐袭，症状在数月至数年中逐渐出现，有明确的认知损害病史，表现为遗忘综合征或者非遗忘综合征。

（2）排除标准：伴有与认知障碍发生或恶化相关的卒中史或存在多发或广泛脑梗死，或存在严重的白质病变；有路易体痴呆的核心症状；有额颞叶痴呆的显著特征；有原发性进行性失语的显著特征；有其他引起进行性记忆和认知功能损害的疾病或药物过量或滥用依据。

（3）支持标准：在以知情人提供和正规神经心理测验得到的信息为基础的评估中，发现进行性认知下降的证据，找到致病基因突变依据。

2. 可能的阿尔茨海默病痴呆　美国国立神经病、语言交流障碍和卒中研究所-阿尔茨海默病及相关疾病协会（NINCDS-ADRDA）的标准中，可能是阿尔茨海默病诊断的支持点如下。

(1)非典型过程:符合很可能阿尔茨海默病痴呆诊断标准中的第1条和第4条,但认知障碍突然发生,或病史不详,或认知进行性下降的客观依据不足。

(2)满足阿尔茨海默病痴呆的所有核心临床标准,但具有以下证据:伴有与认知障碍发生或恶化相关的卒中史,或存在多发或广泛脑梗死,或存在严重的白质病变,有其他疾病引起的痴呆特征或痴呆症状可有其他疾病和原因解释。

【鉴别诊断】

1. 帕金森病痴呆　本病患者的痴呆发病率可高达30%,表现为近事记忆稍好。执行功能差,但不具有特异性,神经影像学无鉴别价值,须注意约10%的阿尔茨海默病患者可发现Lewy小体,20%~30%的帕金森病患者可见老年斑和神经原纤维缠结,Guamanian Parkinson痴呆综合征患者可同时有痴呆和帕金森病症状,常在脑皮质和白质发现神经原纤维缠结,老年斑和Lewy小体不常见。

2. 路易体痴呆(DLB)　表现波动性认知障碍,生动视幻觉,与阿尔茨海默病表现进行性认知障碍不同,阿尔茨海默病患者常因遗忘、虚构使幻觉描述含糊不清。MRI冠状扫描有助于鉴别,DLB颞叶萎缩不明显,阿尔茨海默病颞叶内侧萎缩。

3. 轻度认知障碍(MCI)　仅有记忆障碍,无其他认知障碍,部分患者可能是阿尔茨海默病的早期表现。

4. 额颞痴呆或Pick病　早期出现人格改变、行为异常和言语障碍,典型出现Klüver-Bucy综合征,空间定向及近记忆保存较好,CT显示额颞叶萎缩。与阿尔茨海默病早期出现认知障碍如遗忘、视空间定向和计算力障碍以及CT显示广泛脑萎缩不同。

5. Creutzfeldt-Jakob病　表现快速进行性痴呆、肌阵挛和特征性脑电图改变。

6. 血管性痴呆　反复发生缺血性卒中事件后出现痴呆。

7. 抑郁症　DSM-Ⅳ提出抑郁症状包括抑郁心境,诉说情绪沮丧，对各种事物缺乏兴趣和高兴感，有罪或无用感，食欲改变或体重明显减轻，睡眠障碍如失眠或睡眠过度，活动减少，易疲劳或体力下降，难以集中思维或优柔寡断，反复想到死亡或自杀，临床诊断抑郁心境至少要有一个症状，诊断重度抑郁要有 5 个以上症状，持续超过 2 周。

8. *其他痴呆性疾病*　如正常颅压脑积水表现痴呆、步态异常及尿失禁等三联征。Huntington 病为常染色体显性遗传，表现运动障碍、精神症状和痴呆。进行性核上性麻痹痴呆表现，核上性眼肌麻痹、假性球麻痹、轴性肌张力障碍或不伴肢体锥体外系强直。

【治疗措施】

1. *一般治疗*　阿尔茨海默病患者常伴有躯体疾病，而且病程中又可出现新的认知功能障碍损害和精神症状，涉及精神科、神经科、内科各学科等多学科治疗。应细致、定期地观察患者，对有明显幻觉、妄想等危险行为者，应及时住院治疗，对生活不能自理的晚期患者应建议住相关医院，同时应向其家属普及安全和护理知识。应限制外出或陪伴外出。饮食中补充富含卵磷脂、维生素 A、维生素 E、锌、硒等微量元素的事物，限制铝的摄入等。

2. *抗精神病药、抗抑郁药及抗焦虑药*　此类药物对于控制阿尔茨海默病伴发的行为异常有作用。抗精神病药可用利培酮每日 2～4mg，口服；抗抑郁药有氟西汀，每日 10～20mg；或舍曲林每日 50mg，口服；抗焦虑药则有丁螺环酮，每日 5mg，分 3 次口服。

3. *胆碱酯酶抑制药（AChE-Ⅰ）*　服用此类药物的远期效果是可能延迟家庭护理的时间，如服用多奈哌齐 9～12 个月的临床试验显示，可推迟家庭护理的时间将近 20 个月。多奈哌齐在每日 5mg 时起效，但要达到每日 10mg 才能达到最佳效果。常见的导致停药的不良反应是胆碱能效应，如呕吐、便秘。

4. *神经保护性治疗*　可用维生素 E 及单胺氧化酶抑制药司

林吉兰，有延缓阿尔茨海默病进展的轻微疗效证据。

【预后】

由于发病因素涉及很多方面，绝不能单纯的药物治疗。临床细致科学的护理对患者行为矫正、记忆恢复有着至关重要的作用。对长期卧床者，要注意大小便，定时翻身擦背，防止压疮发生。对兴奋不安患者，应有家属陪护，以免发生意外。注意患者的饮食起居，不能进食或进食困难者给予协助或鼻饲。加强对患者的生活能力及记忆力的训练。

第八节　路易体痴呆

路易体痴呆(DLB)是以波动性认知障碍、视幻觉和帕金森综合征为临床特点，以路易小体(Lewy body)为病理特征的神经变性病。本病的发病仅次于阿尔茨海默病，在神经变性病所致的痴呆中居第2位。大多数学者认为本病已构成一独立疾病，多见于老年人，男性略多于女性。

【病因】

病因及发病机制不清。已发现本病和帕金森病Lewy体是α-突触核蛋白由可溶性变为不溶性异常聚集而成，影响α-突触核蛋白表达和代谢的因素可能与本病发病有关，本病通常很少有家族遗传倾向。实验证实，本病的胆碱能及单胺能神经递质损伤可能与认知障碍和锥体外系运动障碍有关。

【临床表现】

1. 视幻觉　大部分患者在疾病早期有视幻觉，常在夜间出现，视幻觉内容形象、具体、生动，比较常见是人或动物，听幻觉和嗅幻觉也可存在，早期患者可以分辨出幻觉和实物，后期患者无法辨别幻觉。

2. 帕金森综合征　患者多表现为肌张力增高、运动迟缓、姿势步态异常，而静止性震颤相对少见。

3. *波动性认知功能障碍* 认知功能损害常表现为执行功能和视空间功能障碍，而近事记忆功能早期受损较轻。视空间功能障碍常表现得比较突出，突然出现认知功能障碍，认知功能、定向能力、语言能力、视空间能力、注意力和判断能力均下降，症状呈波动性。

4. *其他症状* 包括睡眠障碍、自主神经功能紊乱和性格改变等。快速动眼期睡眠行为障碍是本病最早出现的症状。自主神经功能紊乱常见的表现有直立性低血压、性功能障碍、便秘、尿潴留、多汗或少汗、口干、眼干等。性格改变常见的表现有攻击性增强、抑郁等。

【辅助检查】

1. *影像学检查* MRI 和 CT 检查一般无特异性表现，但 SPECT 和 PET 检查可发现 DLB 患者枕叶皮质代谢率下降，纹状体多巴胺能活性降低，具有鉴别诊断意义。

2. *实验室检查* 无特异性实验室检查方法，常用于鉴别诊断的检查有血常规、甲状腺功能、维生素 B_{12} 浓度、梅毒抗体、莱姆病抗体、HIV 抗体检查等。

3. *神经心理学测验* 有明显的视知觉、视空间觉和视觉重建功能障碍，可以通过画五边形和时钟测试发现这些功能障碍，如画钟面，钟面上的数字、时针、分针和秒针都有，但是相互间的关系是紊乱的，可能数字集中在一侧或时针与分针、秒针的长短不成比例。

【诊断要点】

根据 2005 年 McKeith 等对本病诊断标准的修订。

1. *诊断本病必须具备的症状*

(1)进行性认知功能下降，以致明显影响社会或职业功能。

(2)认知功能以注意、执行功能和视空间功能损害最明显。

(3)疾病早期可以没有记忆损害，但随着病程发展，记忆障碍越来越明显。

2. 核心症状　2005 年 McKeith 等对本病诊断标准中，如果同时具备以下 3 个核心症状特点的 2 项则诊断为很可能的路易体痴呆，如果只具备 1 项，则诊断为可能路易体痴呆。

(1)波动性认知功能障碍，患者的注意和警觉性变化明显。

(2)反复发作的详细成形的视幻觉。

(3)自发的帕金森综合征症状。

3. 提示性症状　具备 1 项或 1 项以上的核心症状，同时还具备 1 项或 1 项以上的提示性症状，则诊断为很可能的路易体痴呆；无核心症状，但具备 1 项或 1 项以上的提示性症状可诊断为可能路易体痴呆。

(1)REM 期睡眠障碍。

(2)对抗精神病类药物过度敏感。

(3)SPECT 或 PET 提示基底核多巴胺能活性降低。

4. 支持证据　支持证据为本病患者经常出现，但是不具有诊断特异性的症状。诊断本病的支持证据如下。

(1)反复跌倒、晕厥或短暂意识丧失。

(2)自主神经功能紊乱(如直立性低血压、尿失禁)。

(3)其他感官的幻觉、错觉。

(4)抑郁。

(5)系统性妄想。

(6)CT 或 MRI 提示颞叶结构完好。

(7)SPFCT/PET 提示枕叶皮质的代谢率降低。

(8)间碘苄胍(MIBG)闪烁扫描提示心肌摄取率降低。

(9)脑电图提示慢波，颞叶出现短阵尖波。

5. 不支持本病诊断的条件

(1)脑卒中的局灶性神经系统体征或神经影像学证据。

(2)检查提示其他可导致类似临床症状的躯体疾病或脑部疾病。

(3)痴呆严重时才出现帕金森综合征的症状。

6. 对症状发生顺序的要求

(1)对于路易体痴呆,痴呆症状一般早于或与帕金森综合征同时出现。

(2)对于明确的帕金森病患者合并的痴呆,应诊断为帕金森病痴呆。

(3)如果需要区别帕金森病痴呆和路易体痴呆,则应参照“1年原则”,即帕金森症状出现后1年内发生痴呆,可考虑本病,而1年后出现的痴呆应诊断为帕金森病。

【鉴别诊断】

1. 阿尔茨海默病(AD)　主要表现为进行性认知功能减退常因遗忘、虚构使幻觉描绘含糊不清,精神行为异常中晚期患者可有锥体外系症状,不易与本病区分。本病认知障碍表现为波动性,视幻觉内容具体、生动,患者可形象描述和深信不疑;有明显视觉受损锥体外系表现较早出现,CT及MRI显示弥漫性皮质萎缩。

2. 帕金森病(PD)　部分帕金森病患者晚期可出现痴呆,药物治疗中可产生视幻觉,临床酷似路易体痴呆,但帕金森病患者的痴呆症状多在发病数年后出现以皮质下痴呆为特点,运动障碍突出用左旋多巴症状消失。路易体痴呆患者早期有波动性认知障碍、运动障碍,表现为强直、少动,很少出现典型的静止性震颤;对左旋多巴的治疗反应通常较差。

3. 血管性痴呆　常有明确的卒中史及神经系统局灶体征,病情呈阶梯性进展。神经影像学清晰提示梗死性或出血性病灶,易与路易体痴呆鉴别。

4. 克-雅病(CJD)　以痴呆及锥体外系受损为特征,病情进展较快,锥体外系体征多样可有肌阵挛及癫痫发作。典型脑电图改变有助于诊断。

5. 进行性核上性麻痹(PSP)　出现眼球运动障碍前进行性核上性麻痹与路易体痴呆较难鉴别,进行性核上性麻痹痴呆为皮质下痴呆症状无波动性，视幻觉少见。

【治疗措施】

目前路易体痴呆尚无有效疗法，治疗原则与阿尔茨海默病类似，下述药物可改善某些症状。

1. 胆碱酯酶抑制药　如多奈哌齐（安理申）、利凡斯的明（艾斯能）等可改善皮质认知功能及行为障碍，亦可用神经细胞活化剂及改善脑循环的药物等。

2. 多巴胺类　如左旋多巴/苄丝肼（美多芭）、左旋多巴/卡比多巴（帕金宁），以及多巴胺受体激动药如培高利特（pergolide）等，可改善帕金森综合征症状，帕金森综合征的对症治疗中易使谵妄和幻觉加重，应从小剂量起始慎重加量。

3. 抑郁可用选择性5-HT再摄取抑制药　如西酞普兰、氟西汀等，视幻觉用新型抗精神病药如利培酮（利哌酮）、奥氮平（olanzapine）效果很好；路易体痴呆患者对神经安定剂和抗精神病药敏感，须慎用。

【预后】

预后较差，病程5～10年，多死于并发症，如肺部感染、压疮、深静脉血栓形成等。

第九节　额颞叶痴呆

额颞叶痴呆（FTD）是指中老年患者缓慢出现人格改变、言语障碍及行为异常的痴呆综合征。神经影像学显示额颞叶萎缩。本病是神经变性痴呆较常见的病因，约占全部痴呆患者的1/4。约1/4的额颞叶痴呆患者存在Pick小体，可诊断为Pick病。额颞叶痴呆实际上包含Pick病及临床表现类似的Pick综合征，发病高峰为60岁，女性较多。

【病因】

病因可能为神经元胞体特发性退行性变或轴索损伤继发胞

体变化。Wilhelmsen(1994)等在一个额颞叶痴呆伴锥体外系症状的大家族中,将本病基因定位于 17 号染色体上,并证实与 Tau 蛋白基因突变有关,目前已发现约 20%的额颞叶痴呆患者存在该基因突变。

【临床表现】

隐袭起病,缓慢进展。早期出现人格和情感改变,如易激惹,逐渐出现行为异常,如举止不当、对事物漠然等。可见 Klüver-Bucy 综合征,表现迟钝、淡漠、视觉失认和思维快速变换,以及口部过度活动,善饥、贪食、肥胖、健忘、失语等。可出现不典型认知障碍,空间定向保存,记忆障碍较轻,行为、判断和言语能力明显障碍,不能思考,言语少,词汇贫乏,刻板和模仿语言以至缄默,躯体异常感和片段妄想等。病程早期神经系统体征可见吸吮反射、强握反射。晚期出现肌阵挛、锥体束征及帕金森综合征。

【辅助检查】

1. CT 和 MRI 检查　可见特征性局限性额叶和(或)颞叶萎缩,脑回窄、脑沟宽及额角呈气球样扩大,额极和前颞极皮质变薄,颞角扩大,侧裂池增宽,多不对称,少数可对称,疾病早期即可出现。SPECT 检查呈不对称性额、颞叶血流减少,PET 显示不对称性,额颞叶代谢降低,二者较 MRI 更敏感有助于早期诊断。

2. 实验室检查　测定脑脊液、血清中 APOE 多态性 Tau 蛋白定量、β 淀粉样蛋白片段,有诊断或鉴别诊断意义。

3. 脑电图检查　早期多为正常,少数可见波幅降低,α 波减少;晚期背景活动低,α 波极少或无,可有不规则中波幅 δ 波,少数患者有尖波,睡眠时纺锤波少,很少出现 κ 综合波,慢波减少。

【诊断要点】

目前额颞叶痴呆和 Pick 病尚无统一的诊断标准,以下标准可作参考。

以下具备 1～4 项,排除其他痴呆疾病,临床可诊断为额颞叶痴呆,如有家族史遗传学检查发现 Tau 蛋白基因突变可确诊;具备1～5项可确诊为Pick病。无Pick小体和Pick细胞是额颞叶痴呆与Pick病的主要病理鉴别点。

1. 中老年人(通常50－60岁)早期缓慢出现人格改变、情感变化和举止不当,逐渐出现行为异常,如Klüver-Bucy综合征。

2. 言语障碍,早期出现如言语减少、词汇贫乏、刻板语言和模仿语言,随后出现明显失语症,早期计算力保存,记忆力障碍较轻,视空间定向力相对保留。

3. 晚期出现智能衰退、遗忘、尿便失禁和缄默症等。

4. CT和MRI显示额和(或)颞叶不对称性萎缩。

5. 病理检查发现Pick小体和Pick细胞。

【鉴别诊断】

主要应与阿尔茨海默病鉴别,二者均发病隐匿,进展缓慢,临床上有许多共同点。最具有鉴别意义的是进行性痴呆症状在病程中出现的时间顺序,阿尔茨海默病早期出现遗忘、视空间定向力和计算力受损等认知障碍,社交能力和个人礼节相对保留;额颞叶痴呆早期表现为人格改变、言语障碍和行为障碍,空间定向力和记忆力保存较好,晚期才出现智能衰退和遗忘等。Klüver-Bucy综合征是额颞叶痴呆早期行为改变的表现,阿尔茨海默病仅见于晚期。CT、MRI有助于两者的鉴别,阿尔茨海默病可见广泛性脑萎缩,额颞叶痴呆显示额和(或)颞叶萎缩,临床确诊需组织病理学检查。

【治疗措施】

目前尚无治疗方法。乙酰胆碱酯酶抑制药通常无效。对攻击行为、易激惹和好斗等行为障碍者可审慎使用小量地西泮、选择性5-羟色胺再吸收抑制药或普萘洛尔等。

【预后】

预后较差,病程5～12年,多死于并发症,如肺部及泌尿系统感染、压疮等。

第9章

脊神经疾病

第一节　单神经病

单神经病又称局灶性神经病，是指单一神经损害出现分布区的功能障碍。

【病因】

单神经病的病因多数是局部因素所致，如创伤、缺血、物理性损伤或肿瘤浸润，也可以是全身性疾病或中毒所致。

【临床表现】

1. 正中神经麻痹

(1)受损部位在上臂时，前臂不能旋前，桡侧3个手指屈曲功能丧失，握拳无力，拇指不能对掌、外展。大鱼际肌出现萎缩后手掌平坦，拇指紧靠示指，若并发尺神经受损则呈现典型“猿手”。掌心、大鱼际、桡侧3个半手指掌面和2、3指末节背面的皮肤感觉减退或丧失。损伤后常出现灼性神经痛。

(2)当损伤位于前臂中下部时，运动障碍仅有拇指的外展、屈曲与对指功能丧失。

(3)腕管综合征：当腕管先天性狭窄或腕部过度运动而致摩擦损伤时，正中神经可受累，产生桡侧手掌及桡侧3个半指的疼痛、麻木、感觉减退，手指运动无力和大鱼际肌麻痹、萎缩。夜间症状加重，疼痛可放射到前臂甚至肩部。多见于女性，常双侧发病，但利手侧可能发生更早且症状较重。

2. 尺神经麻痹　尺神经损伤的主要表现为手部小肌肉的运

动丧失，精细动作困难。屈腕能力减弱并向桡侧偏斜，拇指不能内收，其余各指不能内收和外展，多数手肌萎缩，小鱼际平坦，骨间肌萎缩，骨间隙加深，拇指外和各掌指关节过伸，第4、5指的指间关节弯曲，形成“爪形手”，感觉障碍以小指感觉减退或丧失最明显。

尺神经在肘管内受压的临床表现称为肘管综合征。肘管是由肱骨内上髁、尺骨鹰嘴和肘内侧韧带构成的纤维-骨性管道，其管腔狭窄，屈肘时内容积更小，加之位置表浅，尺神经易于此处受到嵌压。主要表现手部尺侧感觉障碍，骨间肌萎缩，肘关节活动受限，肘部尺神经增粗及肘内侧压痛等。

3. 桡神经损伤　桡神经损伤的典型表现是腕下垂，但受损伤部位不同，症状亦有差异。

高位损伤时（如腋部损伤），上肢所有伸肌瘫痪，肘关节、腕关节和掌指关节均不能伸直。前臂不能旋后，手呈旋前位，垂腕致腕关节不能固定，因而握力减弱。上臂中1/3以下损伤时，伸肘功能保留。肱骨下端、前臂上1/3损伤时伸肘、伸腕功能保留。腕关节部损伤时仅出现感觉障碍。桡神经损伤的感觉障碍一般轻微，多仅限于手的虎口区，其他部位因邻近神经的重叠支配而无明显症状。

4. 腓总神经麻痹　腓总神经麻痹的临床表现包括足与足趾不能背屈，足下垂并稍内翻，行走时为使下垂的足尖抬离地面而用力抬高患肢，并以足尖先着地呈跨阈步态。不能用足跟站立和行走，感觉障碍在小腿前外侧和足背。

5. 胫神经麻痹　胫神经损伤的主要表现是足与足趾不能屈曲，不能用足尖站立和行走，感觉障碍主要在足底。

【辅助检查】

神经电生理检查帮助发现受累神经、损害范围和严重程度，并对预后做出评估。必要时可进行化学物质或重金属的检测，帮助做出病因诊断。

【诊断要点】

根据典型的临床症状和体征，发现受累的脊神经，结合相应的检查以明确诊断并评估预后，尽量进行病因诊断。

【治疗措施】

1. 治疗原则　消除病因，促进神经功能恢复。

2. 治疗方案的选择　不同的病因对治疗方案的选择是不同的。药物治疗是必要的，且能促进神经功能恢复。

3. 治疗计划　根据损伤程度和性质选择不同的治疗。急性神经断伤需进行手术缝合，压迫性疾病需手术松解，中毒患者要停止毒物的接触，代谢性疾病要控制好原发病。

神经损伤的急性期可给予糖皮质激素如口服泼尼松，大剂量B族维生素、神经生长因子和改善局部微循环的药物有助于神经功能的恢复，部分神经损伤伴有疼痛可加用非甾体类抗炎药。

针灸、理疗有助于肌力的恢复。

【预后】

解除病因后配合积极的药物治疗和辅助治疗，疗效尚可；但严重的神经断伤或轴索病变可致恢复慢且不完全。

第二节　神经痛

神经痛是指受损脊神经分布区的疼痛，包括枕神经痛、臂丛神经痛、肋间神经痛、股外侧皮神经病等。

【病因与病理生理】

1. 原发者　多为感染或感染后变态反应所致，出现炎细胞浸润、节段性脱髓鞘改变。

2. 继发者　多因邻近组织病变压迫所致，出现髓鞘脱失、轴索变性甚至断裂。

【临床表现】

1. 枕神经痛　枕神经痛，枕神经来自 C_2、C_3 神经。多为一侧发病，呈持续性钝痛阵发性加剧，可为自发性疼痛，也可因头颈部的运动、喷嚏、咳嗽诱发或使疼痛加剧。部位多起自枕部，沿神经走行放射，枕大神经痛向头顶部放射，枕小神经痛、耳大神经痛分别向乳突部、外耳部放射，重时伴有眼球后疼痛感。枕部及后颈部皮肤常有感觉减退或过敏。

2. *臂丛神经痛* 臂丛神经痛也称为原发性臂丛神经病，是一种变态反应性疾病，臂丛由 $C_5 \sim T_2$ 脊神经的前支组成。可有发热史，急性或亚急性起病，以肩胛部和上肢的剧痛起病，后来逐渐出现肌无力，伴腱反射异常和感觉障碍。数周后出现肌萎缩，以肩胛带和上臂（C_5、C_6 节段）为主；少数患者是双侧臂丛受累。

3. *肋间神经痛* 由后向前沿一个或多个肋间呈半环形的放射性疼痛。呼吸、咳嗽、喷嚏、呵欠或脊柱活动时疼痛加剧。相应肋骨边缘压痛。局部皮肤感觉减退或过敏。带状疱疹病毒引起者发病数天内在患处出现带状疱疹。

4. *股外侧皮神经病* 股外侧皮神经病起病可急可缓，多为单侧；股外侧皮神经由 L_2、L_3 脊神经后根组成，大腿前外侧面皮肤感觉异常，包括麻木、针刺样疼痛、烧灼感，可有局部感觉过敏，行走、站立时症状加重，可有感觉过敏或减退。

【辅助检查】

神经电生理检查帮助明确神经损害范围和严重程度，并对预后做出评估。根据病情尚需进行相关部位 X 线摄片、颈椎或腰椎 CT/MRI、生化或血脂，必要时可进行重金属的检测，帮助做出病因诊断。

【诊断要点】

根据典型的临床症状和体征，结合相应的检查以明确诊断，并尽量进行病因诊断。

【治疗措施】

1. *治疗原则* 消除病因，缓解疼痛，促进神经功能恢复。

2. *治疗方案的选择* 对于早期症状轻的患者可先给予药物

治疗，效果欠佳可用局部封闭治疗，同时积极进行病因治疗。

3．治疗计划

（1）药物治疗：疼痛严重者，可用非甾体类镇痛药如吲哚美辛、萘普生、布洛芬等；肌肉痉挛者加用肌松药如乙哌立松、艾司唑仑等，卡马西平对止痛也有帮助；病情严重者在急性期可加用糖皮质激素，一般口服泼尼松每日30mg。大剂量B族维生素、神经生长因子对受损神经修复有益，可酌情选用。

（2）局部封闭治疗：对疼痛剧烈者可用2%普鲁卡因或加泼尼松龙、维生素B，局部封闭，辅以理疗或针灸治疗，可缓解症状。

（3）病因治疗：如骨折行固定制动、神经离断行缝合术、局部压迫行松解术、肿瘤行手术治疗，感染者应予抗炎治疗，糖尿病、血管硬化或中毒要积极治疗原发病。

【预后】

本症一般不会自愈，积极治疗疗效满意。

第三节　坐骨神经痛

坐骨神经痛是沿着坐骨神经径路及其分布区域内以疼痛为主的综合征。坐骨神经是人体中最长的神经，由 L_4-S_3 的脊神经前支组成，支配大腿后侧和小腿肌群，并传递小腿与足部的皮肤感觉。

【病因】

坐骨神经痛有原发性和继发性两类。

1．原发性　也称为坐骨神经炎，为感染或中毒等原因损害坐骨神经引起，多与受凉、感冒等感染有关。

2．继发性　临床多见，是因坐骨神经通路受病变的压迫或刺激所致。根据发病部位可分为根性、丛性和干性。

【临床表现】

多为单侧性，自腰、臀部向大腿后侧、小腿后外侧和足部放射的持续性钝痛，也可呈刀割样或烧灼样痛，可阵发性加剧，夜间常加重。行走、活动或牵拉可诱发和加重疼痛，患者有特殊的减痛姿势：患肢微屈向健侧卧位、仰卧时弯曲患肢膝关节、坐下时健侧臀部着力、站立时脊柱向患侧侧凸等。根性痛以腰骶部最明显，在咳嗽、喷嚏和用力排便时可加重；干性痛在臀部以下疼痛较明显。

【辅助检查】

辅助检查的主要目的是寻找病因，包括腰骶部X线片、腰部脊柱CT、MRI等影像学检查；脑脊液常规、生化及动力学检查；肌电图与神经传导速度测定等。

【诊断要点】

根据疼痛的分布、加重的诱因、减痛的姿势，结合Lasegue征阳性和踝反射改变、感觉障碍，可以做出诊断。

【鉴别诊断】

主要区别局部软组织病变引起的腰背、臀部及下肢疼痛。腰肌劳损、急性肌纤维组织炎、髋关节病变引起的局部疼痛不向下肢放散，无感觉障碍、肌力减退、踝反射减弱消失等神经体征。

【治疗措施】

1. *病因治疗* 局部占位病变者，应尽早手术治疗。结核感染者需抗结核治疗，腰椎间盘突出引起者大多数经非手术治疗可获缓解。

2. *对症处理*

(1)卧硬板床休息。

(2)应用消炎镇痛药物如布洛芬0.2g口服，每日3次。

(3)B族维生素，维生素B_1 100mg，肌内注射，每日1次；维生素B_{12}针剂250～500μg肌内注射，每日1次。

(4)局部封闭。

(5)局部理疗可用于非结核、肿瘤的患者。

(6)在无应用禁忌的前提下可短期口服或静脉应用糖皮质激

素治疗，如泼尼松 30mg 顿服，每日 1 次；地塞米松 10～15mg 加入氯化钠注射液 250ml，静脉滴注，连用 7～10 日。

【预后】

积极治疗，疗效满意。

第四节　多发性神经病

多发性神经病，也称末梢神经炎，是肢体远端的多发性神经损害。主要表现为四肢末端对称性的感觉、运动和自主神经功能障碍。

【病因】

引起周围神经病的病因很多。

1. *感染性*　病毒、细菌、螺旋体感染等。

2. *营养缺乏及代谢障碍*　各种营养缺乏，如慢性酒精中毒、B 族维生素缺乏、营养不良等；各种代谢障碍，如糖尿病、肝病、尿毒症、淀粉样变性、血卟啉病等。

3. *毒物*　如工业毒物、重金属中毒、药物等。

4. *感染后或变态反应*　血清注射或疫苗接种后。

5. *结缔组织疾病*　如系统性血斑狼疮、结节性多动脉炎、巨细胞性动脉炎、硬皮病、类风湿关节炎等。

6. *癌症*　如淋巴瘤、肺癌、多发性骨髓瘤等。

【临床表现】

本病在任何年龄均可发病，呈急性、亚急性或慢性进行性，可在几周或几个月内发展。症状通常同时出现，呈四肢对称性分布，由远端向近端扩展，表现如下。

1. *感觉障碍*　感觉异常（如刺痛、蚁走感、烧灼样疼痛、麻木等）首先出现于肢体远端并且逐渐向肢体近端发展。客观检查时可发现有手套、袜套形深浅感觉减退，病变区皮肤触痛及肌肉压痛、神经压痛。

2. 运动障碍　肢体呈下运动神经元性瘫痪，肢体远端对称性无力，病程较久则出现肌肉萎缩、肌束颤动等。肌萎缩上肢以骨间肌、蚓状肌、大小鱼际肌明显，下肢以胫前肌、腓骨肌显著，可出现垂腕、垂足，晚期肌肉挛缩明显可出现畸形。

3. 四肢腱反射　减弱或消失。

4. 自主神经功能障碍　病变部位皮肤菲薄、干燥、变冷、苍白或发绀，少汗或多汗，指(趾)甲粗糙、松脆，高血压及体位性低血压等。

【辅助检查】

1. 脑脊液检查　一般正常，个别患者有脑脊液蛋白含量轻度升高。

2. 神经活检　可见周围神经节段性髓鞘脱失或轴突变性。

3. 肌电图　表现为神经源性损害，神经传导速度可有不同程度减低。

【诊断要点】

根据肢体远端手套、袜套样分布的对称性感觉障碍，末端明显的弛缓性瘫痪，自主神经功能障碍，肌电图、神经传导速度及神经组织活检改变，诊断并不困难。神经传导速度测定可有助于早期诊断亚临床病例，而纯感觉或纯运动轴突变性多发性神经病提示神经元病。根据患者的病史、病程、特殊症状及实验室检查等确定病因诊断和决定患者的治疗方案。

【鉴别诊断】

1. 急性脊髓灰质炎　多发于儿童，瘫痪呈不对称性节段性、迟缓性瘫痪，无感觉障碍，急性期脑脊液细胞及蛋白均增高。

2. 急性脊髓炎　表现为截瘫或四肢瘫，有传导束感觉障碍、锥体束征和括约肌症状。

3. 周期性瘫痪　常见于壮年发病，四肢近端无力，无感觉障碍，病情迅速恢复，钾盐治疗常有显效。

【治疗措施】

1. 治疗原则　包括病因治疗、营养神经、对症支持及并发症的防治。

2. 一般治疗　急性期应卧床休息，特别是累及心肌者。加强营养，调节饮食，多摄入富含维生素的蔬菜、水果、奶类、豆制品等，并制定合理的营养食谱。对重症患者须加强护理，四肢瘫痪患者应定时翻身，有手足下垂者须应用夹板或支架，以维持肢体的功能位，预防瘫痪肢体挛缩和畸形等。恢复期治疗可采用针灸、理疗、按摩及康复训练等。

3. 病因治疗

(1)中毒性多发神经病治疗：采取积极措施阻止毒物继续进入人体，加速排出及使用解毒剂等。

(2)营养缺乏及代谢障碍性多发性神经病治疗：积极治疗原发病，糖尿病应严格控制血糖，尿毒症可血液透析或肾移植，黏液性水肿用甲状腺素有效，肿瘤并发者切除肿瘤可缓解，砜类药物对麻风性神经病有效。

4. 其他药物治疗

(1)皮质类固醇：①泼尼松10mg，口服，每日3次；②地塞米松0.75mg，口服，每日3次，7～14天逐渐减量，1个月为1个疗程；③重症病例可用地塞米松10～20mg加入5%葡萄糖注射液100ml，静脉滴注，每日1次，连续2～3周，改为口服。

(2)神经营养：①维生素B_1 100mg，肌内注射，每日1次，连用10～20天后，改为口服维生素B_1 10～20mg，每日3次；②维生素B_{12} 250～500μg，肌内注射，每日1次，连用10～20天后，改为口服维生素B_{12} 500μg或甲钴胺500μg，每日3次；③重症病例可用神经生长因子20μg加入灭菌注射用水2ml，肌内注射，每日1次，连用20天。

(3)加兰他敏注射液2.5～5mg，肌内注射，每日1次。

(4)疼痛明显者，可用各种镇痛药，严重者可用卡马西平或者苯妥英钠。

第10章

中枢神经系统脱髓鞘性疾病

第一节　多发性硬化

多发性硬化(MS)是一种人类神经系统最为常见的免疫介导的中枢神经系统慢性炎性脱髓鞘疾病。本病主要损害脑、脊髓和视神经,其以缓解-复发型和继发进展型居多,发病年龄多为20—40岁,高峰年龄在30岁左右。本病因东、西方人种等因素的差异,临床表现有所不同。

【病因与发病机制】

本病的发病可能与遗传、环境等多种因素有关,在这些因素的作用下触发了异常的免疫应答过程,出现免疫调节机制的紊乱,引起中枢神经系统多发性局灶性髓鞘脱失,导致中枢神经系统损害。

【临床表现】

部分患者有头痛、眩晕、上呼吸道感染等前驱症状。临床表现因病变部位不同而变化较大,以运动乏力、感觉异常、视敏度下降和复视最为常见。我国患者的临床表现以脊髓、视神经受累的概率最高,其次为脑干、小脑或大脑半球受损的征象。病程长短不一,缓解和复发为本病的重要特征;另一部分患者症状呈持续性加重或阶梯样加重而无明显缓解过程。约10%的病例,病势缓慢进展,无缓解-复发,特别见于以脊髓病征起病的患者。急性多发性硬化较为少见,其病势凶猛,病程平均数周,也无缓解与复发的特点。

【临床分型与特点】

1. 原发进展型(PP)　发病后病情呈连续渐进性恶化，无急性发作。进展型对治疗的反应较差。

2. 复发缓解型(RR)　急性发病历时数天到数周。数周至数月多完全恢复，两次复发间病情稳定，对治疗反应最佳，最常见，50%的患者经过一段时间可转变为继发进展型。

3. 继发进展型(SP)　复发缓解型患者出现渐进性神经症状恶化，伴有或不伴有急性复发。

4. 进展复发型(PR)　发病后病情逐渐进展，并间有复发。

【辅助检查】

1. MRI　可见大小不一类圆形的 T_1 低信号、T_2 高信号，常见于侧脑室前角与后角周围、半卵圆中心、胼胝体或为融合斑，多位于侧脑室体部。病程长的患者可伴有脑室系统扩张、脑沟增宽等脑白质萎缩征象；脊髓 MS 以颈胸段多见。

2. 脑脊液检查　压力多正常，外观无色透明。单个核细胞数(MNC)正常或轻度增高，一般不超过 50×10^6/L，如超过此值则 MS 可能性很小。约 70%多发性硬化患者 CSF-IgG-指数增高。IgG 寡克隆带阳性率 95%以上。应注意检测 CSF 和血浆必须并行，只有 CSF 中存在寡克隆 IgG 带而血浆中缺如才支持 MS 的诊断。

3. 电生理检查　包括视觉诱发电位(VEP)、脑干听觉诱发电位(BAEP)、体感诱发电位(SEP)，对发现亚临床病灶具有一定敏感度，可协助早期诊断，但是无特异性。

【诊断标准】

2010 年修订的 McDonald 多发性硬化诊断标准，见表 10-1。

表 10-1 多发性硬化的诊断标准

临床表现	附加证据
≥2 次临床发作；客观临床证据≥2 个中枢神经系统(CNS)不同部位的病灶或提示 1 个病灶并有 1 次先前发作的合理证据	无
≥2 次临床发作；客观临床证据 1 个病灶	由以下 2 项证据的任何一项证实病灶的空间多发性(DIS)：①MS 4 个 CNS 典型病灶区域(脑室周围、近皮质、幕下和脊髓)中至少 2 个区域≥1 个 T_2 病灶；②等待累及 CNS 不同部位的再次临床发作
1 次临床发作；客观临床证据提示≥2 个 CNS 不同部位的病灶	由以下 3 项证据的任何一项证实病灶的时间多发性(DIT)：①任何时间 MRI 检查同时存在无症状的钆增强和非增强病灶；②随访 MRI 检查有新发 T_2 病灶和(或)钆增强病灶，不管与基线 MRI 扫描的间隔时间长短；③等待再次临床发作
1 次临床发作；客观临床证据提示 1 个 CNS 不同部位的病灶(临床孤立综合征)	由以下 2 项证据的任何一项证实病灶的空间多发性(DIS)：①MS 4 个 CNS 典型病灶区域(脑室周围、近皮质、幕下和脊髓)中至少 2 个区域≥1 个 T_2 病灶；②等待累及 CNS 不同部位的再次临床发作由以下 3 项证据的任何一项，证实病灶的时间多发性(DIT)
1 次临床发作；客观临床证据提示 1 个 CNS 不同部位的病灶(临床孤立综合征)	①任何时间 MRI 检查同时存在无症状的钆增强和非增强病灶；②随访 MRI 检查有新发 T_2 病灶和(或)钆增强病灶，不管与基线 MRI 扫描的间隔时间长短；③等待再次临床发作

（续 表）

临床表现	附加证据
提示MS神经功能障碍隐袭性进展(PP-MS)	回顾性或前瞻性调查表明疾病进展1年，并具备下列3项中的任何2项：①MS典型病灶区域（脑室周围、近皮质和幕下）有≥1个T_2病灶，以证实脑内病灶的空间多发性；②脊髓内有≥2个T_2病灶，以证实脊髓病灶的空间多发性；③CSF阳性结果

【鉴别诊断】

1. 急性播散性脑脊髓炎　病前多有感染病史。起病急，常伴发热，头痛剧烈，并可有脊神经根性疼痛，弛缓性四肢瘫，意识障碍及脑膜刺激征阳性，无复发缓解病程，视神经损害较少见。

2. 进行性多灶性白质脑病(PML)　PML与MS在脑MRI影像学上容易混淆。PML常是淋巴瘤、慢性淋巴性白血病、HIV等免疫力低下疾病的伴发病，亦常见于吸毒者。PML一般呈缓慢进展过程，很少有自然缓解病例，很少有视神经和脊髓损害，血清乳多空病毒SV-40抗体检测呈阳性反应。

3. 多发性脑梗死和基底动脉尖综合征　多发性硬化患者初次发病时，在基层医院易被误诊为多发性脑梗死，因为二者在脑CT影像上都是多个低密度病灶。病灶集中在脑干和小脑的MS患者易误诊为基底动脉尖综合征，如果做卒中危险因素排查和CSF检查，二者还是可以相鉴别的。

4. 脑干脑炎　急性或亚急性起病，多呈一组解剖部位相邻的颅神经核及神经长束损害表现，无视神经损害，并无缓解与复发。

5. 脑寄生虫病　首次发病的多发性硬化在临床上经常被误诊为脑寄生虫病。多发性硬化的症状体征大多无特异性，与脑血吸虫病、脑囊虫病类同；MS和脑寄生虫病在MRI影像上都是多灶损害，且二者有时都会有结节性强化和环行强化；现今国内大多用 ELISA 做脑寄生虫免疫学检测，此检测方法假阳性频率极高，常误导医师做出错误诊断。

6. 大脑原发性淋巴瘤　此病虽不多见，但早期诊断十分困难，有时被误诊为多发性硬化。该病进展快，缓解期不明显，脑内病灶多连成片，有时可见占位效应，尽管激素、硫唑嘌呤治疗有效，但最终难逃快速恶化之结局。早期脑活检有利于鉴别诊断。

【治疗措施】

1. 治疗原则　急性期治疗以减轻症状、尽快减轻残疾程度为主，缓解期治疗即疾病调节治疗以减轻复发、减少脑和脊髓病灶数、延缓残疾累积及提高生存质量为主。

2. 急性发作期

(1)药物治疗

①激素治疗(甲泼尼龙)

・病情较轻：每日 1g 加入生理盐水 500ml，静脉滴注(3～4 小时)，3～5 天停药。

・病情较重：每日从 1g 剂量开始，共冲击治疗 3～5 天，以后剂量阶梯依次减半，每剂量使用 2～3 天，直至减完，一般不超过 3 周。

大剂量甲泼尼龙冲击治疗是本病急性发作期的首选治疗方案。短期内能促进急性发病患者的神经功能恢复，原则是大剂量、短疗程，不主张小剂量长期应用。用药期间注意补钾、补钙、护胃。

②免疫球蛋白：丙种球蛋白每日 20g 或每日 0.4g/kg，静脉滴注，每日 1 次；5 天为 1 个疗程，若无效，不建议再用；若有效，可继续每周用 1 天，连用 3～4 周。

(2)血浆置换疗法(PE)：疗效不肯定，一般不作为急性期首选，仅在其他方法无效时使用。对激素治疗无效者和处于妊娠或产后阶段的患者，可选择。每次交换 50ml/kg，1～2 次/周，10～20 次 1 个疗程，后继续予口服泼尼松数日。

3. 调节治疗

(1)原发进展型多发性硬化：目前无有效药物，主要是对症治疗和康复治疗。氨甲蝶呤、硫唑嘌呤可能有效。

(2)复发型多发性硬化

①β-干扰素治疗：β-干扰素 22μg 或 44μg，皮下注射，2～3 次/周，半个月为 1 个疗程，需持续用药 2 年。

②免疫抑制药(酌情选用一种)：硫唑嘌呤每日 1～2mg/kg，口服，每日 2～3 次，需严密监测血常规及肝肾功能。长期应用会增加恶性肿瘤的发生风险；氨甲蝶呤 5mg，口服，每日 1 次(7～14 天 1 个疗程)，对继发进展型多发性硬化复发的预防有一定疗效。

(3)继发进展型 MS：米托蒽醌为二线疾病调节药物，能延缓残疾进展。

4. 对症治疗

(1)癫痫发作(酌情选一)：卡马西平 0.1～0.2g，口服，每日 2～3 次；左乙拉西坦 0.25g，口服，每次 3 次。

(2)肌张力增高：巴氯芬 10mg，口服，每日 2～3 次。

【预后】

多发性硬化的预后与临床类型和损害部位密切相关。良性型多发性硬化和缓解-复发型多发性硬化预后较好，原发进展型和继发进展型多发性硬化预后较差。以感觉损害为主的多发性硬化预后较好，以运动和(或)共济运动损害为主的多发性硬化预后较差。单纯脑损害的多发性硬化预后较好，视神经脊髓型多发性硬化(OSMS)预后较差。

第二节　脑干型脑炎

脑干脑炎又称为脑干型脑炎，最早由 Bickerstaff 报道，因此也有学者称为 Bickerstaff 脑干脑炎(BBE)。常见于青壮年和儿童，多为急性或亚急性发病，临床表现为一侧或两侧脑干受累的症状或体征:主要为多发性脑神经损害、长束征及小脑征。

【病因】

目前认为脑干脑炎多由病毒引起,传播途径有血源性和神经源性,以血源性传播更常见,神经源性传播多由外周运动神经经脊髓前角细胞向上逆行进入中枢神经系统;常见的病原体有单纯疱疹病毒、水痘-带状疱疹病毒、EB 病毒、巨细胞病毒等,近年来 EV71 病毒感染导致儿童手足口病合并脑干脑炎的报道也较为多见。研究显示,感染后在脑干中的 EV71 病毒滴度远高于大脑和小脑。其他如李斯特菌、空肠弯曲菌等也有报道。

【临床表现】

脑干脑炎可发生于任何年龄,但以儿童和青壮年为多,各季节均可发病。约 90%以上的患者于发病前 1～4 周有前驱感染症状,其中以上呼吸道感染为多,其他还有腹泻、口唇疱疹等。

急性或亚急性起病,多数病例以单个或多个脑神经受累(如复视)为首发症状,继而感一侧或双侧肢体麻木、无力或行走不稳,常伴有发热、头痛、头晕。此外脑干受累还可引发神经源性肺出血、肺水肿、休克、急性呼吸窘迫综合征等并发症。

脑干脑炎主要临床特点为交叉性麻痹:病灶侧周围性脑神经麻痹,对侧肢体中枢性偏瘫,偏身感觉障碍。

【临床分期】

Bickerstaff 将本病分为四期,见表 10-2。

表 10-2　脑干型脑炎的临床分期

分期	临床表现
先兆期	主要表现为全身不适,肌肉疼痛,低热,嗜睡和轻度头痛,少数伴有呕吐
进展期	平均 2 周,此期脑干损害征开始出现,病情呈进行性加重,脑干病变向上下扩展

（续 表）

分期	临床表现
高峰期	此期脑干损害征达到最严重的程度，患者明显嗜睡，有多数脑神经麻痹，表现为双眼睑下垂、眼球运动障碍、面肌瘫痪、下颌运动不能、构音障碍和吞咽困难，但长束征不明显，偏身感觉减退发生率低，仅50%出现病理反射，部分患者有肢体无力，可以发生共济失调
恢复期	脑干损害征大多数在2～3周逐渐改善，但在恢复后期可出现新的症状，如帕金森综合征和行为异常等，这些症状一般持续2周或更长的时间才消失

【辅助检查】

1. *血液和脑脊液检查* 一般正常，部分患者脑脊液中细胞数和蛋白定量轻度增高；有报道部分患者的血清中的神经节苷脂抗体(GQlb IgG)可呈阳性，约35%患者脑脊液中可见蛋白细胞分离现象。还有部分患者的血液检查中可找到巨细胞病毒、单纯疱疹病毒、EB病毒和空肠弯曲菌感染的证据。

2. *影像学检查* 与CT相比，MRI软组织分辨率高，且不受颅后窝骨性伪影干扰，脑组织灰白质对比信号差别大，能及早发现脑组织水肿及CT不能发现的微小病灶，故怀疑脑干病变时，MRI检查应作为首选。

【诊断要点】

1. *好发人群* 儿童和青壮年多见。

2. *起病* 急性或亚急性起病，起病前多有感染前驱症状。

3. *有脑干受损的临床表现* ①脑神经受损的症状和体征，如复视、周围性面瘫等；②长束受损症状和体征，如交叉性瘫痪、偏身或交叉性感觉障碍；小脑脚受累的症状和体征，如共济失调、Romberg征阳性。

【鉴别诊断】

1. 多发性硬化　脑干小脑型多发性硬化临床表现与脑干脑炎相似，但多发性硬化病程中常有缓解复发，而脑干脑炎多呈单相病程；MRI 等影像学检查显示除脑干外尚有小脑、大脑或脊髓的脱髓鞘病灶；多发性硬化患者脑脊液中常可检出寡克隆带，且 IgG 指数增高。

2. 脑干血管病变　脑干部位的出血或梗死也有脑干受损的症状，但起病更急；且脑干血管病多见于老年人，患者常合并高血压、糖尿病、高脂血症等脑血管病的基础疾病；临床表现符合受累血管的分布特点；MRI、CTA 等影像学检查可发现血管狭窄或堵塞的部位，以及脑动脉硬化或脑动脉炎等表现。

3. 脑干肿瘤　脑干肿瘤病前无前驱感染史，起病缓慢，呈进行性加重；MRI 等影像学检查可见脑干占位性病变有助于鉴别。

4. Miller-Fisher 综合征（MFS）　是吉兰-巴雷综合征的一种特殊亚型，也常有吞咽呛咳、眼外肌麻痹和共济失调等临床表现。但脑干脑炎以脑干受累为主，部分患者可出现意识障碍和锥体束征，影像学检查常见脑干部位病变。而 MFS 则以外周神经受累为主，常伴有腱反射的减退或消失，很少有意识障碍，脑脊液检查可见蛋白细胞分离，神经肌电图检查提示周围神经病变。

【治疗措施】

1. 肾上腺皮质激素类药物　本病多由感染后的自身免疫损伤引起，激素有助于减轻炎症反应，降低毛细血管的通透性，保护血脑屏障和消除脑干水肿，故而肾上腺皮质激素治疗有较好疗效。常用甲泼尼龙冲击治疗，每日 15～30mg/kg，静脉滴注，连用 2～3 天；或用地塞米松 10～20mg/d 静脉滴注，1～2 周逐渐减量；再以泼尼松每日 30～60mg 口服，维持治疗 2～3 周。应用时注意防治骨质疏松、消化道出血和感染等并发症，检测血糖、血脂、血压等。

2. 免疫球蛋白和血浆置换　推荐应用激素的同时，早期静脉注射免疫球蛋白。计量为每日200～400mg/kg，连用7～10天。近年来有报道应用血浆置换的方法也有较好的疗效，尤其适用于抗神经节苷脂抗体阳性的脑干脑炎患者。

3. 抗感染治疗　脑干脑炎多因感染诱发，而且发病后因神经功能障碍常导致呼吸、泌尿等系统的继发感染，加之激素应用导致免疫功能下降，因此及时应用抗感染治疗是必要的。常用抗病毒药物如阿昔洛韦（ACV，又称无环鸟苷）每日10～15mg/kg，稀释于5%葡萄糖注射液或生理盐水250ml中静脉滴注，连用14日，有肾功能障碍者慎用。还可用青霉素、头孢菌素等抗生素治疗。注意病程中要根据病原学检查和药敏试验的结果及时调整抗感染药物。

4. 对症支持治疗　①脱水降颅压：常用20%甘露醇每次0.5～1g/kg，快速静脉滴注，每6小时1次，颅内高压症状缓解后逐渐减量和停药；在应用脱水药物时注意水和电解质的补充。②注意脑干生命体征的监测：出现呼吸衰竭时及时进行气管插管，人工辅助通气；有吞咽困难者应上鼻饲，避免误吸并保证营养的摄入。③其他还有解热、止痉、神经细胞活化剂的应用等。恢复期应尽早开始康复锻炼。

第三节　急性播散性脑脊髓炎

急性播散性脑脊髓炎（ADEM）是一种广泛累及脑和脊髓白质的急性炎症性脱髓鞘疾病，通常发生在感染后、出疹后或疫苗接种后，也称为感染后、出疹后或疫苗接种后脑脊髓炎。

【病因与发病机制】

本病可能的发病机制是机体在病毒感染、疫苗接种或是在服用某些药物后，这些致病因子侵犯了中枢神经系统，改变了其抗原性，或由于某种因素引起了隐蔽抗原的释放，机体不能识别这些抗原，从而导致机体发生针对自身髓鞘的免疫攻击。

【临床表现】

本病多在发热出疹或疫苗接种后1～2周急性起病，多数病情凶险，预后不良。麻疹感染后其和个别疫苗接种后病情危重。本病的症状、体征与损害部位有关。

1. 弥漫性脑实质损害的症状和体征。急性起病者发热、头痛、呕吐，有不同程度的精神障碍和（或）意识障碍。表现为烦躁不安、意识模糊、嗜睡、昏睡。严重者谵妄、昏迷、全身抽搐、去大脑强直、偏瘫或双偏瘫、颅内压增高、视盘水肿、脑膜刺激征阳性。如果脑干受累，还有脑神经损害的症状体征和呼吸循环功能紊乱。

2. 脊髓损害的症状和体征。患者有截瘫或四肢瘫，传导束性感觉障碍（通常在中胸段水平以下）和大、小便功能障碍。

3. 少数患者可同时出现单侧或双侧视神经炎或视盘炎表现。

【辅助检查】

1. 血常规　白细胞增多，血沉加快。

2. 影像学检查　脑CT可显示白质内弥散性多灶性大片状或斑片状低密度区，急性期可有明显的增强效应。MRI可发现脑和脊髓灰白质内散在多发的T_1低信号、T_2高信号病灶。

3. 脑脊液检查　压力增高或正常，细胞数正常或轻度增多，以单核细胞增多为主，急性坏死性出血性脑脊髓炎则以多核细胞为主，红细胞常见；蛋白轻度至中度增高（一般＜1g/L），以IgG增高为主，可发现寡克隆区带。

4. EEG检查　多为广泛性中度以上异常，常见θ波和δ波，亦可见棘波和棘慢复合波。

【诊断要点】

国际上尚未确立诊断标准，主要诊断依据如下。

1. 病前有疫苗接种、感染发疹史。

2. 临床上有脑和（或）脊髓的多灶性、弥漫性症状和体征。

3. CT或MRI显示脑和脊髓内存在散在多发病灶，特别是脑丘部位。

4. 糖皮质激素治疗有效。

【鉴别诊断】

1. *感染中毒性脑病*　感染中毒性脑病是发生于急性感染过程中的一种脑病综合征，多好发于 2－10 岁儿童，临床特征为先有急性感染中毒表现，而后出现谵妄、抽搐、昏迷、脑膜刺激征。脑脊液除压力增高外，其余成分均正常，其病理改变主要是脑肿胀，而无炎性反应和脱髓鞘改变。

2. *病毒性脑炎*　如果 ADEM 以脑损害为主，则经与病毒性脑炎相鉴别。病毒性脑炎多损害大脑颞叶和额叶，常左右同时受损害，大脑皮质损害较重。精神异常、癫痫发作较突出而持久，意识障碍可轻可重。而 ADEM 则以大脑白质损害为主，病灶多为播散性分布。脊髓 MRI 可发现脊髓白质内有长 T_1 和长 T_2 病灶。

3. *多发性硬化*　ADEM 病前多有疫苗接种史或病毒感染史，发病较多发性硬化更急，病情重，常伴发热，有剧烈头痛、昏迷，脑膜刺激征阳性；而多发性硬化球后视神经炎更多见。ADEM 病程较短，大多无复发病史，而多发性硬化病程大多呈缓解-复发性。

【治疗措施】

1. 急性期应尽早使用肾上腺皮质激素。可选择大剂量甲泼尼龙冲击疗法，每日甲泼尼龙 0.5～1.0g，静脉滴注，连用 3～5 天；也可选用地塞米松，每日 15～20mg，静脉滴注，连用 7～10 天。之后视病情变化，采用中小剂量肾上腺皮质激素静脉滴注或口服。在使用激素期间应注意其不良反应。预防细菌感染可加用广谱抗生素，预防上消化道出血，可同时加用保护胃黏膜的药物或制酸剂。一般不主张使用抗病毒药物治疗 ADEM。

2. 对有头痛、呕吐等颅内高压表现者需及时使用脱水药以降低颅内压。可使用 20％甘露醇 125～250ml，快速静脉滴注，每天

4次;甘油果糖250ml静脉滴注,每天2次。脱水降颅压还可选用人血白蛋白或呋塞米静脉注射。

3. 对于频繁抽搐者应给予抗癫痫药物。可使用地西泮或氯硝西泮静脉注射或肌内注射,苯巴比妥钠0.2～0.3g,肌内注射,二者可交替使用。抽搐控制后可通过鼻饲给予丙戊酸钠、苯妥英钠等疗效可靠的抗癫痫药物巩固治疗。

4. 注意保持患者体液及电解质平衡。应尽早上胃管鼻饲饮食,持续导尿、膀胱冲洗,详细记录24小时出入水量。对于合并呼吸系统感染者要选用有效抗生素,定期吸痰,必要时行气管切开,呼吸机辅助呼吸。

5. 重症患者应尽早转入重症监护病房,给予全套生命体征监护。对暴发性ADEM患者及时选用大剂量丙种球蛋白冲击治疗和(或)血浆交换疗法。

6. 对恢复期患者可给予脑保护剂,如胞磷胆碱、神经节苷脂、纳洛酮等,还应给予理疗、针灸、按摩,帮助瘫痪肢体恢复运动功能。

【预后】

总的来讲,多数患者在治疗后均可逐渐恢复,可达完全复原,约2/3患者预后良好或尚好,多在3～6个月能下床行走。有惊厥及昏迷的患者,预后较差。本病病死率为10%～20%,死因多为并发症包括呼吸衰竭和肺炎。

第四节　视神经脊髓炎

视神经脊髓炎(NMO)是视神经与脊髓同时或相继受累的急性或亚急性脱髓鞘病变。Devic在1894年首次描述了单相病程的视神经脊髓炎,也称为Devic病。临床特征为急性或亚急性起病的单眼或双眼失明,其前或其后数日或数周伴发横贯性或上升性脊髓炎。视神经脊髓炎一般很少复发(单相病程经过),很少累及大脑、小脑和脑干。与MS不同，视神经脊髓炎是以体液免疫为主、细胞免疫为辅的CNS炎性脱髓鞘病。

【病因】

本病确切病因及发病机制还不清楚。约1/3病例起病前有非特异性感染史，少数女性患者在病前1个月有分娩史，曾见并发于疟疾或系统性红斑狼疮、病前有接种史，也见单卵双生发病的报道，均可提供参考。

【临床表现】

1. 起病形式　大多为急性或亚急性起病，少数为慢性进行性起病。一部分患者先出现视神经损害的症状，后出现脊髓损害的症状；另一部分患者则同时出现视神经和脊髓损害的表现。一部分患者双侧视神经先后受累，另一部分患者则双侧视神经同时受累。

2. 脊髓症状、体征　脊髓损害的常见部位为胸髓，其次为颈髓，腰段脊髓较少见。临床上可表现为播散性、半横贯性、不全横贯性或上升性脊髓炎的症状和体征。除感觉、运动和括约肌功能障碍外，常有痛性痉挛发作。颈髓病变可见Horner综合征。颈髓后索病变可出现Lhermitte征阳性。

3. 眼部症状、体征　多数患者起病初有眼眶或眼球疼痛，继之单眼或双眼视力进行性下降，严重者可完全失明。检查可见不同程度的视力下降、生理盲点扩大、视盘炎、继发性视盘萎缩、球后视神经炎、原发性视盘萎缩等表现。

4. 前驱症状　部分患者在发病前数日至数周可有低热、头痛、咽痛、眩晕、全身不适、恶心、腹泻等症状。

【辅助检查】

1. MRI检查　视神经脊髓炎患者脊髓MRI的特征性表现为脊髓长节段炎性脱髓鞘病灶，连续长度一般≥3个椎体节段，轴位像上病灶多位于脊髓中央，累及大部分灰质和部分白质。病灶主要见于颈段、胸段，急性期病灶处脊髓肿胀，严重者可见空洞样改变，增强扫描后病灶可强化。颈段病灶可向上延伸至延髓下部，恢复期病变处脊髓可萎缩。视神经 MRI 提示受累视神经肿胀增粗，T_2 加权像呈“轨道样”高信号。随病程进展，复查 MRI 可发现脑内脱髓鞘病灶，多位于皮质下区、下丘脑、丘脑、三脑室、四脑室周围、大脑脚等部位，符合 MS 的影像诊断标准。

2. 视觉诱发电位　P100 潜伏期显著延长，有的波幅降低或引不出波形。在少数无视力障碍患者中也可见 P100 延长。

3. 脑脊液　细胞数增多显著，约 1/3 的单相病程及复发型患者 MNC$>50\times10^6$/L；复发型患者 CSF 蛋白增高明显，脑脊液蛋白电泳可检出寡克隆区带，但检出率较 MS 低。

4. 血清 NMO-IgG（AQP4 抗体）　视神经脊髓炎多为阳性，而 MS 多为阴性，为鉴别视神经脊髓炎与 MS 的依据之一。血清 NMO-IgG 是视神经脊髓炎相对特异自身抗体标志物，其强阳性提示疾病复发可能性较大。

【诊断要点】

根据同时或相继出现的视神经炎和急性横贯性或播散性脊髓炎的症状和体征，结合脑和脊髓 MRI 和血清学检查可做出诊断。

1. Wingerchuk 于 2006 年修改了视神经脊髓炎诊断标准：具备全部必要条件和支持条件中的两条，即可诊断为视神经脊髓炎。

(1)必要条件：①视神经炎；②急性脊髓炎。

(2)支持条件：①脊髓 MRI 异常延伸 3 个椎体节段之上；②脑 MRI 不符合 MS 诊断标准；NMO-IgG 血清学检测阳性。

2. 2008 年 NMSS（国际多发性硬化协会）的视神经脊髓炎诊断标准。

(1)主要标准：必需，但其间可有一定的时间间隔。①单眼或双眼视神经炎。②横贯性脊髓炎：临床上表现为完全性或非完全性，具有影像学证据，急性期 T_2 加权像病灶长度超过 3 个椎体节

段且 T_1 加权像为低信号病灶。③无结节病、血管炎、有临床表现的系统性红斑狼疮、干燥综合征或临床表现与其类似的其他疾病的证据。

(2)次要标准：至少满足下列一项。①新近的脑 MRI 正常，若有异常，则需符合以下条件：a. 颅内病灶不符合 Barkhof 的 MRI 标准；b. 病灶位于延髓背侧，可与颈髓延续或不连续；c. 病灶位于下丘脑或脑干；d. 脑室周围或胼胝体线样异常病灶，但非卵圆形，也不延伸到大脑半球的实质中(即不出现 Daw-son 指)。②血清或脑脊液 NMO-IgG(AQP4 抗体)阳性。

【鉴别诊断】

1. MS　主要根据两者不同的临床表现、影像改变、血清 NMO-IgG 及相应等进行鉴别，其中以脊髓长节段病灶和血清 NMO-IgG 及严重程度有重要参考意义。

2. 急性播散性脑脊髓炎(ADEM)　病前多有重症感染史或疫苗接种史，起病急、病程相对较短、病情重、预后差，恢复后有明显的功能受损，大多不再复发。

3. 球后视神经炎　视神经脊髓炎早期眼部症状易与此病相混淆，后者多损害单眼，而 NMO 常为双眼先后受累，有明显的缓解复发的倾向，并伴有脊髓病的临床表现，血清 NMO-Ab 阳性。

4. 亚急性脊髓视神经病　多见于小儿，有腹痛、腹泻等症状，发生在神经症状之前，运动症状不明显，以感觉异常为主，常呈对称性，不复发，CSF 无明显改变。

5. 其他疾病　NMO 还需与梅毒性视神经脊髓病、脊髓硬脊膜动静脉瘘、脊髓血管病、脊髓肿瘤等相鉴别，需要注意的是某些结缔组织病如 SLE、Bahcet 病、干燥综合征、血管性等可同时伴有脊髓损害，需进行鉴别及相关抗体的筛查。

【治疗措施】

1. 治疗原则　急性发作期首选大剂量激素冲击疗法，缓解期主要通过抑制免疫达到降低复发率、延缓残疾累积的目的；同时，积极对症治疗。

2. 急性期治疗

(1)血浆置换治疗:用于对甲泼尼龙冲击疗法反应差的患者。一般建议置换3~5次,每次用血浆2~3L,多数置换1~2次后见效。无血浆置换条件者,使用静脉滴注免疫球蛋白(IVIG)可能有效,每日用量为0.4g/kg,静脉滴注,一般连续用5天为1个疗程。

(2)大剂量甲泼尼龙冲击疗法:首选大剂量甲泼尼龙冲击疗法,能加速NMO病情缓解,从每日1g开始,静脉滴注3~4小时,共3天,剂量阶梯依次减半,甲泼尼龙停用后改为口服泼尼松每日1mg/kg,逐渐减量。对激素依赖性患者,激素减量过程要慢,每周减5mg,至每日维持量15~20mg,小剂量激素维持时间应较MS长一些。

3. 缓解期治疗

(1)利妥昔单抗:1000mg,静脉滴注,共用2次(间隔2周)为1个疗程;或按体表面积375mg/m^2,静脉滴注,每周1次,4周1个疗程。间隔6~9个月进行第2个疗程。

(2)环磷酰胺:7~25mg/kg,静脉滴注,每月1次,共用6个月。可同时静脉滴注美司钠,以预防出血性膀胱炎。用药期间需监测血常规,肝、肾功能。

(3)硫唑嘌呤:每日2~3mg/kg,口服,每日1次,单用或者联合小剂量泼尼松,严密监测血常规及肝、肾功能。

(4)米托蒽醌:每月12mg/m^2,共6个月,之后每3个月12mg/m^2,共9个月。

(5)吗替麦考酚酯:每日1~3g,分2次口服,单用或联合小剂量泼尼松。可抑制鸟嘌呤核苷酸的经典合成途径,是高效、选择性、非竞争性、可逆性次黄嘌呤单核苷酸脱氧酶抑制药。

4. 对症治疗　对伴有痛性痉挛的患者,可给予卡马西平、加巴喷丁,疼痛严重的病例可使用普瑞巴林(每日300mg),SNRI类药物及三环类抗抑郁药阿米替林对改善疼痛症状也有明显的效果；对于伴有抑郁、焦虑的患者，可给予抗抑郁药；对痉挛性瘫痪者，可口服巴氯芬、妙纳或凯莱通等降低肌张力；对尿频、尿急者，可给予溴丙胺太林口服。

【预后】

复发型视神经脊髓炎的预后差，多数患者呈阶梯式进展，发生全盲或截瘫等严重残疾，1/3 的患者死于呼吸衰竭，这些在多发性硬化的患者不多见。单相型的预后相对较好。首次发病后从不缓解或呈进行性恶化者均占少数；但缓解多不达痊愈。本病预后多与脊髓炎的严重程度、并发症有关。呼吸肌瘫痪、肺炎、压疮、尿路感染等都是威胁生命的因素。

第五节　脑桥中央髓鞘溶解症

脑桥中央髓鞘溶解症（CPM）是一种病因不明的，以脑桥基底部对称性脱髓鞘为病理特征的可致死性疾病。本病为少见病。可见于慢性酒精中毒、肝衰竭、肝移植术后、肾衰竭、肾透析术后患者，也可见于重度营养不良、严重烧伤、急性出血性胰腺炎和癌症晚期患者。医源性因素：用高渗盐水快速纠正低钠血症；给营养不良或严重脱水者过量补液均可引发本病。本病发病可能与内环境紊乱和血-脑屏障破坏有关，本病的病理特征是脑桥基底部对称性脱髓鞘，而神经元和轴索相对完好。

【病因】

本病的病因不明。半数以上患者为酒精中毒晚期，可见于肾衰竭透析后、肝衰竭、肝移植后、淋巴瘤及癌症晚期、营养不良、败血症、急性出血性胰腺炎和严重烧伤等。低钠血症脑组织为低渗状态，过快补充高渗盐水使血浆渗透压迅速升高，导致脑组织脱水和血-脑屏障破坏，有害物质透过 BBB 导致髓鞘脱失。本病特征性病理特点是脑桥基底部呈对称分布的神经纤维脱髓鞘，病灶边界清楚，直径数毫米或占据整个脑桥基底部，也可累及被盖部。

神经细胞和轴索相对完好，可见吞噬细胞和星形细胞反应。以往本病需尸检后病理诊断，近年来 MRI 广泛应用，已能生前确诊。

【临床表现】

多见于青壮年，常有酗酒和营养不良史，也常伴发于尿毒症、糖尿病、肝硬化、白血病等病症。有双侧皮质脊髓束和皮质脑干束损害的症状，如四肢瘫，面、舌瘫，咽喉肌麻痹，典型者呈“闭锁综合征”状态。本病进展迅速，多数于数日或数周内死亡。

【辅助检查】

1. 脑 MRI　MR 可发现脑桥基底部特征性蝙蝠翅膀样病灶，呈对称分布 T_1WI 低信号、T_2WI 高信号，无增强效应。

2. 脑干听觉诱发电位(BAEP)　有助于确定脑桥病变，但不能确定病灶范围。

【诊断要点】

慢性酒精中毒、严重全身性疾病和低钠血症纠正过快的患者，突然出现四肢弛缓性瘫、假性延髓性麻痹，数日内迅速进展为闭锁综合征，应高度怀疑本病可能，MRI 有助于确诊。

【鉴别诊断】

本病应与脑桥基底部梗死、肿瘤和多发性硬化等鉴别。MRI 显示本病无显著占位效应，病灶对称，不符合血管分布特征，随病情好转可恢复正常。

【治疗措施】

1. 治疗原则　治疗应以神经系统症状为依据，无症状、缺少神经系统未受累的患者，无论血钠值是多少，均不应输注高渗钠溶液。

2. 一般治疗　出现严重瘫痪者应该给予定时翻身拍背、睡气垫床、防止压疮护理。患者出现吞咽困难，应给予放置胃管。呼吸困难者给予吸氧、心电监护。纠正电解质紊乱，以及给予营养支持治疗。

3. 药物治疗

(1)脱水降颅内压：酌情选用一种或多种。①呋塞米注射液

20～40mg，静脉注射，每日1～4次；②20%甘露醇注射液250ml，静脉滴注，每日1～4次；③10%人血白蛋白50ml，静脉滴注，每日1次；④10%甘油果糖注射液250ml，静脉滴注，每日1～2次。

以上药物可单用或联合应用，有颅内内高压者，可用甘露醇、呋塞米或甘油果糖脱水、降低颅内压。若伴有心功能不全时需慎用甘露醇等增加心脏负荷的脱水药，静脉滴注药物时注意心功能。

(2)激素冲击疗法

①甲泼尼龙：1g加入生理盐水500ml，静脉滴注，每日1次，应用5天，继以泼尼松1mg/kg，口服，每日1次，10天后逐渐减量至停药；或甲泼尼龙500mg，每日1次，6天。继以泼尼松1mg/kg，口服，每日1次，10天后逐渐减量至停药。

②地塞米松：20mg加入生理盐水250ml，静脉滴注，每日1次，应用10天，继以泼尼松1mg/kg，口服，每日1次，7天后逐渐减量至停药。

③早期大剂量肾上腺皮质激素可能对部分患者有效。

(3)人免疫球蛋白：人免疫球蛋白0.4g/kg，静脉滴注，应用5日。

(4)预防髓鞘溶解：在积极治疗原发疾病的同时，应尽可能避免电解质紊乱，尤其是低钠血症，在纠正低钠血症时要缓慢，起初24小时内血钠升高不要超过25mmol/L，一旦症状控制住，减少钠的应用，血钠24小时升高一般不超过10mmol/L。目前主张用生理盐水慢速纠正，并限制液体量，不宜用高渗盐水。

(5)血浆置换：同“视神经脊髓炎”。

【预后】

患者预后并不一致，各种潜在可逆因素的可逆程度、髓鞘溶解范围和程度、并发症严重程度，均是影响预后的因素。既往认为本病病程短、进展快、病死率高，存活患者多遗留严重神经功能障碍。近年来随着重症监护发展、影像学早期诊断，部分患者症状可逐渐改善甚至完全恢复。

第11章

脊髓疾病

第一节　脊髓血管病

一、脊髓血管畸形

脊髓血管畸形又名血管瘤、血管错构瘤等，是指脊髓血管先天性发育异常而形成的一类病变，主要为动静脉畸形。

【病因】

脊髓血管畸形引起临床症状的原因是畸形血管破裂出血。由于畸形血管管壁薄、引流静脉压力高，特别是如并发动脉瘤或静脉瘤时，如有突然的动脉血压增高或静脉回流受阻的因素，则畸形血管极易破裂出血。出血可发生于脊髓蛛网膜下腔内或脊髓内。当出血形成血肿时，造成对脊髓的直接压迫和破坏，进一步加重了脊髓损害。

【临床表现】

1. 神经根性疼痛　在病变所在神经根分布区有放射性痛，如颈、背、腰或双下肢放射痛。体位改变可诱发疼痛，休息后可自行缓解。疼痛可影响两个以上神经根分布区。

2. 进行性神经根和脊髓功能障碍　表现为不同部位，不同程度的运动、感觉和括约肌功能障碍：肌力弱、间歇性跛行、感觉减退或消失、大小便失禁等。

3. 急性出血　突然出现剧烈神经根性疼痛、四肢瘫或截瘫，血液可逆流入脑，产生头痛、呕吐或抽搐，可有意识障碍。当形成血肿后，对脊髓的直接破坏或压迫，使脊髓功能迅速丧失。

4. 合并其他畸形　常合并脊柱畸形、病变相应节段的背部皮肤血管瘤(痣)、颅内血管畸形、动脉瘤、肝或肾血管瘤。

【辅助检查】

1. MRI　不但对脊髓海绵状血管瘤有诊断价值，还有利于排除其他脊髓压迫性疾病，并可对血管瘤畸形的部位和病变情况做出提示性诊断。

2. 脊髓 DSA 检查　可清晰显示供血动脉的数目、进入畸形的部位、与脊髓的关系和畸形的形态、范围及引流静脉。

3. CT　脊髓 CT 检查对海绵状血管瘤具有重要诊断价值，CT 增强扫描可见类圆形、边缘锐利的环状高密度和中心小部分低密度区，而海绵状血管瘤在 DSA 中常不显影。

【诊断要点】

根据患者的病史及症状体征，脊髓造影或选择性脊髓血管造影可为诊断提供确切证据。临床诊断要高度重视突然起病及症状反复再发的临床特征，也要注意到可以呈缓慢起病的间歇性病程。急性发病时剧烈根性疼痛，以及慢性病程中脊髓性间歇性跛行都高度提示本病，合并同节段血管痣、皮肤血管瘤对本病诊断及定位有意义。

【鉴别诊断】

同“缺血性脊髓血管病”，参见本章下面内容。

【治疗措施】

目前外科治疗脊髓血管畸形的方法有血管内栓塞术、病灶切除术、供血动脉结扎术和椎板切除减压术。对于急性出血的病例应该行急性减压、清除血肿，防止脊髓因为血肿压迫变性、坏死，以利于进一步处理。

【预后】

脊髓血管畸形为非自限性疾病，一旦患病，症状将进行性加重，直至出现不可逆的损害。一般 2 年内出现双下肢或排尿、排便等功能的进行性加重，2～4年出现截瘫。如果早期诊断并进行有效的手术治疗，症状可减轻或消失，能明显改善患者的生活质量。

二、缺血性脊髓血管病

缺血性脊髓血管病是由于脊髓血管闭塞或血流减少所致的脊髓缺血性病变，包括脊髓短暂性缺血发作和脊髓梗死。

【病因】

1. 原发性血管损害（血管源性脊髓软化）

（1）主动脉病变：主动脉粥样硬化、主动脉瘤、主动脉狭窄、主动脉炎或栓塞等疾病，可导致肋间动脉、腰动脉狭窄，继而使脊髓供血的根动脉、髓动脉受阻而发生脊髓软化。

（2）椎动脉病变：椎动脉硬化、炎症、狭窄时，常导致脊髓前、后动脉供血障碍，从而可造成颈段脊髓缺血、软化。

（3）椎旁动脉病变：如动脉硬化、感染性动脉炎、过敏或变态反应性动脉炎、放射性动脉炎、椎旁动脉栓塞等，或脊髓手术血管受损，亦可导致脊髓缺血、软化。

（4）脊髓静脉病变：脊髓静脉炎、静脉血栓形成或栓塞等，可导致脊髓血液回流障碍，继而发生淤血、水肿、缺血、软化。

（5）其他：脊髓先天性血管畸形、动脉瘤、动脉狭窄等病变，亦可因缺血而发生软化。

2. 继发性血管损害　常由脊柱、脊膜、脊髓的局部病变或全身性疾病引起。

（1）脊柱疾病：脊柱关节病，中央型或外侧型椎间盘脱出，畸形性骨炎、脊椎结核、脊椎脱位、各类环枕部畸形等病变，可刺激或压迫血管而使血管痉挛、缺血、脊髓软化。

（2）脊膜疾病：硬脊膜炎，硬脊膜外脓肿、血肿、肉芽肿或肿瘤，脊髓蛛网膜炎、黄韧带肥厚等亦可使脊髓血管受压或血液循环受阻而发生缺血、软化。

(3)脊膜病变:脊髓本身的各种感染、肿瘤,亦可压迫血管而使其血液循环障碍,从而造成脊髓缺血、软化。

(4)全身性疾病:心力衰竭、心肌梗死、心脏骤停;一过性低血压、减压病;各种出血性、贫血性、凝血性、溶血性血液疾病;全身感染、中毒、结缔组织疾病、恶性肿瘤、糖尿病等。可因其导致高黏度、高凝状态,而发生脊髓缺血、梗死软化。

(5)医源性疾病:大动脉畸形整复术或移植术、胸廓形成术、肺叶切除术、交感神经节切除术、椎板或椎间盘、脊神经根手术,脊髓或硬膜外麻醉术,脊髓动脉造影术,脊髓附近病变的放射线治疗等诊治性医疗措施中,亦有造成所谓医源性血管病损,从而导致脊髓缺血、梗死。

【临床表现】

脊髓缺血性疾病比出血性疾病多见,主要有下列两种类型。

1. 一过性脊髓缺血发作(TIA) 同脑部一过性脑缺血发作一样,表现为一过性脊髓功能障碍,如相应部位的麻木、酸痛、蚁行虫爬感、刺痛紧缩、触电等异样感,肌肉阵挛和短暂无力。如在活动中发作,而休息后或随侧支循环调节后症状消失者,则称之为"脊髓性间歇性跛行"。如单纯为脊髓前动脉缺血性发作,则以运动功能障碍为突出;如为脊髓后动脉缺血性发作,则主要表现为感觉功能障碍。不论何种发作表现形式,其症状均在24小时内完全恢复,不留任何后遗症,且多数在数分钟、数小时即可恢复。

2. 脊髓梗死 脊髓梗死的临床表现常依闭塞血管、受损部位、病灶大小及侧支循环情况而不同。

【辅助检查】

1. CT扫描检查 可见低密度梗死灶及灶周水肿。

2. 血液检查 感染性疾病常有白细胞增多,血沉加快;血液病常可发现病理性血细胞、凝血机制有关指标异常。

3. MRI检查 可发现与梗死灶相应的异常信号。

4. 脑脊液检查　由感染、血液病、血管病引起者可有轻度蛋白、细胞增高。由肿瘤或其压迫性病变引起者，可有脊髓腔受阻及蛋白-细胞分离。

5. 脊柱 X 线片　可发现骨性疾病、转移性肿瘤等的相应改变。

6. 脊髓腔造影　梗死的急性期，可发现脊髓肿胀；慢性期则呈现脊髓萎缩。另尚可发现脊髓压迫性病变及脊髓腔阻塞性改变。

7. 脊髓血管造影　可明确动脉炎、动脉硬化性改变及其血管闭塞征（早期），1 周后常不明显；静脉血管闭塞，动脉瘤、血管畸形亦可获阳性发现。

8. 其他　针对有关病因，可进行相应检查，如疑有心源性疾病，可行心血管造影。

【诊断要点】

1. 脊髓短暂性缺血

（1）类似短暂性脑缺血发作，起病突然，持续时间短暂，从首发症状到高峰大多数仅持续数分钟至数小时，不超过 24 小时，恢复完全，不遗留任何症状。

（2）典型临床表现为间歇性跛行和下肢远端发作性无力，行走一段距离后单侧或双侧下肢沉重、无力甚至瘫痪，休息或使用血管扩张药可缓解；或仅有自发性下肢远端发作性无力，可自行缓解，反复发作，间歇期无症状。

（3）脑脊液检查、CT、MRI 和脊髓血管造影排除其他诊断。

2. 脊髓梗死

（1）呈卒中样起病，脊髓症状常在数分钟或数小时达到高峰。脊髓损害的症状、体征符合脊髓血管分布。

（2）脑脊液检查、脊髓血管造影无异常，MRI 检查可见脊髓梗死灶，排除其他诊断。

【鉴别诊断】

1. 急性脊髓炎　起病虽急，但非卒中样发作，病前常有感染史，首发根性疼痛不剧烈，脑脊液多正常，影像学检查无梗死灶发现。

2. 脊髓肿瘤　起病缓慢，病情呈进行性加重，腰椎穿刺脑脊液检查示脊髓有不同程度的阻塞，脑脊液蛋白含量明显增高。转移性肿瘤尚可检获原发病灶及脊柱破坏征。CT 扫描及 MRI 亦可获阳性发现。

3. 多发性硬化症　常可检诊出(临床或影像学)在中枢神经系统内有两个以上的病灶及其相应临床定位损害征表现，病程常呈反复缓解-复发波动式发展。脑脊液 γ 球蛋白含量增高，寡蛋白克隆带常呈阳性。

【治疗措施】

1. 脱水治疗　可选用甘露醇、甘油、利尿药等进行脱水治疗。

2. 病因治疗　对有高脂血症、糖尿病、高黏血症者，应进行降脂、降糖、降黏等治疗。对高血压患者要降压；心脏病、血液病、血管畸形、脊椎疾病等应请各有关专科会诊，以协助诊治。

3. 保护脊髓　可选用抗自由基药物，如维生素 E、维生素 C、甘露醇、激素等。钙离子拮抗药，如尼莫地平、氟桂利嗪、桂利嗪等；吗啡拮抗药，如纳洛酮。理疗，如低热透入、镁离子透入及高压氧治疗等。

4. 提高脊髓灌注压　可选用解痉、扩血管药物，如罂粟碱、桂利嗪、烟酸、尼莫地平等。根据病情尚可选用强心药、血液稀释疗法及量子血治疗。

5. 溶栓、解聚、抗凝治疗　溶栓药治疗以早期应用为佳。解聚药可选用小剂量肠溶阿司匹林及双嘧达莫联合治疗。抗凝治疗较少应用或者慎用。

6. 康复治疗　可选用循环代谢改善剂、B 族维生素、神经营养药药物治疗。康复措施可依病情采用推拿、按摩、熏、洗、针、灸以及各种理疗与进行功能锻炼各项医疗体操，职业训练。

三、出血性脊髓血管病

出血性脊髓血管病包括硬脊膜外出血、硬脊膜下出血、脊髓蛛网膜下腔出血和脊髓内出血。

【病因】

排除外伤后的脊髓出血称为自发性脊髓出血，其常见病因有如下几点。

1. 主要原因　脊髓血管瘤、血管畸形、毛细血管扩张、静脉曲张等自发性血管破裂。以青壮年人居多。

2. 次要原因　高血压病、动脉硬化症。以老年人居多。

3. 少见原因　有出血倾向的各种疾病，如白血病、坏血病、紫癜症等；或应用抗凝药治疗的患者。

4. 诱因　常在用力、姿势改变时、导致腹压增高的情况下而发病。如咳嗽、打喷嚏、排便、分娩、拳击、举重、体操及杂技操练等。

5. 其他　脊髓肿瘤、急性感染性脊髓病、脊髓动、静脉炎症性疾病、口服避孕药或其他中毒等，以及原因不明者。

【临床表现】

包括硬脊膜外出血、硬脊膜下出血、髓内出血和脊髓蛛网膜下腔出血。

1. 脊髓蛛网膜下腔出血　突然发生的剧烈根性疼痛，脑膜刺激征阳性。神经症状轻微，罕见运动、感觉和自主神经功能障碍。颈部血管畸形破裂所致的大量出血与颅内蛛网膜下腔出血有类似表现。

2. 硬脊膜外和硬脊膜下出血　急性起病，常首先表现为相应病变部位剧烈背痛，并迅速出现急性脊髓压迫症，表现为受累平面以下感觉、运动和自主神经功能障碍。

3. 髓内出血　急性剧烈背痛、数分钟或数小时后迅速出现损害水平以下运动障碍、感觉障碍及括约肌功能障碍。

4. 脊髓表面血管破裂出血　可能只有背痛而无脊髓受压表现。

【辅助检查】

1. 腰椎穿刺及脑脊液检查　常有颅内压增高，脊髓腔有不同程度阻塞，脑脊液内有红细胞且蛋白定量增高。

2. 诱发电位检查　下肢行体感诱发电位检测，可显示脊髓传导功能障碍。

3. 脊髓血管造影　可发现动静脉畸形、动脉瘤、动脉炎、血肿、肿瘤等的特征性改变。

4. 脊髓造影检查　以碘油或碘水行脊髓腔造影，可发现脊髓呈不同程度的阻塞，或有肿块压迫，或有蚓状的血管影填充等异常征象。

5. 脊髓 CT 扫描或 MRI 检查　可发现出血性改变或相应病变的阳性影像特征。

【诊断要点】

1. 脑脊液检查　脊髓硬膜外和硬膜下出血可见血性或黄变脑脊液，压颈试验提示椎管梗阻。脊髓蛛网膜下腔出血则为均匀一致的血性脑脊液，有时可有梗阻。脊髓髓内出血脑脊液可正常，也可表现为血性脑脊液或蛋白含量增高。

2. CT 和 MRI　脊髓 CT 和 MRI 检查常可显示出血的部位和范围。

3. DSA　脊髓 DSA 检查可发现动脉瘤、动静脉畸形等病变。

【鉴别诊断】

注意与其他原因导致的间歇性跛行、急性脊髓炎、亚急性坏死性脊髓炎相鉴别。

【治疗措施】

治疗前首先要明确 3 个问题是否为出血，是哪一种类型脊髓出血，引起出血的原因。

1. 一般处理　绝对静卧，减少搬动，停用一切抗凝、溶栓、扩管及抗血小板药物。保持呼吸道及大小便通畅，维持心肺正常功能，加强支持疗法，防治各种感染、压疮及肢体畸形。

2. 止血、脱水　消除脊髓水肿及应用止血药物，可参考出血性脑血管病治疗的有关章节。亦可选用抗自由基、钙离子拮抗药等药物进行治疗。

3. 对症治疗　对烦躁不安、疼痛明显的患者，可分别选用对呼吸无抑制作用的镇静药及镇痛药。有呼吸肌麻痹者酌情给氧、人工辅助呼吸；必要时行气管插管或气管切开，再并用同步呼吸机，注意防治呼吸道感染。

4. 病因治疗　有高血压者，应先用有效药物进行调整并稳定，保持正常灌注压，忌血压大降。对血肿应早期手术治疗。对粘连、肿瘤应解除其对脊髓的压迫。动脉瘤、动静脉畸形患者，有条件可行介入放射治疗或手术疗法。对各种炎症、中毒、血液病患者，宜选用各种有效的抗生素、解毒剂及对血液病进行治疗。

5. 其他　康复治疗应早期开始。有人主张在脊髓蛛网膜下腔出血时，反复腰部穿刺并放出一定量的血性脑脊液，可使症状缓解而获效，但应进行病因治疗，否则，仍可再发。

第二节　脊髓蛛网膜炎

脊髓蛛网膜炎也称粘连性脊蛛网膜炎，是蛛网膜的一种慢性炎症过程，在某种病因的作用下，使蛛网膜逐渐增厚，引起脊髓和神经根的损害或形成囊肿阻塞髓腔或影响脊髓血液循环最后导致功能障碍。发病年龄在30－60岁，男性多于女性，病变以胸、腰段多见。

【病因】

引起脊髓蛛网膜炎的病因很多，如感染、脊髓外伤、邻近组织病变或异物刺激及非特异性感染或原因不明，致使蛛网膜增厚与脊髓、脊神经根粘连或形成囊肿，阻塞髓腔所产生的脊髓功能障碍。

【临床表现】

脊髓蛛网膜炎多为慢性起病，逐渐进展，少数可急性或亚急性起病。因累及部位不同，临床表现呈多样性，可为单发或多发的神经根痛，感觉障碍多双侧不对称，常呈神经根型、节段型或斑块状不规则分布。运动障碍为不对称的单瘫、截瘫或四肢瘫。局限型症状常较轻，弥漫型则较重，囊肿型脊髓蛛网膜炎与脊髓肿瘤的临床表现相似。病程可有缓解或加剧。

【辅助检查】

1. MRI　能明确囊肿性质、部位、大小，并能了解病灶对周围重要组织的损害情况。

2. 脑脊液检查　脑脊液初压较低，弥漫型和囊肿型可导致椎管完全阻塞。脑脊液呈淡黄色，淋巴细胞数接近正常而蛋白显著增高，甚至脑脊液流出后可自动凝固，呈 Froin 征。

3. 椎管造影　可见椎管腔呈不规则狭窄，碘油呈点滴状或串珠状分布，囊肿型则表现为杯口状缺损。

【诊断要点】

在感冒或发热及全身感染性疾病后，出现脊髓压迫症状合并多个神经根受累的症状，有发作加重和缓解的波动病程，多节段性感觉障碍有水平不固定、双侧不对称性特征，脑脊液蛋白增高，脊髓碘油造影见油柱呈斑点状分布或脊髓腔呈不规则狭窄，诊断一般并不困难。碘油造影的典型表现，常能确诊。

【鉴别诊断】

1. 多发性硬化　通常为亚急性起病，多呈缓解和复发病程，有两处或多处病变的体征，脑 CT、MRI 提示脑白质、脑干和小脑等多处病灶。

2. 椎间盘突出　多有外伤史，突然发病在腰骶部多为神经根受累，在颈、胸段或腰段中央型者可引起脊髓或马尾神经受累。

脊髓造影对比剂在椎间隙平面有充盈缺损或梗阻。CT 检查可见椎间盘后缘局限性突出。MRI 矢状位上可见椎间盘变扁后突硬膜囊受压。

3. *椎管内肿瘤* 发病缓慢,无明显原因,症状进行性加重,有清楚的脊髓受累平面,脑脊液细胞数不增多,而蛋白含量增高。X 线片可有椎弓根内缘吸收和椎间孔扩大的变化,脊髓碘油造影显示轮廓清晰的梗阻平面,MRI 显示椎管内局限性实体或伴囊变的占位性病灶。髓内肿瘤可见脊髓局限性增粗,T_1W1 为略低信号,T_2W1 为略高信号或明显高信号,信号强度常不均匀,各方位观察,病灶周围蛛网膜下腔变窄或闭塞,常见继发性脊髓空洞。硬膜下肿瘤常见脊髓受压变形,并向对侧移位,肿瘤侧蛛网膜下腔增宽,而肿瘤对侧蛛网膜下腔变窄,硬膜外肿瘤瘤体与脊髓之间可见线状低信号硬膜影,硬脊膜外脂肪消失,邻近蛛网膜下腔变窄,脊髓受压向对侧移位。

4. *其他疾病* 脊髓血管畸形、后侧索联合变性及枕颈区畸形等也需要加以考虑和排除,利用 CT 和 MRI 排除以上疾病并不困难。

【治疗措施】

1. *病因治疗* 如抗感染或抗结核治疗等。

2. *药物治疗* 弥漫型或脑脊液细胞明显增多者,不宜手术,可选用肾上腺皮质激素、血管扩张药、B 族维生素等药物治疗。

3. *手术治疗* 主要用于囊肿切除手术及手术减压。手术切除囊肿时须小心剪开粘连带,但不可强行剥离,以免加重症状,同时行椎管减压。对和肿瘤难以鉴别者,也可考虑手术探查。

第三节 脊髓压迫症

脊髓压迫症是一组具有占位效应的椎管内病变。脊髓受压后的变化与受压迫的部位、外界压迫的性质及发生速度有关。随着病因的发展和扩大，脊髓、脊神经根及其供应血管受压并日趋严重，一旦超过代偿能力，最终会造成脊髓水肿、变性、坏死等病理变化，出现脊髓半切或横贯性损害及椎管阻塞，引起受压平面以下的肢体运动、感觉、反射、括约肌功能及皮肤营养功能障碍，严重影响患者的生活和劳动能力。

【病因】

1. 先天性疾病　颅底凹陷症、寰椎枕化、颈椎融合畸形、脊髓血管畸形等。

2. 脊柱外伤　如骨折、脱位及椎管内血肿形成。

3. 肿瘤　占本病的1/3以上，绝大多数起源于脊髓组织及邻近结构。位于髓外硬膜内最常见的是神经鞘膜瘤，脊髓内肿瘤以神经胶质细胞瘤常见，硬膜外以转移瘤多见，脊柱恶性肿瘤可沿椎管周围静脉丛侵犯脊髓，淋巴瘤和白血病少见。

4. 脊柱退行性病变　椎间盘突出、后纵韧带钙化和黄韧带肥厚等均可导致椎管狭窄。

5. 血液疾病　血小板减少症等存在凝血机制障碍的患者，腰椎穿刺后可致硬膜外血肿致使脊髓受压。

6. 炎症

(1)脊髓非特异性炎症、结核性脑脊髓膜炎、严重椎管狭窄、椎管内反复注药及多个椎间盘病变、反复手术和脊髓麻醉等可导致蛛网膜粘连或压迫血管影响血液供应，引起脊髓、神经根受累症状。

(2)结核和寄生虫等可引起慢性肉芽肿、蛛网膜炎和蛛网膜囊肿等。

(3)化脓性炎症血行播散可引起急性硬膜外或硬膜下脓肿。

【临床表现】

根据病程的发展，脊髓压迫症可分为三类，其临床表现也不同。①急性脊髓压迫症：数小时至数日出现脊髓横贯性损害，表现为病变平面以下弛缓性截瘫或四肢瘫；②亚急性脊髓压迫症：

介于急性与慢性之间，出现持续性神经根痛，侧索受压出现锥体束征、感觉障碍及括约肌功能障碍；③慢性脊髓压迫症：缓慢进展，临床上髓外与髓内病变表现不同。髓外压迫病变通常分为根痛期、脊髓部分受压期及脊髓完全受压期，三期出现的症状体征常相互叠加。髓内压迫病变神经根刺激不明显，可早期出现尿便障碍和受损节段以下分离性感觉障碍。

【辅助检查】

1. CT 及 MRI　可显示脊髓受压，MRI 能清晰显示椎管内病变的性质、部位和边界等。

2. 脊柱 X 线片　可发现脊柱骨折、脱位、错位、结核、骨质破坏及椎管狭窄；椎弓根变形或间距增宽、椎间孔扩大、椎体后缘凹陷或骨质破坏等提示转移癌。

3. 椎管造影　可显示椎管梗阻界面。

4. 核素扫描　可较准确判断阻塞部位。

5. 脑脊液检查　腰椎穿刺测定脑脊液动力变化，常规及生化检查是诊断脊髓压迫症的重要方法。

【诊断要点】

根据患者逐渐出现的进行性加重的神经根痛到脊髓部分受压及脊髓横贯性损害的过程，结合腰穿发现椎管阻塞、CT 或 MRI 发现脊髓压迫病灶的存在，可以确诊。注意临床诊断脊髓压迫症通常分为以下步骤。

1. 确定脊髓损害为压迫性。

2. 明确脊髓受压的节段。

3. 确定病灶在髓内或髓外。

4. 确定病因和病变性质。

【鉴别诊断】

与急性脊髓炎、脊髓空洞症、脊髓亚急性联合变性、脊髓蛛网膜炎、肌萎缩侧索硬化、脊柱骨关节肥大性改变相鉴别。见表 11-1。

表 11-1　髓内、髓外硬膜内及硬膜外病变的鉴别

区别点	髓内病变	髓外硬膜内病变	硬膜外病变
早期症状	多为双侧	自一侧，很快进展为双侧	多从一侧开始
神经根痛	少见，部位不明确	早期常有，剧烈，部位明确	早期可有
感觉障碍	分离性	传导束性，开始为一侧	多为双侧传导束性
痛温觉障碍	自上向下发展，头侧重	自下向上发展，尾侧重	双侧自下向上发展
脊髓半切综合征	少见	多见	可有
节段性肌无力和萎缩	早期出现，广泛明显	少见，局限	少见
锥体束征	不明显	早期出现，多自一侧开始	较早出现，多为双侧
括约肌功能障碍	早期出现	晚期出现	较晚期出现
棘突压痛、叩痛	无	较常见	常见
椎管梗阻	晚期出现，不明显	早期出现，明显	较早期出现，明显
脑脊液蛋白增高	不明显	明显	较明显
脊柱 X 线片改变	无	可有	明显
脊髓造影充盈缺损	脊髓梭形，膨大	杯口状	锯齿状
MRI	脊髓梭形，膨大	髓外肿块及脊髓移位	硬膜外肿块及脊髓移位

【治疗措施】

1. 治疗原则　尽快去除病因，能手术者尽早手术治疗。

2. *病因治疗* 根据病变部位和病变性质决定手术方法，如病变切除术、去椎板减压术及硬脊膜囊切开术等。急性压迫病变力争发病或外伤事件6小时内减压；硬膜外转移肿瘤或淋巴瘤者应做放射治疗或化学治疗；髓内肿瘤者应视病灶边界是否清楚，予以肿瘤摘除或放射治疗；恶性肿瘤或转移瘤如不能切除，可行椎板减压术，术后配合放化疗治疗；颈椎病和椎管狭窄者应做椎管减压，椎间盘突出者应做髓核摘除；硬脊膜外脓肿应紧急手术，并给予足量抗生素；脊柱结核在根治术同时进行抗结核治疗；真菌及寄生虫感染导致脊髓压迫症可用抗真菌或抗寄生虫药物。

3. *药物治疗*

(1)激素：脊髓急性损伤早期应用大剂量甲泼尼松龙静脉内注射，可改善损伤后脊髓血流和微血管灌注，使脊髓功能得到改善。伤后8小时内给药，脊髓功能恢复最明显，伤后24小时内给药仍有治疗意义。

(2)胃肠动力药物：西沙必利能改善脊髓损伤患者的结肠和肛门直肠功能障碍，促进排便。

4. *术后处理* 应积极辅以药物治疗、物理治疗，早期进行康复治疗和功能训练，以加快脊髓功能的恢复。长期卧床者还应加强护理，注意防治肺炎、压疮和泌尿系统感染等并发症。

第四节 急性脊髓炎

急性脊髓炎是指各种感染后引起自身免疫反应所致的急性横贯性脊髓炎性病变，又称急性横贯性脊髓炎，是临床上最常见的一种脊髓炎，以病损平面以下肢体瘫痪、传导束性感觉障碍和尿便障碍为临床特征。

【病因与发病机制】

病因未明，可能由某些病毒感染、疫苗接种、中毒或肿瘤所致的机体自身免疫反应。

1. 感染　目前研究证明,20%～40%的急性脊髓炎由病毒感染引起,最常见的病原体为单纯疱疹、麻疹、水痘-带状疱疹、肠道病毒等。病毒可能直接损害脊髓,更重要的是病毒作为与髓鞘碱性蛋白相似的抗原,导致机体产生抗体介导的自身免疫反应。

2. 疫苗接种　部分患者患病前 1～2 周有疫苗接种史。研究表明,狂犬疫苗接种后可见急性或亚急性脊髓损害,而接种其他疫苗后多为脑脊髓炎,很少为单纯脊髓炎表现。

3. 与脱髓鞘疾病有关　部分急性脊髓炎可能为多发性硬化、急性播散性脑脊髓炎的首发症状,因急性脊髓炎发病机制与多发性硬化相似,有学者提出多发性硬化脊髓炎的诊断。

4. 肿瘤或中毒　副肿瘤综合征、部分风湿免疫系统疾病及内源性或外源性毒素均可造成脊髓损害。

【临床表现】

本病的主要临床症状为运动、感觉和自主神经功能障碍。

1. 自主神经功能障碍　表现为大、小便功能障碍,损害平面以下无汗或少汗,皮肤脱屑和水肿、指甲松脆和角化过度等。早期为充溢性尿失禁,随着脊髓功能恢复,转为反射性神经源性膀胱。

2. 感觉障碍　表现为病变节段以下所有感觉缺失,在感觉消失水平上缘可有感觉过敏区或束带样感觉异常。

3. 运动障碍　表现为截瘫,早期为脊髓休克,肢体肌张力减低,腱反射消失,没有病理反射。最常侵犯的是胸髓(上、中胸髓为多见),其次为颈髓(此时患者表现为四肢瘫痪),腰髓十分少见。

【辅助检查】

1. 电生理检查

(1)视觉诱发电位(VEP):VEP 正常,可作为与视神经脊髓炎及多发性硬化的鉴别依据。

(2)下肢体感诱发电位(SEP):波幅可明显减低。

(3)运动诱发电位(MEP):MEP 异常,可作为判断疗效和预后的指标。

(4)肌电图:可正常或呈失神经改变。

2. 脑脊液检查　压颈试验通畅,少数病例脊髓水肿严重可有不完全梗阻。脑脊液压力正常,外观无色透明,细胞数和蛋白含量正常或轻度增高,以淋巴细胞为主,糖、氯化物正常。

3. 影像学检查　脊柱 X 线片正常。若脊髓严重肿胀,MRI 显示病变部脊髓增粗,病变节段脊髓内多发片状或较弥散的 T_2 高信号,强度不均,可有融合。部分病例可始终无异常。

【诊断要点】

急性或亚急性起病,多见于青壮年,患病前有前驱感染或疫苗接种史。脊髓横贯性损害:包括运动、感觉及自主神经功能障碍。脑脊液中白细胞可轻度增高,以淋巴细胞为主,急性期可有中性粒细胞升高,蛋白可正常或轻度增高。若脊髓严重肿胀,MRI 显示病变部脊髓增粗,病变节段脊髓内多发片状或较弥散的 T_2 高信号,强度不均,可有融合。部分病例可始终无异常。

【鉴别诊断】

1. 亚急性坏死性脊髓炎　脊髓碘油造影可见脊髓表面有扩张的血管。此病可能是一种脊髓的血栓性静脉炎,脊髓血管造影可明确诊断。

2. 急性脊髓压迫　脊柱影像学检查可见椎体破坏、椎间隙变窄或椎体寒性脓肿等改变,转移癌除脊柱影像学检查外可做全身骨扫描。

3. 急性硬脊膜外脓肿　临床表现与急性脊髓炎相似,但有化脓性病灶及感染病史,病变部位有压痛,椎管有梗阻现象,外周血及脑脊液白细胞增高,脑脊液蛋白含量明显升高,MRI 可帮助诊断。

4. 急性炎症性脱髓鞘性多发性神经病　肢体呈弛缓性瘫痪,末梢感觉障碍,可伴脑神经损害,括约肌功能障碍少见,即使出现一般也在急性期数天至 1 周内恢复。

5. 人类 T 淋巴细胞病毒Ⅰ型相关脊髓病　是人类 T 淋巴细胞Ⅰ型病毒慢性感染所致的免疫异常相关的脊髓病变,以缓慢进行性截瘫为临床特征。

6. 视神经脊髓炎　属于脱髓鞘疾病,除有横贯性脊髓炎的症状外,还有视力下降或 VEP 异常,视神经病变可出现在脊髓症状之前、同时或之后。

7. 脊髓血管病

(1)出血性:脊髓出血少见,多由外伤或脊髓血管畸形引起,起病急骤伴有剧烈背痛、肢体瘫痪和尿便潴留。可呈血性脑脊液,MRI 检查有助于诊断。

(2)缺血性:脊髓前动脉闭塞综合征容易和急性脊髓炎相混淆,病变水平相应部位出现根性疼痛、短时间内出现截瘫、痛温觉缺失、尿便障碍,但深感觉保留。

【治疗措施】

1. 一般治疗　加强护理,防治各种并发症是保证功能恢复的前提,急性脊髓炎的一般治疗如下。

(1)高颈段脊髓炎:有呼吸困难者应及时吸氧,保持呼吸道通畅,选用有效抗生素来控制感染,必要时气管切开行人工辅助呼吸。

(2)排尿障碍者:应保留无菌导尿管,每 4～6 小时放开引流管 1 次。当膀胱功能恢复,残余尿量少于 100ml 时不再导尿,以防膀胱挛缩,体积缩小。

(3)保持皮肤清洁,按时翻身、拍背、吸痰,易受压部位加用气垫或软垫以防发生压疮。皮肤发红部位可用 10%乙醇或温水轻揉,并涂以 3.5%安息香酊;有溃疡形成者应及时换药,应用压疮贴膜。

2. 药物治疗

(1)大剂量免疫球蛋白:每月用量可按 0.4g/kg 计算,成人每次用量一般20g左右，静脉滴注，每日1次，连用3～5天为1个疗程。

(2)抗生素：根据病原学检查和药敏试验结果选用抗生素，及时治疗呼吸道和泌尿系统感染，以免加重病情。抗病毒药物可选择阿昔洛韦、更昔洛韦等。

(3)B族维生素：有助于神经功能的恢复。常用维生素B_1 100mg，肌内注射；维生素B_{12} 500～1000μg，肌内注射或静脉给药，每天1～2次。

(4)类固醇皮质激素：急性期，可采用大剂量甲泼尼龙短程冲击疗法，500～1000mg静脉滴注，每日1次，连用3～5天，有可能控制病情进展。也可用地塞米松10～20mg静脉滴注，每日1次，7～14天为1个疗程。使用上述药物后改用泼尼松口服，按每千克体重1mg或成人每日剂量60mg，维持4～6周逐渐减量停药。

(5)其他：在急性期，可选用烟酸、尼莫地平等血管扩张药。三磷酸腺苷、胞磷胆碱等神经营养药的疗效还未确定。双下肢痉挛者，可服用巴氯芬5～10mg，每天2～3次。

【预后】

预后取决于脊髓急性损害程度及并发症情况。如无严重并发症，多于3～6个月基本恢复，生活自理。完全性截瘫6个月后肌电图仍为失神经改变、MRI显示髓内广泛信号改变、病变范围累及脊髓节段多且弥漫者预后不良。合并泌尿系统感染、压疮、肺部感染常影响恢复，遗留后遗症。急性上升性脊髓炎和高颈段脊髓炎预后差，短期内可死于呼吸循环衰竭。

第五节　脊髓亚急性联合变性

脊髓亚急性联合变性(SCD)是由于维生素B_{12}的摄入、吸收、结合、转运或代谢障碍，导致体内含量不足而引起的中枢和周围神经系统变性的疾病。病变主要累及脊髓后索、侧索及周围神经等，临床表现为双下肢深感觉缺失、感觉性共济失调、痉挛性瘫痪及周围性神经病变等，常伴有贫血的临床征象。

【病因与发病机制】

本病的发生与维生素 B_{12} 的缺乏密切相关。维生素 B_{12} 是脱氧核糖核酸合成过程中的辅酶，其缺乏将影响造血功能及神经系统的代谢而发生贫血和神经系统变性。

【临床表现】

多在中年以后隐匿起病，呈亚急性或慢性病程，逐渐进展。在神经症状出现前，多数患者出现贫血表现，部分胃酸缺乏患者合并轻度或严重贫血，出现倦怠、无力、心悸、头晕、腹泻、轻微舌炎及水肿等，部分患者神经症状可早于贫血。伴胃肠道疾病时患者食欲减退、便秘或腹泻、黏膜苍白等。神经症状常表现手指及足趾对称的感觉异常，如刺痛、麻木及灼烧感，呈持续性，下肢较重，感觉异常可向上延伸至躯干，肢端感觉客观查体多正常，少数患者有对称的手套、袜套样感觉减退。

脊髓后索受损逐渐出现肢体动作笨拙、易跌倒、走路踩棉感，闭目或在黑暗中行走困难。查体可见双下肢音叉振动觉及关节位置觉减退或消失、走路不稳、步态蹒跚、步基增宽、Romberg 征阳性等。部分患者屈颈时出现由脊背向下肢放射针刺感（Lhermitte 征）。运动障碍通常较感觉障碍出现晚，双下肢可呈不完全性痉挛性截瘫，查体可见双下肢无力、肌张力增高、腱反射亢进及病理征阳性。如周围神经病变较重时，则表现为肌张力减低、腱反射减弱，但病理征常为阳性。尿失禁等括约肌功能障碍出现较晚。

约5％的患者出现视神经萎缩及双侧中心暗点，视野缩小，视力减退或失明；视神经病变导致视力减退偶为恶性贫血最早或唯一临床表现，提示大脑白质与视神经广泛受累，但很少波及其他颅神经。少数患者可见淡漠、嗜睡、激惹、猜疑、抑郁及情绪不稳等精神症状，严重时出现精神错乱、谵妄、妄想、幻觉、类偏执狂倾向、认知功能减退、记忆力减退及Korsakoff综合征等，甚至可发展为痴呆。

【辅助检查】

1. MRI　可显示脊髓病变部位，呈条形、点片状病灶，T_1低信号、T_2高信号。

2. 周围血象及骨髓涂片　巨细胞低色素性贫血，白细胞中度减少、血小板减少。血清维生素B_{12}含量降低，Schilling试验（口服放射核素钴-57标记维生素B_{12}，测定其在尿和粪的排泄物）可发现维生素B_{12}吸收障碍。

3. 胃液分析　抗组胺性胃酸缺乏。

4. 脑脊液检查　多正常，少数病例可有轻度蛋白升高。

5. 电生理　对本病患者常规行肌电图、体感诱发电位、运动诱发电位和视觉诱发电位等电生理检测总的异常率较高，可在临床症状出现前或在本病早期出现，对其诊断具有极高的敏感性。

【诊断要点】

根据缓慢隐匿起病，出现脊髓后索、侧索及周围神经损害的症状和体征，血清中维生素B_{12}缺乏，有恶性贫血者则可诊断为本病。如果诊断不明确，可行试验性治疗来辅助诊断：血清维生素B_{12}缺乏伴血清中甲基丙二酸异常增加的患者，如给予维生素B_{12}治疗后血清中甲基丙二酸降至正常，则支持该病的诊断。

【鉴别诊断】

1. 脊髓压迫症　多有神经根痛和感觉障碍平面。脑脊液动力学试验呈部分梗阻或完全梗阻，脑脊液蛋白升高，椎管造影及MRI检查可鉴别。

2. 周围神经病　可类似脊髓亚急性联合变性中的周围神经损害，但无病理征，亦无后索或侧索的损害表现，无贫血及维生素B_{12}缺乏的证据。

3. 多发性硬化　亚急性起病，可有明显的缓解复发交替的病史，一般不伴有对称性周围神经损害。首发症状多为视力减退，可有眼球震颤、小脑体征、锥体束征等症状，MRI、脑干诱发电位有助于鉴别。

4. 脊髓痨　表现后索及后根受损症状，如深感觉消失、感觉性共济失调、腱反射减弱或消失、肌张力明显降低、过电样痛等，但无锥体束征，脑脊液蛋白正常或轻度增高，90%的患者 CSF-IgG 增高及梅毒血清学检查阳性。

【治疗措施】

1. 稀盐酸及铁剂应用　在贫血纠正过程中，需加用铁剂，每次 0.3～0.6g，每日 3 次，口服，餐前服用稀盐酸合剂 15～30 滴，有利于铁剂吸收。

2. 维生素 B_{12} 或弥可保　1000μg 肌内注射，每日 1 次，连续 5～10 天，此后每周 4 次，以后减为每月 4 次，某些患者需终身用药。

3. 胃蛋白酶合剂或饭前服稀盐酸合剂　胃液中缺乏游离胃酸的萎缩性胃炎患者，可服用胃蛋白酶合剂或饭前服稀盐酸合剂。减少因胃酸缺乏引起消化道症状，控制腹泻可选用适当抗生素及思密达等。

4. 其他治疗　针灸和理疗适用于神经损害较严重、有肢体功能障碍的患者。

【预后】

脊髓患者随着病程的延长，治愈率有明显减低趋势，尽早治疗，可使患者完全治愈或明显改善症状。神经功能障碍严重程度与病程有密切关系，即病程越长神经受损越重。经治疗后的患者，病程短者临床症状可以完全消失或明显好转，病程长者则改善不明显或没有改善。早期诊断及治疗是治愈本病的关键，发病 3 个月内的积极治疗价值较高，如果病程长，轴突已经破坏，则预后较差。目前对于该病，临床医师的重视程度已经达到可以最终诊断的水平，关键是早期诊断、正规治疗。治疗时间的早晚、是否正规治疗，加之饮食习惯的改变等，均会影响患者日后的生活质量。

第六节　脊髓空洞症

脊髓空洞症(SM)是一种慢性进行性脊髓疾病，病变多位于颈髓，也可累及延髓，称为延髓空洞症。脊髓空洞症与延髓空洞症可单独发生或并发。本病发病隐袭，缓慢进展，多见于中青年。典型的症状是病变节段分离性痛、触觉障碍及病源支配区的肌肉萎缩与营养障碍。

【病因】

确切病因尚不清楚，可分为先天发育异常性和继发性脊髓空洞症两类，后者罕见。

1. *先天性发育异常*　本病常合并有小脑扁桃体下疝、脑积水、脊柱侧弯、弓形足畸形等，故认为脊髓空洞症是脊髓先天性发育异常，有人认为是胚胎期脊髓神经管闭合不全或脊髓先天性神经胶质增生导致脊髓中央变性所致。

2. *脊髓血液循环异常*　引起脊髓缺血、坏死、软化，形成空洞。

3. *机械因素*　因先天性因素致第四脑室出口梗阻，脑脊液从第四脑室流向蛛网膜下腔受阻，脑脊液搏动波向下冲击脊髓中央管，致使中央管扩大，并冲破中央管壁形成空洞。

4. *其他*　如脊髓肿瘤囊性变、损伤性脊髓病、放射性脊髓病、脊髓梗死软化、脊髓内出血、坏死性脊髓炎等。

【临床表现】

本病多数于20—30岁起病，缓慢进展或在一定时间后保持稳定。起病隐袭，最初出现手部感觉异常。

1. *运动症状*　颈胸段空洞影响脊髓前角，出现一侧或两侧上肢弛缓性部分瘫痪症状，表现为肌无力及肌张力下降，尤以两手的鱼际肌、骨间肌萎缩最为明显，严重者呈现“爪形手”畸形。三叉神经下行根受影响时，多发生同侧面部感觉呈中枢型痛、温觉障碍，面部分离性感觉缺失形成所谓“洋葱样分布”，伴咀嚼肌力弱。若前庭小脑传导束受累，可出现眩晕、恶心、呕吐、步态不稳及眼球震颤，肌张力亢进，腹壁反射消失及 Babinski 征阳性，晚期病例瘫痪多加重。

2. 营养障碍　侧角损害时皮肤增厚、角化、指甲变脆、皮肤溃疡、手指或足趾可发生畸形、手指末节或全部手指发生无痛性坏死，称为 Morvan 综合征。肢体关节的痛觉缺失、关节磨损、萎缩和畸形、关节肿大、活动范围过度，称为夏科(Charcot)关节。颈胸段病变损害交感神经通路时，可产生同侧 Horner 征。

3. 感觉症状　表现有一侧手部、臂的尺侧及上胸部或两侧上肢、两侧颈、上胸与背部呈披肩或短上衣样分布的分离性感觉障碍(痛、温觉严重缺失，而触觉、深感觉保留)。

4. 自主神经损害症状　空洞累及脊髓(颈$_8$颈髓和胸$_1$胸髓)侧角之交感神经脊髓中枢，出现 Horner 综合征。病变损害相应节段，肢体与躯干皮肤可有分泌异常，多汗或少汗症是分泌异常的唯一体征。少汗症可局限于身体的一侧，称之为“半侧少汗症”，而更多见于一侧的上半身或一侧上肢，或半侧脸面。通常角膜反射亦可减弱或消失，因神经营养性角膜炎可导致双侧角膜穿孔。另一种奇异的泌汗现象是遇冷后排汗增多，伴有温度降低，指端、指甲角化过度、萎缩、失去光泽，由于痛、温觉消失，易发生烫伤与创伤，晚期患者出现大小便障碍和反复性泌尿系感染。

【辅助检查】

1. X 线片检查　有助于发现脊柱侧弯、颈枕区畸形、夏科关节等。

2. MRI 检查　空洞显示为低信号，矢状位出现于脊髓纵轴，横切面可清楚显示所在平面空洞的大小及形态。

3. CT 扫描　80%的空洞可在 CT 平扫时被发现，表现为髓内边界清晰的低密度囊腔，其 CT 值与相应蛛网膜下腔内脑脊液相同，平均较相应节段脊髓 CT 值低 15HU，相应脊髓外形膨大。少数空洞内压力较低而呈萎缩状态，此时其外形欠规则。当空洞较小或含蛋白量较高时，平扫可能漏诊。椎管内碘水造影 CT 延迟扫描，可在脊髓空洞内见到高密度造影剂。当空洞部直接与蛛网膜下腔相通时，造影剂可通过脊髓血管间隙或第 4 脑室的交通进入空洞，因此，注射造影剂后延迟扫描发现髓内高密度影的概率较高。伴发脊髓肿瘤时，脊髓不规则膨大，密度不均，空洞壁可较厚。外伤后脊髓空洞常呈偏心性，其内常可见分隔。

4. 脑脊液　一般均正常。如空洞较大导致蛛网膜下隙部分梗阻时，脑脊液蛋白含量可增高。

【诊断要点】

本病诊断一般不难，青壮年隐匿起病，病情进展缓慢。可根据成年期的发病、节段性分离性感觉障碍，肌无力和肌萎缩，皮肤和关节营养障碍等，并排除其他脊髓疾病而确定诊断。检查常发现合并其他先天性畸形，MRI 或 DMCT 检查发现空洞可确诊。

【鉴别诊断】

1. 肌萎缩侧索硬化　发病年龄多在中年，只侵犯运动神经元，感觉系统不受侵犯。

2. 脊髓肿瘤　脊髓髓外与髓内肿瘤都可以造成局限性肌萎缩及节段性感觉障碍，在肿瘤病例中脊髓灰质内的星形细胞瘤或室管膜瘤分泌出蛋白性液体积聚在肿瘤上、下方，使脊髓的直径加宽，脊柱后柱侧突及神经系统症状可以类似脊髓空洞症，尤其是位于下颈髓部位有时难以鉴别。但肿瘤病例病程进展较快，根性疼痛常见，营养障碍少见。早期脑脊液中蛋白有所增高，可以与本病相区别。对疑难病例 CT、MRI 可鉴别。

3. 颈椎骨关节病　可以造成上肢肌肉萎缩及长束征象，但根性疼痛常见，病变水平明显的节段性感觉障碍是少见的。颈椎摄 X 线片，必要时做脊髓造影及颈椎 CT 或 MRI 有助于证实诊断。

4. 尺神经麻痹　可产生骨间肌及中间两个蚓状肌的局限性

萎缩。但感觉障碍相对的比较轻微而局限，触觉及痛觉一样受累，在肘后部位的神经通常有压痛。

5. 梅毒　可以在两方面疑似脊髓空洞症。在少见的增殖性硬脊膜炎中，可以出现上肢感觉障碍、萎缩及无力和下肢锥体束征，但脊髓造影可以显示蛛网膜下腔阻塞，而且病程进展也较脊髓空洞症更为迅速。脊髓的梅毒瘤可以表现出髓内肿瘤的征象，不过病程的进展性破坏迅速而且梅毒血清反应阳性。

6. 麻风　可以引起感觉消失，上肢肌肉萎缩，手指溃疡。但有正中、尺及桡神经及臂丛神经干的增粗，躯干上可以有散在的脱色素斑。

7. 颈肋　可以造成手部小肌肉局限性萎缩及感觉障碍，伴有或不伴有锁骨下动脉受压的证据，而且由于在脊髓空洞症中常伴有颈肋，诊断上可以发生混淆。不过，颈肋造成的感觉障碍通常局限于手及前臂的尺侧部位，触觉障碍较痛觉障碍更为严重，上臂腱反射不受影响，而且没有长束征，当能做出鉴别，颈椎摄片也有助于鉴别诊断。

【治疗措施】

本病进展缓慢，目前尚无特效疗法。

1. 一般对症处理　如给予镇痛药、B 族维生素、ATP、辅酶 A、肌苷、地巴唑等。感觉消失者应防止烫伤或冻伤。辅助按摩、被动运动、针灸治疗等。

2. 手术治疗

(1)进行颅颈交界区域减压，处理该部位可能存在的畸形和其他病理因素，消除病因，预防病变发展与恶化。

(2)做空洞切开分流术，使空洞缩小，解除内在压迫因素，以缓解症状。

(3)少数患者可进行椎板切除减压术或矫治第 4 脑室出口手术。

3. 放射性核素碘-131 疗法

(1)椎管注射法,按常规行腰椎穿刺,取头低位 15°,穿刺针头倾向头部,注射碘-131 溶液 0.4～1.0 mCi/ml,每 15 天 1 次,共 3～4 次。

(2)口服法,先用复方碘溶液封闭甲状腺,然后空腹口服钠碘-131($Na^{131}I$)溶液 50～200mCi,每周服 2 次,总量 500mCi 为 1 个疗程。2～3 个月后重复疗程。

4. *放射疗法* 对脊髓病变部位进行照射,可缓解疼痛,可用深部 X 线疗法或 ^{60}Co 治疗。

【预后】

主要取决于产生脊髓空洞的潜在原因及治疗方式。未经治疗的少数脊髓空洞症患者多病情稳定、空洞无扩展、可长期存活,占 35%～50%。手术对大多数病情进展的患者近期疗效可起到稳定或改善症状的作用,延迟治疗常导致脊髓不可逆损伤。手术治疗远期疗效尚不肯定,远期疗效不论手术方式及空洞类型(蛛网膜囊肿及肿瘤引起者除外)可能均会随时间的推移而下降。

第12章

神经-肌肉接头和肌肉疾病

第一节　进行性肌营养不良症

进行性肌营养不良症(PMD)是一组以缓慢进行性对称性肌无力和肌萎缩为特点的遗传性肌肉病变。多数病例有明确家族史。传统上分为假肥大型肌营养不良、面肩肱型肌营养不良、肢带型肌营养不良、Emery-Dreifuss 肌营养不良、眼咽型肌营养不良、眼型肌营养不良、远端型肌营养不良和先天性肌营养不良。按照遗传方式可分为性连锁隐性遗传型、常染色体显性遗传和常染色体隐性遗传型。

【临床表现】

1. 假肥大型

(1)Duchenne 型肌营养不良症(DMD):具有 X 连锁隐性遗传的肌病,通常 3－5 岁隐袭起病,呈典型的“鸭步”,有 Gowers 征、“翼状肩胛”。绝大多数患儿有假性肌肉肥大,触之坚韧,多为首发症状之一,以腓肠肌最为明显。三角肌、臀肌、股四头肌、冈下肌和肱三头肌等也可发生。大多数患者伴心肌损害,如心律失常。多数患者在 20－30 岁因呼吸道感染、心力衰竭而死亡。患儿 12 岁不能行走,需坐轮椅,这是鉴别 DMD 和 BMD 的主要依据。晚期患者的下肢、躯干、上肢、髋和肩部肌肉均明显萎缩,腱反射消失。

(2)Becker 型肌营养不良症(BMD):多在 5－15 岁起病,临床表现与 DMD 类似。病情进展缓慢,病程达 25 年以上,40 岁后仍能行走。存活期长，接近正常生命年限。具有X连锁隐性遗传、腓肠肌假肥大、肢体近端肌无力、血清CK水平增高、肌源性损害EMG等基本特征。首先累及骨盆带肌和下肢近端肌肉，有腓肠肌假性肥大，逐渐波及肩胛带肌。通常不伴心肌受累和认知功能缺损。

DMD和BMD均有血清酶CK和LDH显著增高。肌电图为肌源性损害，尿中肌酸增高，肌酐减少，肌肉MRI检查示病变性肌肉呈"虫蚀现象"。

2. 面肩肱型肌营养不良症(FSHD)　多在青春期发病。常为面部和肩胛带肌最先受累，患者面部表情少，眼睑闭合无力，吹口哨、鼓腮困难。因口轮匝肌假性肥大，嘴唇增厚而微突，称为"肌病面容"，可见三角肌假性肥大。一般不伴心肌损害，病情缓慢进展。逐渐累及躯干和骨盆带肌肉，有腓肠肌假性肥大、视网膜病变和听力障碍，不影响正常寿命。肌电图检查为肌源性损害，肌肉活检可见肌病特征，组织学改变较轻。血清酶正常或轻度增高。

3. 肢带型肌营养不良症　呈常染色体隐性遗传形式，各年龄均可发病，但以10—20岁期间起病较为多见，男女均可患病。临床上肌无力及肌萎缩先出现在骨盆带与肩胛带的部分肌肉，初起时两侧常不对称，病情进展缓慢，但年幼起病者发展较快。以下肢无力开始的患者大多10年内累及上肢，腱反射减弱或消失。心肌受累者少见。血清酶明显增高，肌电图肌源性损害，心电图正常。

4. 眼肌型肌营养不良症　又称慢性进行性核性眼肌麻痹或Kiloh-Nevin型肌营养不良，于青壮年起病，主要侵犯眼外肌，表现为上睑提肌及其他眼外肌的无力和萎缩，病情进展缓慢，上面部肌肉也可受累，四肢肌亚临床受累，无肢体肌肉萎缩和腱反射消失。

5. 眼咽型肌营养不良　由Taylor首先描述(1915)。是一种晚发性肌营养不良，以 40－50 岁起病多见。主要侵犯眼外肌及舌咽肌，部分患者咬肌和颞肌轻度受累。以缓慢进展的眼外肌、吞咽肌麻痹为特点，常在眼外肌麻痹后数年出现吞咽困难，构音障碍、近端肢体无力等。少数病例吞咽困难先于眼部症状数月至数年，肢带肌不同程度无力和萎缩，腱反射消失。

6. 慢性进行性眼外肌麻痹　主要累及并局限于眼外肌的慢性进行性肌病，实际上是一种线粒体肌肌病，儿童及青少年并发病，常见于 Kearns-Sayre 综合征（KSS）。其多于 15 岁之前发病，表现为慢性进行眼外肌麻痹、生长缓慢、智能减退、视网膜色素变性、耳聋、共济失调、心肌传导阻滞及心肌病等体征。

7. Emery-Dreifuss 型肌营养不良症（EDMD）　5－15 岁缓慢起病。病情进展缓慢，症状轻重不一，重者不能行走，轻者无明显症状。临床特征为疾病早期出现肘部屈曲挛缩和跟腱缩短，颈部前屈受限，脊柱强直而弯腰转身困难。受累肌群主要为肱二头肌、肱三头肌、腓骨肌和胫前肌，腓肠肌无假性肥大。智力正常。心脏传导功能障碍，表现为心动过缓、晕厥、心房纤颤等。

8. 先天性肌营养不良　先天性肌营养不良（CMD）根据临床表现、基因和生化缺陷被分为 10 多个类型。

9. 远端型肌营养不良　根据遗传方式、基因定位，临床上是以手肌、胫前肌为主，还是腓肠肌为主，将远端型肌营养不良又分为多个亚型，在 40 岁前起病的 Welander 型、Markesberry-Grigg-Udd 型，在 40 岁以后起病的 Nonaka 型、Miyoshi 型和 Laing 型。

【辅助检查】

1. 肌电图　肌电图呈现典型肌源性改变的特征，轻收缩时运动单位电位时限缩短，波幅降低，最大用力收缩时为电位密集的病理干扰相。在疾病不同阶段，肌电图改变也可有变化。

2. 肌肉活检　对识别肌肉病变有较大意义。宜选择中度受损的肌肉进行活检。主要特征为不同程度的肌纤维坏死、变性、再生及结缔组织增生。部分坏死肌纤维内部或周围可有少许炎性细胞浸润。

3. 血清酶学检查　包括肌酸激酶、乳酸脱氢酶、肌酸激酶同工酶、天冬氨酸氨基转移酶和丙氨酸氨基转移酶等。DMD 时肌酸激酶升高显著,可达正常值的 20～100 倍以上。BMD 时可升高 5～20 倍。在疾病不同阶段,肌酶水平也有变化。早期升高显著,当肌肉萎缩严重达疾病晚期时肌酶水平逐渐下降。LGMD 和远端型肌病患者肌酶轻到中度升高,FSHD 患者肌酶可正常或轻度增高。

4. 肌肉 MRI　对肌肉受损分布情况进行确定。

5. 基因诊断　对于肌肉活检提示的病理改变和临床类型,初步确定候选基因后进行基因诊断,对于基因缺陷明显的 DMD、BMD 及肌强直性肌营养不良症可不必进行肌肉活检而直接进行基因诊断。

6. 其他检查　包括评价心脏、骨骼、大脑等器官,可选择相应的检查方法。

【诊断要点】

根据典型病史、遗传方式、阳性家族史、肌肉萎缩无力分布特点,结合血清肌酶升高,肌电图呈肌源性改变,肌肉活检病理为肌营养不良或肌源性改变的特征,多数肌营养不良症可获得临床诊断。进一步确诊或具体分型诊断,需要用抗缺陷蛋白的特异性抗体进行肌肉组织免疫组化染色及基因分析。

【鉴别诊断】

1. 肌萎缩侧索硬化症　因手部小肌肉无力和萎缩需与远端型肌营养不良症鉴别。但本病除肌萎缩外,尚有肌肉跳动、肌张力高、腱反射亢进和病理反射阳性,易于鉴别。

2. 少年型近端脊肌萎缩症　因青少年起病,有对称分布的四肢近端肌萎缩需与肢带型肌营养不良症鉴别。但本病多伴有肌束震颤;肌电图为神经源性损害,有巨大电位;病理为神经源性肌萎缩,可资鉴别。

3. *重症肌无力*　主要与眼咽型和眼肌型区别。重症肌无力有易疲劳性和波动性的特点，新斯的明试验阳性，肌电图的低频重复电刺激检查也可作鉴别。

4. *慢性多发性肌炎*　因对称性肢体近端无力，需与肢带型肌营养不良症鉴别。但本病无遗传史，病情进展较快，常有肌痛，血清肌酶增高，肌肉病理符合肌炎改变，用皮质类固醇治疗有效，不难鉴别。

5. *进行性脊髓性肌萎缩*　主要是与少年型脊肌萎缩症(Kugelberg-Welander 病)鉴别，该病表现为下肢近端力弱，站立时腹部前凸，行走时似鸭步，与 DMD 临床表现相似。但肌电图呈典型的神经源性改变，血清 CK 正常或轻度增高，肌肉活检病理为神经源性损害有助于鉴别。

6. *酸性麦芽糖酶缺陷病*　即糖原累积病Ⅱ型，其儿童型以肢体近端肌肉无力为主要表现，个别患者有心脏扩大，甚至心力衰竭，常见呼吸衰竭，于 3－24 岁死亡，与 DMD 相似。成人型表现为缓慢进展的进行性、对称性四肢肌肉萎缩、力弱，近端比远端重，躯干肌及骨盆带肌明显，易误诊为 LGMD。肌肉活检病理检查是主要的鉴别方法，酸性麦芽糖酶缺陷病可发现肌纤维空泡状改变，PAS 染色深染，分布不均匀，酸性磷酸酶染色强阳性。电镜下可见肌膜下、肌丝间糖原累积。肌肉组织、培养的成纤维细胞、淋巴细胞测定酸性麦芽糖酶减少可以确诊。

7. *进行性眼外肌麻痹*　易与眼咽型肌营养不良混淆。该病为一线粒体肌病，表现为上睑下垂，眼球活动受限，可伴有四肢近端的肌无力。肌肉活检病理在改良的 Gomori 三色染色下可见肌膜下出现不规则的红色边缘，即不整边红纤维(ragged red fiber, RRF)，电镜下证实为堆积的线粒体膜，进行线粒体 DNA 分析也有助于诊断。

【治疗措施】

1. *治疗原则*　迄今为止尚无特效治疗。以一般对症和支持治疗为主，如增加营养、适当锻炼、避免过度劳累、防止感染等。可辅助给予针灸、推拿、按摩、理疗等治疗。

2. 药物治疗　ATP 10mg，口服，每日 3 次；维生素 E 100mg，口服，每日 3 次；肌苷 0.2g，口服，每日 3 次；加兰他敏 2.5mg，肌内注射，每日 3 次，可用于重症肌无力、进行性肌营养不良、脊髓灰质炎后遗症、儿童脑型麻痹、因神经系统疾病所致感觉或运动障碍、多发性神经炎等。超量时，可有流涎、心动过缓、头晕、腹痛等不良反应。

3. 外科手术　眼咽型肌营养不良者，可通过外科手术改善提上睑肌功能，可提高其工作生活能力。由于咽肌麻痹，患者有严重的吞咽困难，应行环咽肌切除术，脊柱侧弯严重时应做脊柱矫形术等。

4. 辅助治疗　加强护理，并可给予针灸、推拿、按摩、理疗等辅助治疗，同时给予心理干预。

5. 预防措施　非常重要，主要用于检查携带者和产前诊断。

【预后】

DMD 患者预后不良，在 20 岁左右死于呼吸衰竭或心力衰竭；LGMD 的个别亚型和先天性肌营养不良症预后也较差；BMD、FSHD、眼咽型肌营养不良症和远端型肌营养不良症预后相对较好，丧失运动功能的时间较晚，部分患者寿命可接近正常人。

第二节　多发性肌炎和皮肌炎

多发性肌炎（PM）和皮肌炎（DM）是一组多种病因引起的弥漫性骨骼肌炎症性疾病，发病与细胞和体液免疫异常有关。PM 病变仅限于骨骼肌，DM 则同时累及骨骼肌和皮肤。主要病理特征是骨骼肌变性、坏死及淋巴细胞浸润，临床上表现为急性或亚急性起病、对称性四肢近端为主的肌肉无力伴压痛、血清肌酶增高、血沉增快、肌电图呈肌源性损害、用糖皮质激素治疗效果好等特点。

【病因】

PM的发病主要与细胞毒性介导的免疫反应有关，DM的发病主要和体液免疫异常激活有关。目前尚不清楚可直接诱发PM和DM的自身免疫异常因素，但遗传因素可能也增加PM的易患性。病毒直接感染可能是PM发病的一个因素。

【临床表现】

1. PM的临床表现　患病前多有感染或低热，主要表现为亚急性至慢性进展的对称性近端肌无力，在数周至数月内逐渐出现肩胛带和骨盆带及四肢近端无力，蹲位站立和双臂上举困难，常伴有肌肉关节部疼痛、酸痛和压痛。颈肌无力者抬头困难，咽喉部肌无力者表现为吞咽困难和构音障碍。如呼吸肌受累，可有胸闷及呼吸困难。少数患者可出现心肌受累。本病感觉障碍不明显，腱反射通常不减低，病后数周至数月可出现肌萎缩。

2. DM的临床表现　DM为急性或亚急性发病。常呈对称性损害四肢近端肌肉，四肢远端肌肉力量晚期也受累及，可以发生吞咽困难和呼吸肌无力。腱反射存在，但在一些严重的肌无力或肌萎缩患者，腱反射消失。DM存在特征性的皮疹，肌痛不常见。

(1)皮疹部位：①眼睑淡紫色皮疹，一侧或双侧眼睑出现，常伴发眼睑或面部水肿。②Gottron征，位于关节伸面，多见于肘、掌指、近端指间关节处，慢性期表现为伴有鳞屑的红斑，皮肤萎缩，色素减退。③暴露部位皮疹，面、颈、前胸(V字区)或背、肩(披肩征)红斑，暴露在太阳下红斑加重，伴随瘙痒。④技工手，手指的侧面、掌面皮肤过度角化、变厚、脱屑、粗糙伴皲裂，类似技术工人的手。⑤甲周毛细血管扩张和甲周红斑，常见于成年人DM。⑥皮肤异色病样改变，可能是淡紫色红斑区皮疹慢性活动性的结果，导致花斑状的低色素、高色素、毛细血管扩张和萎缩，伴或不伴鳞屑。

(2)皮疹的特殊情况:罕见的皮肤改变包括获得性鱼鳞病、手掌黏蛋白样丘疹和斑块、手指掌面的皱褶、全身性水肿。不常见的皮肤损害表现包括萎缩性头皮的皮肤病伴非瘢痕性脱发、脂膜炎和网状青斑。38%的儿童存在瘙痒。瘙痒有助于鉴别 DM 和系统性红斑狼疮,后者罕见瘙痒。皮下钙化出现在长期没有治疗的患者,一些病例出现皮肤溃疡形成、感染和疼痛,特别在受压部位。

(3)相关并发症:DM 可以伴发血管炎,出现消化道出血、胃肠黏膜坏死、胃肠穿孔或视网膜血管炎等。部分 DM 患者可出现关节挛缩。由于累及口咽部骨骼肌和食管上部,可出现吞咽困难。心脏损害出现房室传导阻滞、快速性心律失常、心肌炎。肺脏间质损害导致间质性肺炎、肺纤维化、弥漫性肺泡损伤。当 DM 伴发其他结缔组织病时,出现发热、不适、体重减轻、关节疼痛、雷诺现象。

【辅助检查】

急性期周围血白细胞增高,血沉增快,血清肌酸激酶(CK)明显增高,可达正常的 10 倍以上。1/3 患者类风湿因子和抗核抗体阳性,免疫球蛋白及抗肌球蛋白的抗体增高。24 小时尿肌酸增高,提示肌炎活动期。部分患者可有肌红蛋白尿。肌电图可见自发性纤颤电位和正向尖波,多相波增多,呈肌源性损害表现。神经传导速度正常。肌活检可见骨骼肌的炎性改变,如肌纤维变性、坏死、萎缩、再生和炎细胞浸润。

【诊断要点】

具有前 4 条者诊断为 PM,前 4 条标准具有 3 条以上并且同时具有第 5 条者为 DM。免疫抑制药治疗有效支持诊断。40 岁以上患者应除外恶性肿瘤。

1. 急性或亚急性四肢近端及骨盆带肌无力伴压痛,腱反射减弱或消失。

2. 血清CK明显增高。

3. 活检见典型肌炎病理表现。

4. 肌电图呈肌源性损害。

5. 伴有典型皮肤损害。

【鉴别诊断】

1. 重症肌无力 根据多发性肌炎病情无明显波动、抗胆碱酯酶药物治疗不敏感、血清酶活性增高可排除重症肌无力。

2. 包涵体肌炎 肌无力呈非对称性，远端肌群受累常见，如屈腕、屈指无力与足下垂，肌痛和肌肉压痛非常少见。血清CK正常或轻度升高、肌肉病理发现嗜酸性包涵体和激素治疗无效可与多发性肌炎鉴别。

3. 肢带型肌营养不良症 常有家族史，无肌痛，病程更缓慢；肌肉病理表现以肌纤维变性、坏死、萎缩和脂肪组织替代为主，而无明显炎性细胞浸润。

【治疗措施】

1. 治疗原则 急性期患者应卧床休息，适当理疗以保持肌肉功能和避免挛缩，注意防止肺炎等并发症。

2. 药物治疗

(1)类固醇皮质激素：是首选药物。泼尼松每日1～1.5mg/kg，最大剂量每日100mg，4～6周后症状改善。CK降至正常后缓慢减量，一般每2周减5mg，至每日30mg时改为每4～8周减2.5～5mg。最后达到维持量每日10～20mg，维持1～2年。

急性或重症推荐甲泼尼龙：1000mg，静脉滴注，每日1次，连用3～5天逐步减量。予以低糖、低盐和高蛋白饮食，用抗酸剂保护胃黏膜，注意补充钾和维生素D，对结核病患者应进行相应治疗。

(2)免疫球蛋白：免疫球蛋白每日1g/kg，静脉滴注，连续2天或每日0.4g/kg，静脉滴注，每月连续5天，4个月为1个疗程，急性期与其他治疗联合使用,效果较好。

(3)免疫抑制药:氨甲蝶呤 2.5mg,口服,每日 1 次;硫唑嘌呤 25～100mg,口服,每日 2 次;环磷酰胺 50mg,口服,每日 2～3 次,当激素治疗不满意时加用。首选氨甲蝶呤,其次为硫唑嘌呤、环磷酰胺、环孢素 A,用药期间注意白细胞减少和定期进行肝、肾功能的检查。

(4)支持疗法:予以高蛋白和高维生素饮食,适当体育锻炼和理疗,重症者应预防关节挛缩和失用性肌萎缩。

【预后】

PM 和 DM 一般预后尚好,伴恶性肿瘤者例外。成人及儿童的病程明显不同,大多数病例经皮质类固醇治疗后症状改善,也有许多患者遗留不同程度的肩部、臀部肌无力。急性或亚急性 PM 起病即开始治疗预后最好,合并恶性肿瘤者用皮质类固醇治疗可减轻肌无力和降低血清酶水平,但数月后可复发,继续用药无效,如成功切除肿瘤可不再复发。儿童型 DM、PM 合并结缔组织病及恶性肿瘤病死率高。对于中、老年患者,应每 3～6 个月随访 1 次,详细地检查有无肿瘤伴发。

第三节　重症肌无力

重症肌无力(MG)是一种神经-肌肉接头间传递功能障碍,以骨骼肌无力为特征的疾病。主要临床表现为某些骨骼肌的异常容易疲劳,多侵犯眼外肌、咀嚼肌、吞咽肌、颈肌、四肢肌和呼吸肌,运动时无力加重,休息或应用胆碱酯酶抑制药后症状减轻或完全缓解,具有缓解与复发倾向。女性患病率大于男性,各年龄段均有发病,儿童 1—5 岁居多。

【病因】

重症肌无力的发病原因分两大类:一类是先天遗传性,极少见,与自身免疫无关;第二类是自身免疫性疾病,最常见。发病原因尚不明确，普遍认为与感染、药物、环境因素有关。同时重症肌无力患者中的 65%～80%有胸腺增生，10%～20%伴发胸腺瘤。

【临床表现】

1. 眼皮下垂、视物模糊、复视、斜视、眼球转动不灵活。

2. 表情淡漠、苦笑面容、讲话大舌头，构音困难，常伴鼻音。

3. 颈软、抬头困难，转颈、耸肩无力。

4. 咀嚼无力、饮水呛咳、吞咽困难。

5. 抬臂、梳头、上楼梯、下蹲、上车困难。

【改良 Osserman 临床分型】

1. 眼肌型（Ⅰ型）　单纯眼外肌受累，但无其他肌群受累之临床和电生理所见，也不向其他肌群发展，肾上腺皮质激素有效，预后好。

2. 轻度全身型（ⅡA 型）　四肢肌群轻度受累，常伴眼外肌无力，一般无咀嚼和构音困难，生活能自理，对药物治疗有效，预后较好。

3. 中度全身型（ⅡB 型）　四肢肌群中度受累，常伴眼外肌无力，一般有咀嚼、吞咽和构音困难，生活自理困难，对药物治疗反应及预后一般。

4. 严重激进型（Ⅲ型）　急性起病、进展较快，多于起病数周或数个月内出现延髓性麻痹，常伴眼肌受累，生活不能自理，多在半年内出现呼吸肌麻痹，对药物治疗反应差，预后差。

5. 迟发重症型（Ⅳ型）　隐袭性起病、进展较慢，多于 2 年内逐渐由Ⅰ、ⅡA 或ⅡB 型发展到延髓性麻痹和呼吸肌麻痹。对药物反应差，预后差。

6. 肌萎缩型（Ⅴ型）　指重症肌无力患者于起病后半年即出现肌肉萎缩者，因长期肌无力而出现继发性肌萎缩者不属此型。

【Osserman 分级】

按照 Osserman，可分为以下 5 级，见表 12-1。

表 12-1 Osserman 分级

级别	临床表现
1 级	无症状
2 级	重复运动后出现轻度无力
3 级	轻度无力，稍事活动就受限
4 级	日常活动受限，休息时就有明显症状
5 级	日常生活完全依赖于别人的料理

【MGFA 临床分型】

1. Ⅰ型　任何眼肌无力，可伴有眼闭合无力，其他肌群肌力正常。

2. Ⅱ型　无论眼肌无力的程度，其他肌群轻度无力。

(1) Ⅱa 型：主要累及四肢肌和(或)躯干肌，可有同等程度以下的咽喉肌受累。

(2) Ⅱb 型：主要累及咽喉肌和(或)呼吸肌，可有同等程度以下的四肢肌和(或)躯干肌受累。

3. Ⅲ型　无论眼肌无力的程度，其他肌群中度无力。

(1) Ⅲa 型：主要累及四肢肌和(或)躯干肌，可有同等程度以下的咽喉肌受累。

(2) Ⅲb 型：主要累及咽喉肌和(或)呼吸肌，可有同等程度以下的四肢肌和(或)躯干肌受累。

4. Ⅳ型　无论眼肌无力的程度，其他肌群重度无力。

(1) Ⅳa 型：主要累及四肢肌和(或)躯干肌，可有同等程度以下的咽喉肌受累。

(2) Ⅳb 型：主要累及咽喉肌和(或)呼吸肌，可有同等程度以下的四肢肌和(或)躯干肌受累。无插管的鼻饲病例为Ⅳb 型。

5. Ⅴ型　气管插管伴或不伴机械通气(除外术后常规使用)。

【辅助检查】

1. 常规检查　常规血、尿及脑脊液检查均正常。

2. 胸腺影像学检查　部分患者通过胸腺 CT、MRI 检查可发现胸腺增生和肥大。

3. 单纤维肌电图(SFEMG)　非常规的检测方法。SFEMG 检测敏感性高，主要用于眼肌型 MG、临床怀疑 MG 及 RNES 无异常的患者，表现为间隔时间延长。

4. AChR 抗体滴度的检测　对重症肌无力的诊断具有特征性意义。约 85%以上全身型重症肌无力患者血清 AChR 抗体浓度明显升高。抗体检测阴性者不能排除重症肌无力的诊断。

5. 重复神经电刺激(RNES)　具有确诊价值。停用新斯的明 17 小时后进行此检查，否则会出现假阴性。90%的 MG 患者低频刺激时为阳性，且与病情轻重有关。

6. 新斯的明试验　成年人一般用新斯的明 1～1.5mg 肌内注射，若注射后 10～15 分钟症状改善，30～60 分钟达到高峰，持续 2～3 小时，即为新斯的明试验阳性。

【诊断要点】

受累骨骼肌无力呈波动性和易疲劳性，以眼外肌受累最常见，持续活动后加重，休息或胆碱酯酶抑制药治疗后减轻，肌无力呈晨轻、暮重。肌疲劳试验(Jolly 试验)阳性，反射和感觉无异常。抗胆碱酯酶药物(新斯的明及依酚氯铵)试验阳性。神经重复频率刺激检查阳性。单纤维肌电图(SFEMG)可见兴奋传导时间延长或阻滞，相邻电位时间差值延长。血清 AChR 抗体滴度增高支持 MG 诊断，但是正常不能排除诊断。胸腺 CT、MRI 检查：MG 患者可伴胸腺肿瘤或胸腺增生等胸腺病变。

在重症肌无力临床特征的基础上，具备以上药理学特征和(或)神经电生理学特征及血清学特征，可明确诊断。

【鉴别诊断】

MG 需要与 Lambert-Eaton 肌无力综合征、肉毒杆菌中毒、进行性肌营养不良、延髓麻痹、多发性肌炎、肌萎缩侧索硬化症、神经症或甲状腺功能亢进引起的肌无力、有机磷农药中毒、毒蛇咬伤等相鉴别。

【治疗措施】

1. 药物治疗

(1)胆碱酯酶抑制药:①溴化新斯的明,每次15~30mg,每日3次。②溴吡斯的明,每次60~120mg,每日3~4次。③甲基硫酸新斯的明:1~1.5mg肌内注射,用于诊断或抢救肌无力危象。心脏病、支气管哮喘、青光眼和机械性肠梗阻禁用。

(2)肾上腺皮质激素

①大剂量短程疗法:甲泼尼龙每日1000mg静脉滴注,3~5天递减,逐渐过渡到用泼尼松口服维持。需注意肌无力加重反应。

②泼尼松中剂量冲击小剂量维持疗法:泼尼松口服,开始量为每日1mg/kg,持续6~8周,待症状改善后改为维持量,逐渐为5~20mg/d维持。

③小剂量递增疗法:以小剂量泼尼松每日20mg,口服开始,以后每周递增10mg,症状稳定后,逐渐减量至隔日5~15mg维持数年。

(3)免疫抑制药:①环孢素每日6mg/kg,口服,12个月为1个疗程。②他克莫司是新型免疫抑制药,安全性较高。用法为每日3mg,每日一次顿服。注意血糖及肝功能。③麦考酚酸酯,商品名骁悉麦考酚酸酯商品名骁悉,新型免疫抑制药。用法为1.0g,每日2次。注意肝、肾功能。④环磷酰胺成人口服每次50mg,每日2~3次;或200mg,每周2~3次静脉注射,儿童每日口服3~5mg/kg。⑤硫唑嘌呤每次硫唑嘌呤每次25~100mg,每日2次口服。注意定期检查肝、肾功能和血常规。

2. 胸腺治疗

(1)胸腺切除:胸腺切除仍然是MG的基本疗法。适应于激素治疗 1 年以上停药后症状复发者或激素治疗无明显疗效者。于疾病的最初数年手术效果较好，甚至可获痊愈。手术后继续用泼尼松 1 年。适用于：①全身型 MG 药物疗效不佳，宜尽早手术。发病 3～5 年中年女性患者手术疗效甚佳。②伴有胸腺瘤的各型 MG 患者，手术切除疗效虽较差，仍差，应尽可能手术切除病灶。③儿童眼肌型患者手术虽有效，是否值得手术仍有争议。做好围术期的处理，防治危象，是降低病死率的关键。

(2)胸腺放射治疗：至今胸腺放射治疗还是对 MG 一种确实有效的治疗方法。被称为"非手术的手术治疗"。适用于：①MG 药物疗效不明显者，最好于发病 2～3 年内及早放射治疗；②巨大或多个胸腺瘤，无法手术或作为术前准备治疗；③恶性肿瘤术后追加放射治疗。

3. *危象的处理*　危象指 MG 患者突然发生严重呼吸困难，甚至危及生命，须马上抢救。处理原则为维持呼吸道通畅，必要时气管切开，人工通气；吸氧，积极控制感染，类固醇皮质激素冲击疗法，血浆置换。

(1)肌无力危象：最常见，多由于抗胆碱酯酶药物不足、肺部感染等诱发。可酌情适量增加胆碱酯酶抑制药剂量，在安全剂量内直至肌无力症状改善满意为止。疗效不满意时可考虑糖皮质激素冲击，必要时还可考虑同时应用血浆置换或大剂量丙种球蛋白冲击。行气管切开和人工呼吸机辅助呼吸后应停用胆碱酯酶抑制药，维持呼吸功能，选用足量的、敏感的抗生素预防及控制感染直到患者从危象中康复。

(2)反拗危象：抗胆碱酯酶药物不敏感所致，应即停用抗胆碱酯酶药物改用输液维持，对气管切开或插管的患者使用大量类固醇皮质激素治疗，待抗胆碱酯酶药物有效后可考虑重新调整剂量。

(3)胆碱能危象：非常少见，为抗胆碱酯酶药物过量所致，患者肌无力加重，出现肌束颤动及毒蕈碱样反应，应立即停药待药物排出后调整药物剂量，或改用其他药物。

在危象的处理中应严格执行气管切开护理的无菌操作，及时吸痰，保持呼吸道通畅，防止肺不张、肺部感染等并发症是抢救的关键因素。

【预后】

本病的预后，一些病例在发病后数月或数年后自行缓解；一些儿童期病例可持续到成人时期。眼肌型在青春期前发病者预后较青春期后发病者好，单纯眼肌型约 1/4 患儿在最初 2 年内可有 1 次自然缓解。但以眼部症状起病者，约 80%可逐渐累及其他肌群，只有 20%患儿仅仅累及眼肌。多数病例经免疫抑制药、胸腺切除及胸腺放疗等治疗可能得以治愈。

重症肌无力患儿最初几年的病死率为 5%～7%，死于重症肌无力本身者，多数病程在 5 年以内；死于继发感染者，多见于病程 5～10 年的患儿；死于呼吸功能衰竭者，常见于病程 10 年以上患儿。

第四节　线粒体肌病和脑肌病

线粒体肌病是一组由线粒体 DNA 或核 DNA 缺陷导致线粒体结构和功能障碍、ATP 合成障碍、能量来源不足所致的多系统疾病，从而产生复杂的临床症状。病变如以侵犯骨骼肌为主，称为线粒体肌病；如病变以侵犯中枢神经系统为主，则称为线粒体脑肌病。

【病因】

从目前对本病的研究来看，认为本病是因遗传基因的缺陷，患者线粒体上有着各种不同的功能异常，并由此导致临床表现多样性。

【临床表现】

本病可发生于任何年龄阶段，多呈慢性进展，可累及多个系统,临床表现复杂。临床按受累组织不同主要分为以下类型。

1. 线粒体肌病　多在20岁左右起病,也有儿童及中年起病者,男女均可受累。临床以肌无力和不能耐受疲劳为主要特征,往往轻度活动后即感疲乏,休息后好转,常伴有肌肉酸痛,无“晨轻、暮重”现象,肌萎缩少见。

2. 线粒体脑肌病

(1)慢性进行性眼外肌麻痹(CPEO):可为家族性(母系遗传),多在儿童期起病。首发症状为眼睑下垂缓慢进展为全眼外肌瘫痪,眼球运动障碍;部分患者可有咽部肌肉和四肢无力。对新斯的明不敏感。

(2)Kearns-Sayre综合征(KSS):多在20岁前起病,表现为三联征,即慢性进行性眼外肌麻痹(CPEO)、视网膜色素变性、心脏传导阻滞。其他神经系统异常包括小脑性共济失调、脑脊液蛋白增高、神经性聋和智能减退等。病情进展较快,多在20岁前死于心脏病。

(3)线粒体脑肌病伴高乳酸血症和卒中样发作综合征(MEIAS):40岁前起病,儿童期起病更多见,临床表现为卒中样发作伴偏瘫、偏盲或皮质盲、偏头痛、恶心、呕吐、反复癫痫发作、智力低下、身材矮小、神经性耳聋等,病情逐渐加重。

(4)肌阵挛性癫痫伴肌肉破碎红纤维(MERRF)综合征:主要特征为肌阵挛性癫痫发作、小脑性共济失调,常合并智力低下、听力障碍和四肢近端无力,多在儿童期发病,有明显的家族史,有的家系伴发多发性对称性脂肪瘤。

【辅助检查】

1. 肌电图　60%的患者为肌源性损害,少数呈神经源性损害或两者兼之。

2. 血生化检查　80%患者乳酸、丙酮酸最小运动量试验阳性;线粒体呼吸链复合酶活性降低;约30%的患者的血清CK和LDH水平升高。

3. 影像学检查　脑CT或MRI示白质脑病、基底核钙化、脑软化、脑萎缩和脑室扩大。

4. 肌肉活检

(1)线粒体肌病肌肉：活检光镜下可见破碎肌纤维(RRF)，电镜下可发现大量异常线粒体糖原和脂滴堆积。

(2)线粒体脑肌病：CPEO肌肉活检可见RRF和细胞色素氧化酶缺陷，电镜下可发现大量异常的线粒集聚，线粒体嵴异常和线粒体嵴内类晶体样包涵体形成；MELAS和MERRF综合征肌肉活检，可见RRF和琥珀酸脱氢酶反应性血管(SSV)。

5. 线粒体DNA分析　CPEO和KSS均为mtDNA片段缺失，其可能发生在卵子或胚胎形成时期。80%的MELAS患者是由于mtDNA、tRNA亮氨酸基因位点3243的点突变所致。MERRF综合征主要是mtDNA、tRNA赖氨酸基因位点8344的点突变所致。

【诊断要点】

根据影响骨骼肌和神经系统的临床表现，如四肢近端极度不能耐受疲劳，以及各亚型的临床特征。血乳酸、丙酮酸最小运动量试验阳性，肌肉活检发现细胞内线粒体大量堆积和mtDNA缺失和点突变，一般均能确诊。

【鉴别诊断】

1. 周期性瘫痪　本病一般有甲状腺功能亢进症、低血钾病史，起病快(数小时至1天)、恢复快(2～3天)；四肢弛缓性瘫痪，无呼吸肌麻痹和脑神经受损，无感觉障碍；脑脊液没有蛋白细胞分离；血钾低，补钾有效；既往有发作史。

2. 重症肌无力　本病也表现为骨骼肌不能耐受疲劳，症状呈波动性，晨轻、暮重。疲劳试验、新斯的明试验和肌电图有助诊断。

3. 慢性多发性肌炎　病情进展较急性多发性肌炎缓慢，无遗传史；血清CK水平正常或轻度升高，肌肉病理符合肌炎改变，激素治疗有效。

【治疗措施】

1. 治疗原则 目前无特效治疗，主要是对症治疗，治疗最终目的是增加机体 ATP 的产生，具体包括饮食疗法、代谢治疗、成肌细胞移植（目前尚无成功的临床报道）、基因治疗、对症治疗和其他物理治疗。最根本的治疗有待于正在研究的基因治疗。

2. 药物治疗

(1)ATP：80～120mg＋辅酶 A 100～200U＋5％葡萄糖注射液 500ml，静脉滴注，每日 1 次，持续 10～20 天改为 ATP 20mg，每日 3 次，口服维持。

(2)左卡尼汀：成人每日 1～3g，每日 2～3 次，儿童每日 50～100mg/kg，每日最大剂量不超过 3g。

3. 饮食疗法 高蛋白、高糖类、低脂饮食能代偿受损的糖异生和减少脂肪的分解。

4. 注意事项 有肌无力或瘫痪的患者，功能锻炼要适度，否则易促使无氧酵解，加重酸中毒。线粒体病的卒中样发作不是因为血管缺血，而与 ATP 减少有关，常规抗聚、抗凝和溶栓无效。

【预后】

预后与发病年龄、症状多少及严重程度有关，发病年龄越早、临床症状越多，预后越差。以眼部症状为主对生命影响不大，有心脏症状者可猝死；脑部病变较多，可导致残废、昏迷或死亡。

第五节 周期性瘫痪

低钾型周期性瘫痪为常染色体显性遗传或散发的疾病，我国以散发多见。临床表现为发作性肌无力，血清钾降低、补钾后能迅速缓解；为周期性瘫痪中最常见的类型。高钾型周期性瘫痪又称强直性周期性瘫痪，较少见。1951 年由 Tyler 首先报道，呈常染色体显性遗传。正常钾型周期性瘫痪又称钠反应性正常血钾型周期性瘫痪，为常染色体显性遗传，较为罕见。病理改变与低钾型周期性瘫痪相似。

【临床表现】

1. 低钾型周期性瘫痪

(1)低钾型周期性瘫痪在任何年龄均可发病，以 20－40 岁男性多见，随年龄增长发作次数减少。

(2)常见的诱因有疲劳、饱餐、寒冷、酗酒、精神刺激等。发病前可有肢体疼痛、感觉异常、口渴、多汗、少尿、潮红、嗜睡、恶心等表现。

(3)常于饱餐后、夜间睡眠或清晨起床时发现肢体肌肉对称性不同程度的无力或完全瘫痪，下肢重于上肢、近端重于远端；也可从下肢逐渐累及上肢。瘫痪肢体肌张力低，腱反射减弱或消失。可伴有肢体酸胀、针刺感。

(4)脑神经支配肌肉，一般不受累，膀胱直肠括约肌功能也很少受累，少数严重病例可发生呼吸肌麻痹、尿便潴留、心动过速或过缓、心律失常、血压下降等情况甚至危及生命。

(5)本病的发作持续时间自数小时至数日不等，最先受累的肌肉最先恢复，发作频率也不尽相同，一般数周或数月 1 次，个别病例每天均有发作，也有数年 1 次甚至终身仅发作 1 次者。发作间期一切正常。伴发甲状腺功能亢进症者发作频率较高，每次持续时间短，常在数小时至 1 天之内。甲状腺功能亢进症控制后，发作频率减少。

2. 高钾型周期性瘫痪

(1)高钾型周期性瘫痪多在 10 岁前起病，男性居多，饥饿、寒冷、剧烈运动和钾盐摄入可诱发肌无力发作。肌无力从下肢近端开始，然后影响到上肢、甚至颈部肌肉，脑神经支配肌肉和呼吸肌偶可累及，瘫痪程度一般较轻，但常伴有肌肉痛性痉挛。

(2)部分患者伴有手肌、舌肌的强直发作，肢体放入冷水中易出现肌肉僵硬，肌电图可见强直电位。发作时血清钾和尿钾含量升高，血清钙降低，心电图 T 波高尖。

(3)每次发作持续时间短，约数分钟到 1 小时。发作频率为每天数次到每年数次，多数病例在 30 岁左右趋于好转，逐渐停止发作。

3. 正常钾型周期性瘫痪

(1)正常钾型周期性瘫痪多在 10 岁前发病，常于夜间或清晨醒来时发现四肢或部分肌肉瘫痪，甚至发音不清、呼吸困难等。

(2)发作常持续 10 天以上。

(3)运动后休息、寒冷、限制钠盐摄入或补充钾盐均可诱发，补钠后好转。血清钾水平正常。

【辅助检查】

1. 血清钾测定　正常为 3.5～5.5mmol/L。2.0～2.5mmol/L 为中度失钾，<2.0mmol/L 为重度失钾。

2. 心电图检查　低血钾时 T 波低平或倒置，S-T 段下降，QT 间期延长，出现 U 波。部分患者有心律失常。

3. 甲状腺功能检查　FT_3、FT_4 可增高，TSH 可降低，TG-Ab 和 TM-Ab 可以升高。

4. 肾上腺 B 超、CT 和 MRI　是否有肾上腺皮质增生或肿瘤，可帮助排除原发性醛固酮增多症引起的低血钾周期性瘫痪。

【诊断要点】

1. 以往可有类似发作史，多为夜间发病。

2. 可有饱食、寒冷、过度疲劳、酗酒或应用无钾高糖等食物诱发因素。

3. 急性或亚急性起病的四肢对称性瘫痪，其特点为下肢重、上肢轻，近端重、远端轻。

4. 部分患者有口渴、心慌、肌肉胀痛。

5. 血清钾降低或升高。

6. 心电图呈低钾或高钾改变。

7. 神经肌肉电检查，感应电和直流电反应低或不引起反应。

【鉴别诊断】

本病为急性或亚急性起病的四肢瘫痪，疾病鉴别如下。

1. 低血钾软病　发病情况和瘫痪特点与周期性瘫痪相似。但本病为农村棉产区散发流行，有食用粗制生棉油史，有明显的棉酚毒性症状如口渴、多饮、恶心、呕吐、腹痛、厌食、心慌或多尿等。本病不仅细胞外钾低，且细胞内钾也低，可有间质性心肌炎或呼吸肌麻痹，如不及时足量补钾，症状难以缓解甚至危及生命。

2. 吉兰-巴雷综合征　此病也是急起的四肢瘫痪，可根据以下几点进行鉴别。本病有明显的神经根牵引痛和神经干压痛，可侵犯脑神经，如舌咽、迷走、面神经和动眼神经，可有末梢型感觉障碍，肌张力明显降低，一定时间后出现明显肌肉萎缩；血清钾正常，心电图无低血钾改变，补钾治疗无效，脑脊液检查有蛋白-细胞分离。

3. 急性脊髓炎　本病为双下肢或四肢中枢性瘫痪，在脊髓休克期可表现为软瘫，但病理反射阳性，有括约肌功能障碍，有传导束型感觉障碍，病程长、恢复慢。

【治疗措施】

1. 低钾型周期性瘫痪　低钾型周期性瘫痪发作时给予10%氯化钾或10%枸橼酸钾40～50ml顿服，24小时内再分次口服，一日总量为10g。也可静脉滴注氯化钾溶液以纠正低血钾状态。对发作频繁者，发作间期可口服钾盐1g，每日3次；螺旋内酯200mg，每日2次，以预防发作。同时避免各种发病诱因如避免过度劳累、受冻及精神刺激，低钠饮食，忌摄入过多高糖类等。严重患者出现呼吸肌麻痹时应给予辅助呼吸，严重心律失常者应积极纠正。

2. 高钾型周期性瘫痪　对发作时间短、症状较轻的患者一般不需特殊治疗。症状重时可用10%葡萄糖酸钙10～20ml静脉注射，或10%葡萄糖500ml加胰岛素10～20U静脉滴注以降低血钾，也可用呋塞米排钾。预防发作可给予高糖类，避免过度劳累及寒冷刺激，口服氢氯噻嗪等利尿药帮助排钾。

3. 正常钾型周期性瘫痪

(1)大量生理盐水静脉滴注。

(2)10%葡萄糖酸钙10ml，每日2次，静脉注射，或钙片每天0.6～1.2g，分1～2次口服。

(3)每天服食盐10～15g，必要时用氯化钠静脉滴注。

(4)乙酰唑胺0.25g，每日2次。

(5)预防发作可在间歇期给予氟氢可的松和乙酰唑胺，避免进食含钾多的食物，如肉类、香蕉、菠菜、薯类，防止过劳或过度肌肉活动，注意寒冷或暑热的影响。

第13章

运动障碍疾病

第一节　迟发性运动障碍

迟发性运动障碍(TD)又称迟发性多动症、持续性运动障碍，是由抗精神病药物诱发的刻板重复的、持久的异常不自主运动。最常见的是阻断多巴胺 D_2 受体的药物，如酚噻嗪类(如奋乃静)及丁酰苯类(如氟哌啶醇)。

【病因】

多见于长期(1 年以上)大剂量服用阻滞多巴胺能受体或与之结合的抗精神病药，尤其吩噻嗪类如氯丙嗪、奋乃静、丁酰苯类如氟哌啶醇等，某些多巴胺药物如左旋多巴、美多芭、帕金宁、安定剂也可引起类似迟发性运动障碍的不自主运动。偶见于长期服用抗抑郁药、抗 PD 药、抗癫痫药和抗组胺药患者，减量或停药易发生。

【临床表现】

1. 多发生于老年患者，尤其女性，伴脑器质性病变者居多，症状重，恢复慢。各种抗精神病药均可引起，氟奋乃静，三氟拉嗪和氟哌啶醇等含氟元素抗精神病药常见，大多发生在服用抗精神病药 1～2 年以上，最短 3～6 个月可出现，最长者 13 年。

临床主要表现节律性刻板重复的不自主运动，早期表现舌震颤或流涎，老年人口部运动具有特征性，年轻患者肢体受累常见。儿童口面部症状较突出，下面部肌肉最常受累，表现口-舌-颊三联症(BLM 综合征)或颊、舌、咀嚼综合征，表现口唇及舌重复的不能控制的运动,如不自主连续刻板咀嚼、吸吮、转舌、舔舌、噘嘴和鼓腮,歪颌和转颈,有时舌头不自主地突然伸出口外,称为捕蝇舌征,严重时出现构音不清、吞咽障碍。躯干肌受累表现身体摇晃,肢体远端受累表现弹钢琴指(趾)征,肢体近端很少受累,少数表现舞蹈样动作、无目的拍动、两腿不停跳跃、手足徐动、躯干扭转性运动及古怪姿势等。偶表现胃肠道型,突然停药后出现胃部不适、恶心及呕吐。情绪紧张、激动时症状加重,睡眠时消失,部分患者与迟发性静坐不能、迟发性肌张力障碍、药源性 Parkinson 综合征同时并存,症状易被掩盖,减药或停药时暴露出来。

2. 抗精神病药可引起急性特异质性肌张力障碍或急性静坐不能,多在用抗精神病药 2 天内发生,易发生在儿童及成年早期,表现戏剧性的肢体、躯干、颈部、舌和面肌等抽动或不舒适姿势。

3. 按运动障碍部位分为以下类型。

(1)眼肌运动异常:表现眨眼、睑痉挛等。

(2)面肌运动异常:面肌抽搐和愁眉苦脸等。

(3)口部肌肉运动异常:噘嘴、咂嘴、咀嚼、抽吸及下颌横向运动等。

(4)舌肌运动异常:伸舌、缩舌、蠕动和舔唇等。

(5)咽肌运动异常:腭部异常运动影响发音及吞咽。

(6)颈部运动异常:斜颈、颈后仰等。

(7)躯干运动异常:全身躯干运动不协调,呈古怪姿势,如耸肩缩背、角弓反张、扭转痉挛,膈肌痉挛产生呼噜声及呼吸困难,有时全身左右摇摆、躯干反复屈伸、前后扭动,称身体摇晃征(body-rocking)。

(8)四肢运动异常:肢体远端连续屈伸,称为弹钢琴指(趾)征,近端很少受累,少数表现舞蹈样指划动作、投掷运动、手足徐动样动作、双手反复高举或两腿不停跳跃等。

(9)肌张力低下-麻痹型运动障碍:累及头、颈和腰部,如颈软不能抬头,腰软不能直起和凸腹,行走不能迈步和抬腿,足拖地而行。

4. 本病尚有其他两种类型

(1)急性戒断综合征：突然停用抗精神病药时出现不自主的飘忽而非重复性舞蹈样动作，与小舞蹈病或 Huntington 病相似，多见于儿童，可自愈。逐渐减少抗精神病药物剂量，舞蹈动作可消失。

(2)迟发性肌张力障碍：儿童及成人皆可发生，不自主运动不表现快速的重复刻板动作，而是类似扭转痉挛的肌张力障碍，可持久存在。

【诊断要点】

1. 有长期使用多巴胺 D_2 受体阻滞药的病史，如使用吩噻嗪类及丁酰苯类抗精神病药，多在 1 年以上。

2. 症状开始于患者仍在服药中或停药后 3 个月之内。

3. 运动障碍的特征是以节律性、异常、刻板重复的不自主快速运动为表现，面下部最常受累，称为口-舌-颊三联症(BLM 综合征)或颊、舌、咀嚼综合征。躯干不自主地反复扭转、屈曲和伸展。肢体表现为不自主摆动、无目的地抽动、舞蹈指划样动作及手足徐动。肢体远端表现为连续的屈伸动作，肢体近端肌肉通常不受影响。患者站立时，双腿重复做原地踏步样运动。

【鉴别诊断】

1. 扭转痉挛　表现快速、刻板重复的不自主运动，无服用抗精神病药物史。

2. Huntington 病　根据遗传史、舞蹈症及痴呆三主征鉴别诊断。但 HD 患者亦常用抗精神病药，可在原发病的基础上叠加 TD，鉴别较困难，应详细追问病史和以前的表现。若出现静坐不能或重复刻板的不自主运动，提示合并 TD。

3. 药源性 Parkinson 综合征　因 DA 受体被抗精神病药占据或阻滞，内源性 DA 不能与 DA 受体结合所致。虽亦有服用抗精神病药物史，但特征表现是肌强直、运动减少和动眼危象等。

【治疗措施】

1. 本病重点在于预防，服用抗精神病药应有明确适应证。长期用药应进行监测，采用周期性药物假日可暴露最初的运动障碍，逐渐停药后数月或 1～2 年运动障碍逐渐缓解消退。需继续治疗可换用锥体外系不良反应小的药物，如氯氮平、利培酮、奥氮平、喹硫平(喹迪平)等。

2. 药物治疗。目前尚无治疗 TD 的有效药物。有学者报道 73%的患者用普萘洛尔(心得安)可以见效；氯硝西泮治疗迟发性运动障碍中有 41%患者有效。氯氮平可以使 40%的迟发性运动障碍症状有所减轻。

3. 急性神经综合征即急性特异质性肌张力障碍或急性静坐不能，用抗组胺药如苯海拉明 50mg，静脉注射；抗胆碱能药如甲磺酸苯甲托品 2mg，肌内注射或地西泮(安定)5～7.5mg，肌内注射，可迅速控制症状。

4. 本病发生与长期服用抗精神病药关系密切，应在医师指导下合理、慎重使用。小量或短程用药、药物假日对预防 TD 有一定意义，避免合用 2 种或 2 种以上抗精神病药，尽量少用或不用抗 PD 药物，停用或更换抗精神病药时应逐渐减量，不要骤然停药；年老体弱或伴脑器质性病变者应给予最小剂量，非必要时不用或少用抗胆碱能药。

【预后】

迟发性运动障碍一般在停药后数月或 1～2 年，可逐渐缓解或消退。停用抗精神病药可使迟发性运动障碍更加明显，重新使用抗精神病药可暂时抑制此不自主运动。停用抗精神病药物后，迟发性静坐不能也可加重。

第二节　肌张力障碍

肌张力障碍(dystonia)是主动肌与拮抗肌收缩不协调或过度

收缩引起的以肌张力异常的动作和姿势为特征的运动障碍综合征,具有不自主性和持续性的特点。依据病因可分为原发性和继发性。原发性肌张力障碍与遗传有关。继发性肌张力障碍包括一大组疾病,有的是遗传性疾病(如肝豆状核变性、亨廷顿舞蹈病、神经节苷脂病等),有的是由外源性因素引起的(如围生期损伤、感染、神经安定药物)。

【病因与发病机制】

原发性肌张力障碍多为散发,少数有家族史,呈常染色体显性或隐性遗传,或X染色体连锁遗传,最多见于7—15岁儿童或少年。常染色体显性遗传的原发性扭转痉挛绝大部分是由定位在9q32-34的DYT1基因突变所致,外显率为30%～50%。多巴反应性肌张力障碍也是常染色体显性遗传,为三磷酸鸟苷环化水解酶-1(GCH-1)基因突变所致。在菲律宾Paray岛,有一种肌张力障碍-帕金森综合征,呈X-连锁隐性遗传。家族性局限性肌张力障碍,通常为常染色体显性遗传,外显率不完全。

有研究证实,外周创伤可诱发原发性肌张力障碍基因携带者发生肌张力障碍,如口-下颌肌张力障碍,病前有发生面部或牙损伤史。另外,过度作用一侧肢体也可诱发肌张力障碍。

继发性(症状性)肌张力障碍指凡是累及新纹状体、旧纹状体、丘脑、蓝斑、脑干网状结构等处的病变,均可引发肌张力障碍的症状出现,如肝豆状核变性、核黄疸、神经节苷脂沉积症、苍白球黑质色素变性、进行性核上性眼肌麻痹、双侧基底节钙化、甲状旁腺功能低下、中毒、脑血管病变、脑外伤、脑炎、脑裂畸形、药物诱发(L-DOPA、酚噻嗪类、丁酰苯类、甲氧氯普胺、化疗药物)等。有报道眼睑痉挛可由脑干背侧缺血或脱髓鞘病变所致。

【临床表现】

躯体骨骼肌的不自主运动和躯体的异常扭转姿势,可累及躯体的任何部位,但以颈、胸、腰、下肢、足跟部多见。肌张力障碍在一天内多无波动。需与其他类似不自主运动症状鉴别。

1. 扭转痉挛　指全身性扭转性肌张力障碍，临床以四肢、躯干，甚至全身剧烈而不随意的扭转运动和姿势异常为特征。多见于儿童及年轻人。本病临床症状的核心是肌张力障碍后姿势和运动的异常表现。轻者仅有一侧下肢的牵拉或僵硬感觉，并有轻度行走不便，以后加重，足部内旋呈马蹄内翻样，行走时足跟不着地，约 20%将发展成全身性。患者可表现挤眉弄眼、牵嘴歪舌、眼睑痉挛、扭转及各种肢体的不自主运动等。本病主要累及颈肌、躯干肌及四肢近端肌肉。最突出的症状是以躯干为纵轴的扭转或螺旋样运动，当自主运动及情绪激动时加重，睡眠时消失。

2. Meige 综合征　多见于老年人，一般在 50 岁以后起病，女性多见。临床分为 3 型：眼睑痉挛型，眼睑痉挛合并口-下颌肌张力障碍型、口-下颌肌张力障碍型。最常见的首发症状是双眼睑痉挛，口、下颌和舌痉挛常表现为张口、牙关紧咬、缩唇、伸舌等，面部表情古怪，痉挛可持续数秒或数分钟，在精神紧张、强光照射、阅读、注视时加重，讲话、唱歌、咀嚼、欢笑时减轻，睡眠时消失。严重时患者需用手掰开眼睑方可视物，以致影响日常生活；口下颌肌受累严重者，可引起下颌脱臼和牙齿磨损。一般无智能障碍，无锥体束病变，约 1/3 的患者有情感障碍。

3. 痉挛性斜颈　是由颈肌阵发性、不自主收缩引起头向一侧扭转或阵发性倾斜。本病多由基底节变性所引起，也可为心因性的。多成年起病，以中年人多见，女性多于男性。颈部的深浅肌肉均可受累，以胸锁乳突肌、斜方肌收缩最易出现症状。一侧胸锁乳突肌收缩时引起头向对侧旋转，颈部向收缩一侧屈曲。两侧胸锁乳突肌同时收缩时，则头部向前屈曲。颈肌收缩多呈痉挛样跳动，往往一侧更为严重，患肌常有疼痛，并可见肥大。不随意运动于情绪激动时加重，睡眠中消失。

4. 手足徐动症　称指痉症或易变性痉挛，以肢体远端为主的缓慢弯曲的蠕动样不自主运动。下肢受累时，拇指常自发性背屈。面肌受累时则挤眉弄眼，扮成各种“鬼脸”。咽喉肌和舌肌受累时则言语不清和吞咽困难，尚可伴有扭转痉挛和痉挛性斜颈。不自主动作于精神紧张时加重，入睡后消失。当肌痉挛时肌张力增高，肌松弛时正常，感觉正常，智力可减退。病程可长达数年至数十年。极缓慢的手足徐动导致姿势异常颇与扭转痉挛相似，后者主要侵犯肢体近端、颈肌和躯干肌，典型表现以躯干为轴扭转。

5. 书写痉挛和其他职业性痉挛　指在执行书写或其他职业(如弹钢琴、打字)等动作时手和前臂出现的肌张力障碍和异常姿势，以至出现书写或其他职业的动作困难，而进行与此无关的其他动作时则为正常。

6. 多巴反应性肌张力障碍　女性多见，缓慢起病，表现为上肢或下肢的肌张力障碍和异常姿势或步态，步态表现为腿僵直、足屈曲或外翻，严重者可累及颈部。对小剂量左旋多巴有戏剧性和持久性反应是其显著的临床特征。

7. 发作性运动障碍　表现为突然出现且反复发作的运动障碍(可有肌张力障碍型及舞蹈手足徐动型)，发作间期正常。

【辅助检查】

1. 脑 CT 或 MRI　排除脑部器质性损害。

2. 颈部 MRI　排除脊髓病变所致颈部肌张力障碍。

3. 实验室检查　血细胞涂片排除神经-棘红细胞增多症、代谢筛查排除遗传性代谢疾病、铜代谢测定及裂隙灯检查排除 Wilson 病。

4. 基因检查　对儿童期起病的扭转痉挛还可进行 DYT1 基因突变筛查。

【诊断要点】

根据病史、不自主运动和(或)异常姿势的特征性表现和部位等，症状诊断通常不难，但需与其他类似不自主运动症状鉴别。

【鉴别诊断】

1. 扭转痉挛　应与舞蹈症、僵人综合征鉴别。

2. 痉挛性斜颈　需与头部震颤、先天性斜颈、局部疼痛刺激引起的症状性斜颈相鉴别。

3. Meige综合征　应与颞下关节综合征、下颌错位咬合、面肌痉挛、神经症相鉴别。

【治疗措施】

1. *治疗原则*　包括药物治疗、局部注射A型肉毒素和手术治疗。继发性肌张力障碍者，则需同时治疗原发疾病。对局限性或节段性肌张力障碍者首选局部注射A型肉毒素；对全身性肌张力障碍者，宜采用口服药物加选择性局部注射A型肉毒素。药物或A型肉毒素无效的严重病例，可考虑手术治疗。

2. *药物治疗*

(1)苯二氮䓬类：①氯硝西泮1～2mg，口服，每日3次；②地西泮2.5mg，口服，每日3次。

(2)卡马西平：成人0.1～0.2g，口服，每日3次，儿童酌情减量，也可与氯硝西泮或与氟哌啶醇合用。

(3)抗胆碱酯酶药：盐酸苯海索2～4mg，口服，每日3次，逐渐增至每日20～30mg，分3～4次口服，给予可耐受的最大剂量，可能控制症状。

(4)巴氯芬：5mg，口服，每日3次，逐渐增加至每日30～70mg，达最佳疗效最小剂量维持。

(5)左旋多巴：对多巴反应性肌张力障碍有戏剧性效果。

(6)对抗多巴胺功能的药物：氟哌啶醇0.5mg，口服，每日3次，若症状控制不佳，可增量至疗效肯定而不良反应不明显为止。盐酸硫必利片50～100mg，口服，每日2～3次，逐渐增量至症状改善而不良反应不明显为止。

3. *肉毒素*

(1)痉挛性斜颈：确定引起异常姿势和运动的肌肉及准确的注射点是治疗成功的关键，最好在EMG监视下进行。通常注射的肌肉为胸锁乳突肌、斜方肌、头颈颊肌、颈后肌，必要时注射颈部深层肌肉。其伴随症状如震颤、肌痛可得到缓解。重复注射有效。

(2)眼睑痉挛:共注射5～6个点,上下眼睑中内1/3段交界处及中外1/3段交界处,注射点距眼睑内缘2～3cm,共4个注射点,第5个注射点为外眦部颞侧眼轮匝肌,注射点距外眦1cm。注射后中等改善和显著改善者达90%左右。

(3)口-下颌肌张力障碍:选择咬肌、颞肌、翼内外肌、二腹肌,每块肌肉分2～4点注射,严重者可在口腔内上腭部分5点注射,还可注射颏下肌。治疗疗效约持续3个月,个别患者达1年。不良反应为吞咽不适、构音障碍、咀嚼无力,均为暂时性。

(4)书写痉挛和其他局限性四肢肌张力障碍:对书写痉挛注射手或前臂肌肉时,因其肌腹薄且肌肉多交叠,如能在EMG监视下将注射点选择在终板区,则疗效更高。不良反应为手无力。前臂、足趾、躯干等部位的肌张力障碍也可局部注射,均有一定的疗效。

4. 手术治疗

(1)丘脑切开术:适用于对药物治疗无效的单侧肌张力障碍。

(2)外周手术:有3种治疗颈部肌张力障碍的外周手术,即硬膜外选择性脊神经后支切断术、硬膜外神经前根切断术和脊副神经微血管减压术。

(3)微电极导向毁损术:用于治疗扭转痉挛。

(4)脑深部电刺激治疗:在苍白球腹后侧立体定向植入单一电极,对脑深部做长期电刺激,可明显改善症状。

【预后】

1. 不同类型预后不尽相同,一般为良性过程,病程可持续数十年。

2. 原发性书写痉挛症状相当稳定,很少有扩散加重倾向。

3. 约1/3患者可能致残。

第三节　帕金森病

帕金森病(PD),又称震颤麻痹,是一种中枢神经系统变性疾病,主要是因位于中脑部位“黑质”中的细胞发生病理性改变后,多巴胺的合成减少,抑制乙酰胆碱的功能降低,则乙酰胆碱的兴奋作用相对增强。两者失衡的结果便出现了“震颤麻痹”。老年人多见,平均发病年龄为 60 岁左右,40 岁以下起病的青年帕金森病较少见。

【病因】

导致这一病理改变的确切病因目前仍不清楚,遗传因素、环境因素、年龄老化、氧化应激等均可能参与本病多巴胺能神经元的变性死亡过程。

【临床表现】

1. 一般特点　本病多于 60 岁以后发病,起病隐匿,缓慢进展。初发症状以震颤最多,其次为肌强直、运动迟缓和姿势步态异常。症状常自一侧上肢开始,逐渐波及同侧下肢、对侧上肢及下肢,即呈“N”字形进展。患者最早的感受可能是肢体震颤和僵硬。

2. 临床类型　在临床上,本病以肌强直、震颤及运动减少为三大主要症状,加之姿势反射障碍、自主神经障碍、精神障碍等共存,形成了极具特征的临床征象。

(1)姿势步态异常:姿势反射消失往往在疾病的中、晚期出现,患者不易维持身体的平衡,稍不平整的路面即有可能跌倒。立位、步行时可见各种姿势异常。立位时头部稍稍向前探出,膝部稍稍弯曲,上体稍稍前屈,呈特征性的前倾姿势。步态障碍突出,开始迈出第一步时较为困难,双足似黏附在地面上一般,即所谓凝滞现象或凝滞步态;开始迈出第一步后,即以极小的步伐向前冲去,不能及时停步或转弯,称为慌张步态或加速现象。

(2)自主神经障碍:自主神经症状较普遍,可见皮质腺分泌亢进所致的"脂颜",汗腺分泌亢进的多汗、流涎、消化道蠕动障碍引起的顽固性便秘,交感神经系统功能障碍所致的直立低血压,血管反射性反应障碍为基础的四肢循环障碍等。

(3)静止性震颤:常为首发症状,多由一侧上肢远端开始,表现为规律性的手指屈曲和拇指对掌运动,如"搓丸样"动作,其频率为每秒4~6Hz,幅度不定。震颤在静止时明显,精神紧张时加重,随意运动时减轻,睡眠时消失;可逐渐扩展到同侧及对侧上、下肢,下颌、口唇、舌及头部一般较少受累。

(4)肌强直:检查者活动患者的肢体、颈部或躯干时可觉察到有明显的阻力,这种阻力的增加呈现各方向均匀一致的特点,类似弯曲软铅管的感觉,故称为"铅管样强直"。患者合并有肢体震颤时,可在均匀阻力中出现断续停顿,如转动齿轮,故称"齿轮样强直"。患者典型的主诉为"我的肢体发僵发硬。"在疾病的早期,有时肌强直不易察觉到,此时可让患者主动活动一侧肢体,被动活动的患侧肢体肌张力会增加。

(5)精神症状:患者病前性格多呈固执倾向。精神症状中以抑郁最多见,焦虑、激动、谵妄-错乱状态也较多见。有15%~30%的患者逐渐发生痴呆。

(6)运动迟缓:表现为随意运动减少,主动运动缓慢;面部表情呆板,常双眼凝视,笑容少,笑容出现和消失减慢,如同"面具脸"。姿势反射障碍使起床、翻身、变换方向等运动缓慢;手指精细动作如系纽扣或鞋带困难;书写时越写越小,呈现"写字过小症"。

【辅助检查】

1. CT、MRI检查　无特征性改变。PET或SPECT检查有辅助早期诊断价值。

2. 嗅觉检查　多可发现早期本病患者存在嗅觉减退。多巴胺转运体、多巴胺受体和多巴胺功能检查有助于本病的早期诊断。

3. 血、脑脊液检查 常规均无异常，脑脊液中的高香草酸含量可降低。

【诊断要点】

1. 临床表现 中老年发病，缓慢进行性病程。静止性震颤、肌强直、运动迟缓、姿势步态异常中至少具备 2 项，前两项至少具备其中之一，症状不对称。左旋多巴治疗有效。患者无眼肌麻痹、小脑体征、早期出现的严重直立性低血压、锥体系损害和肌萎缩等。

2. 实验室检查 脑脊液可检测到多巴胺代谢物高香草酸含量减少及 5-羟色胺代谢物 5-羟吲哚醋酸含量减少；尿液高香草酸含量减少。脑 CT 及 MRI 多正常。

【诊断标准】

诊断见表 13-1。

表 13-1 英国脑库帕金森病诊断标准

第一步：诊断帕金森综合征
运动减少：随意运动在始动时缓慢，重复性动作的运动速度及幅度逐渐降低；同时至少具有以下一个症状：
A. 肌肉强直
B. 静止性震颤（4～6Hz）
C. 直立不稳（非原发性视觉，前庭功能，小脑及本体感觉功能障碍造成）
第二步：帕金森病排除标准
A. 反复的脑卒中病史，伴阶梯式进展的帕金森症状
B. 反复的脑损伤史
C. 确切的脑炎病史
D. 动眼危象
E. 在症状出现时，正在接受神经安定剂治疗
F. 1 个以上的亲属患病

（续　表）

G. 病情持续性缓解
H. 发病 3 年后，仍是严格的单侧受累
I. 核上性凝视麻痹
J. 小脑征
K. 早期即有严重的自主神经受累
L. 早期即有严重的痴呆，伴有记忆力、语言和行为障碍
M. 锥体束征阳性（Babinski 征＋）
N. CT 扫描可见颅内肿瘤或交通性脑积水
O. 用大剂量左旋多巴治疗无效（除外吸收障碍）
P. MPTP 接触史一种阿片类镇痛药的衍生物
第三步：帕金森病的支持诊断标准。具有 3 个或以上者可确诊帕金森病：
A. 单侧起病
B. 存在静止性震颤
C. 疾病逐渐进展
D. 症状持续的不对称，首发侧较重
E. 对左旋多巴的治疗反应非常好（70％～100％）
F. 应用左旋多巴导致的严重异动症
G. 左旋多巴的治疗效果持续 5 年以上（含 5 年）
H. 临床病程 10 年以上（含 10 年）

符合第一步帕金森综合征诊断标准的患者，若不具备第二步中的任何一项，同时满足第三步中三项及以上者即可临床确诊为帕金森病。帕金森病的分级，见表 13-2。

表 13-2　帕金森病 H＆Y 分级

0＝无体征
1.0＝单侧患病
1.5＝单侧患病，并影响到中轴的肌肉
2.0＝双侧患病，未损害平衡

(续　表)

2.5＝轻度双侧患病，姿势反射稍差，但是能自己纠正
3.0＝双侧患病，有姿势平衡障碍，后拉试验阳性
4.0＝严重的残疾，但是能自己站立或行走
5.0＝不能起床，或生活在轮椅上

【鉴别诊断】

注意和特发性震颤、帕金森综合征、帕金森叠加综合征鉴别。

【治疗措施】

1. 治疗原则　应对本病的运动症状和非运动症状采取综合治疗，药物治疗是首选。各种抗帕金森病(震颤麻痹)药均应从小剂量开始。逐渐加量至出现疗效而不引起显著的不良反应为宜，并以此剂量长期维持治疗，不宜盲目追求症状完全缓解。治疗期间药效波动时，可适当调整服药的次数和剂量。

2. 药物治疗

(1)金刚烷胺：50～100mg，口服，每日2～3次，末次应在16：00前服用。抗胆碱能药无效或减退时可加用本药。金刚烷胺只适用轻症患者，且不能长期使用，有肾功能不全、癫痫病史、严重胃溃疡和老年患者慎用，哺乳期妇女禁用。

(2)复方左旋多巴：是最基本、最有效的药物。初始剂量：62.5～125mg，口服，每日2～3次，根据病情而渐增至疗效满意或不出现不良反应为止。活动性消化道溃疡慎用，闭角型青光眼、精神病患者禁用。

(3)MAO-B抑制药：司来吉兰2.5～5mg，每日2次。应早、中服用。勿在傍晚或晚上服用，以免引起失眠。

(4)抗胆碱能药：①苯海索(轻症病例首选)1～2mg，口服，每日3次；②东莨菪碱20mg，口服，每日2～3次，主要适用于震颤明显且年轻患者，老年患者慎用，闭角型青光眼及前列腺肥大患者禁用。

(5)多巴胺受体(DR)激动剂

①溴隐亭:0.625mg,口服,每日1次,每隔5天增加0.625mg。一般每日有效剂量为3.75～15mg,分3次服用,应从小剂量开始,渐增剂量至满意疗效而不出现不良反应为止。

②吡贝地尔缓释片:初始剂量50mg,每日1次,第2周增至50mg,每日2次,一般每日有效剂量150mg。分3次服用。

③普拉克索:初始剂量0.125mg,每日3次,每周增加0.125mg,每日3次。一般有效剂量0.5～0.75mg,每日3次。

④培高利特:0.05mg,口服,每日1次,开始用小剂量,然后逐渐增加剂量至每日维持量1～4mg,平均达到每日2mg。多巴胺受体激动剂,可任选一种,合用左旋多巴制剂,国内已停用。

3. *外科治疗* 目前常用手术方法有苍白球、丘脑毁损术和脑深部电刺(DBS)。适应证是药物失效、不能耐受或出现运动障碍(异动症)的患者。对年龄较轻,震颤、强直为主且偏于一侧者效果较好,但术后仍需要药物治疗。

4. *康复治疗* 对改善帕金森症状有一定作用,通过对患者进行语言、进食、走路及各种日常生活训练和指导可改善患者生活质量。晚期卧床者该加强护理,减少并发症的发生。康复治疗包括语音及语调锻炼,面部肌肉锻炼,手部、四肢及躯干锻炼,松弛呼吸肌锻炼,步态平衡锻炼及姿势恢复锻炼等。

【预后】

帕金森病是一种慢性进展性疾病,具有高度异质性。不同患者疾病进展的速度不同。目前尚不能治愈。早期患者通过药物治疗多可很好地控制症状,至疾病中期虽然药物仍有一定的作用,但常因运动并发症的出现导致生活质量的下降。疾病晚期由于患者对药物反应差,症状不能得到控制,患者可全身僵硬,生活不能自理,甚至长期卧床,最终多死于肺炎等并发症。

第四节　小舞蹈病

小舞蹈病又称风湿性舞蹈病或Sydenham舞蹈病，是与风湿密切相关的，临床以不规则舞蹈样不自主动作和肌张力降低为主要表现的一种弥漫性脑病。本病可单独发生或与风湿病并存。病变主要在大脑皮层、纹状体、小脑、黑质等处，呈一种非特异性可逆性炎性病变。多发生在5－15岁的儿童或少年，女性居多。

【病因】

小舞蹈病与风湿热关系密切，一般认为是风湿热中枢神经系统损害的表现。免疫学研究发现，小舞蹈病患者丘脑底核、尾状核等部位抗链球菌A荚膜抗体沉积，证明小舞蹈病是链球菌A感染后由于抗原交叉反应而诱发的自身免疫性疾病，即机体针对链球菌感染的免疫应答反应中产生的抗体，与某种未知基底节神经元抗原存在交叉反应，引起免疫炎性反应而致病。

【临床表现】

本病多发生于5－15岁儿童，男女比例约1∶3，无季节、种族差异，病前常有上呼吸道感染、咽喉炎等A组β溶血性链球菌感染史。大多数为亚急性起病，少数可急性起病。

1. *早期*　症状不明显，不易被察觉，表现为注意力分散、学习成绩下降、动作笨拙、坐立不安、持物易落地、四肢远端及面部轻微不自主运动等。

2. *舞蹈样症状*　可以是全身性，也可以是一侧较重，主要累及面部和肢体远端。表现为挤眉、弄眼、噘嘴、吐舌、扮鬼脸，上肢各关节交替伸屈、内收，下肢步态颠簸，精神紧张时加重，睡眠时消失。患儿可能会用有意识地主动运动去掩盖不自主运动。不自主舞蹈样动作可干扰随意运动，导致步态笨拙、持物跌落、动作不稳、暴发性言语。舞蹈症常在发病2～4周加重，3～6个月自发缓解。通常在2年内,约20%的患儿会复发。少数在初次发病10年后再次出现轻微的舞蹈症。

3. 肌张力低下和肌无力　可有明显的肌张力减低和肌无力。当患儿举臂过头时,手掌旋前(旋前肌征)。检查者请患儿紧握检查者的第2、3手指时能感到患儿手的紧握程度不恒定,时紧时松,称为挤奶妇手法或盈亏征。有时肌无力可以是本病的突出征象,以致患儿在急性期不得不卧床。

4. 精神障碍　患儿常伴某些精神症状,如焦虑、抑郁、情绪不稳、激惹、注意力下降、偏执-强迫行为等。有时精神症状先于舞蹈症出现。

5. 其他　约1/3患儿可伴其他急性风湿热表现,如低热、关节炎、心瓣膜炎、风湿结节等。

【辅助检查】

1. 血清学检查　白细胞增多,血沉加快,C反应蛋白效价升高,抗链球菌溶血素"O"滴度增加。由于本病多发生在链球菌感染后2～3个月,甚至6～8个月,故不少患儿发生舞蹈样动作时链球菌检查常为阴性。免疫功能检查IgG、IgM、IgA可增高。

2. 影像学检查

(1)脑电图检查:有55%～75%的舞蹈症患儿有异常,但多甚轻微,于病程高峰时脑电图异常的发生率最高,临床症状恢复后,脑电图亦逐渐恢复,这种异常改变并非特异性,包括有顶枕区高幅弥漫性慢波,α节律减少,局灶性或痫样发放及偶然出现的14Hz或6Hz正相棘波的发放。

(2)29%～85%的患者CT可见尾状核区低密度灶及水肿,MRI显示尾状核、壳核,苍白球T_2W信号增强,临床好转时可消退,SPECT可示尾状核头,尤其壳核脑血流灌注减低,PET显示纹状体葡萄糖代谢过盛,随症状缓解恢复正常。

3. 咽拭子培养　可检出A组溶血性链球菌。

4. 脑电图　为轻度弥漫性慢活动,无特异性。

【诊断要点】

根据发病年龄、典型的舞蹈动作、肌张力降低、自主运动障碍、情绪精神改变等症状诊断不难，如同时有风湿病的其他表现诊断更加肯定。

【鉴别诊断】

1. 抽动-秽语综合征　系多组肌肉的短暂而迅速地不规则抽动，头颈部多见，表现为挤眉弄眼、努嘴伸舌、摇头耸肩、捶胸顿足等，伴有不规则发音及秽语。

2. 躁狂性精神病　小舞蹈病出现严重精神症状，应与躁狂性精神病鉴别。

3. Huntington 病　中年以上起病，有遗传及家族史，慢性进行性加重的舞蹈样动作，精神、智力障碍或痴呆，病程长和不可逆性。

4. 习惯性痉挛　多见于儿童，其不自主运动表现刻板，同一肌肉或同组肌群重复收缩，肌张力正常，无风湿病表现或旋前肌征等。

5. 先天性疾病舞蹈症状　常于出生后即有或症状早期出现，是脑性瘫痪的一种表现，常伴智力障碍、痉挛性瘫或其他不自主运动。

6. 肝豆状核变性　有家族遗传史，为常染色体隐性遗传，多在青少年时起病，起病缓慢，进行性加重，虽也可表现有舞蹈样不自主动作，往往伴有震颤，肌张力增高。角膜 K-F 环阳性及血清铜蓝蛋白、血清铜均降低，尿铜增高，青霉胺治疗有效等可资鉴别。

【治疗措施】

1. 一般处理　传统的治疗方法：即使无急性风湿热征象亦应卧床休息、镇静和预防性抗生素治疗等。避免强光、嘈杂等刺激；床垫床围宜柔软，以免四肢因不自主运动而受伤；饮食以富营养及易于消化吸收的食物为主，有吞咽困难者给予鼻饲。

2. 病因治疗　青霉素肌内注射，1个疗程10～14天；同时给予水杨酸钠1.0g，每日4次；或合用泼尼松，症状消失后逐渐减量停药，防止或减少复发，控制发生心肌炎和心瓣膜病。

3. 对症治疗　舞蹈症状可选用地西泮5mg、硝西泮7.5mg、丁苯那嗪25mg，每日2～4次；硫必利50～100mg、氯丙嗪12.5～25mg、氟哌啶醇0.5～1mg，均每日2～3次，口服。应注意后3种药的锥体外系不良反应。

部分患者舞蹈动作恢复后，经一定时日可复发，故应给予定期随访观察。

【预后】

预后良好，本病为自限性，即使不经治疗，3～6个月后也可自行缓解，治疗可缩短病程。约50%的病例经3～10周的时间可恢复，但亦有持续数月或1年以上者。1/5～1/3的患者可在间隔不定的时间后再次复发。间歇期可经数周、数月或数年不等。

第五节　肝豆状核变性

肝豆状核变性（HLD）又称威尔逊病，是一种常染色体隐性遗传的铜代谢障碍所致的肝硬化和以基底核为主的脑部变性疾病。

【临床表现】

本病通常发生于儿童和青少年期，少数成年期发病。发病年龄多在5－35岁，男性稍多于女性。病情缓慢发展，可有阶段性缓解或加重，亦有进展迅速者。

1. 角膜K-F环　角膜色素环是本病的重要体征，出现率达95%以上。K-F环位于巩膜与角膜交界处，呈绿褐色或金褐色，宽约1.3mm，是铜在后弹力膜沉积而成。

2. 神经和精神症状

（1）震颤：早期常限于上肢，渐延及全身。多表现为快速、节律性、似扑翼样震颤，可并有运动时加重的意向性震颤。

(2)发音障碍与吞咽困难：多见于儿童期发病的HLD，说话缓慢似吟诗或音调平坦似念经，也可有含糊不清、暴发性或震颤性语言。吞咽困难多发生于晚期患者。

(3)肌张力改变：大多数患者肌张力呈齿轮样、铅管样增高，往往引致动作迟缓、面部表情减少、写字困难、步行障碍等。少数舞蹈型患者伴肌张力减退。

(4)癫痫发作较少见。

(5)精神症状：早期患者智力多无明显变化，但急性起病的儿童较早发生智力减退；大多数肝豆状核变性患者具有性格改变，如自制力减退、情绪不稳、易激动等；重症可出现抑郁、狂躁、幻觉、妄想、冲动等，可引起伤人自伤行为。少数患者以精神症状为首发症状，易被误诊为精神分裂症。

3. 肝异常

(1)通常5－10岁发病。由于肝内铜离子沉积达超饱和，引起急性肝衰竭，即腹型肝豆状核变性。临床表现为全身倦怠、嗜睡、食欲缺乏、恶心、呕吐、腹部膨胀及重度黄疸，病情迅速恶化，多于1周至1个月死亡。

(2)50%的患者在5－10岁出现一过性黄疸、短期谷丙转氨酶增高和(或)轻度腹水，不久迅速恢复。数年后当神经症状出现时，肝可轻度肿大或不能扪及，肝功能轻度损害或正常范围，但B超检查已有不同程度损害。

(3)少儿期缓慢进行性食欲缺乏、轻度黄疸、肝大和腹水，酷似肝硬化的表现。经数月至数年，消化道症状迁延不愈或日益加重，而渐渐出现震颤、肌僵直等神经症状。神经症状一旦出现，肝症状迅速恶化，多于几周至2～3个月陷入肝昏迷。

(4)部分青少年患者可表现缓慢进行性脾脏肿大，并导致贫血、白细胞和(或)血小板减少等脾功能亢进征象，一般在脾切除和(或)门脉分流术后不久出现神经症状并迅速恶化，常于短期内死亡；少数患者因食管静脉破裂致上消化道出血而迅速促发神经症状。

4. 其他　肾受损时可出现肾功能改变，如肾性糖尿、微量蛋白尿和氨基酸尿。钙、磷代谢异常易引起骨折、骨质疏松。铜在皮下的沉积可致皮肤色素沉着、变黑。

【辅助检查】

1. 影像学检查

(1)B超检查：有其特殊的声像图，并将肝实质的声像图按肝损害的不同程度依次分为光点闪烁型、岩层征型、树枝状光带型和结节型，对肝豆状核变性具有特征性诊断价值。对尚未出现神经症状的肝豆状核变性肝硬化者(结节型)与慢性肝炎肝硬化者有鉴别价值。可评估脾大小、形态；可显示胆结石、肾结石、肾钙质沉着。

(2)食管钡剂造影摄片：脾门静脉造影或动脉造影可对疑有门脉高压临床表现的肝豆状核变性患者进一步确诊，有助于治疗方案的制订。

(3)骨关节X线检查：在肝豆状核变性诊断上的意义：①骨关节X线改变是本病潜在的诊断指标；②在儿童、少年期出现不明原因的病理性骨折或X线照片发现腕、膝关节异常，要考虑到患肝豆状核变性的可能性；③通过先证者做家系调查时可作为判断是否为症状前或症状早期患者的辅助方法。

(4)脑CT、MRI：无症状的肝豆状核变性及无脑症状的肝型肝豆状核变性患者，脑CT扫描以脑萎缩为多见，而脑型肝豆状核变性则以基底节区对称性低密度影为特征。因此，CT扫描对不典型的潜伏型、肝型及脑型肝豆状核变性患者都有辅助诊断价值，但肝豆状核变性的CT改变无特异性。肝豆状核变性脑部MRI检查，可显示出比CT更为清晰的颅内异常表现，临床意义与CT扫描相似。侵犯基底节神经核团时均表现为双侧对称性，且为豆状核、尾状核头部的大部分受累，而丘脑则为局部受累。脑干病灶则以脑桥和中脑病变为主，少见小脑病灶。因而，对称性基底节异常信号同时伴有脑干病灶是肝豆状核变性的影像特征之一。

2. 肝肾功能　以肝损害为主要表现者可出现血清总蛋白降低、球蛋白增高，晚期发生肝硬化。肝穿刺活检测定显示大量铜过剩。发生肾小管损害时，可表现氨基酸尿症或有血尿素氮和肌酐增高及蛋白尿等。

3. 基因诊断　HLD具有高度遗传异质性，致病基因突变位点和突变方式复杂，故尚不能取代常规筛查手段。利用常规手段不能确诊的病例或对症状前期患者、基因携带者进行筛选时，可考虑基因检测。

4. 铜代谢相关的生化检查　血清铜蓝蛋白降低：正常为260～360mg/L，HLD患者显著降低，甚至为零。尿铜增加：24小时尿铜排泄量正常＜50g，HLD患者24小时≥200～400g。肝铜量＞250g/g干重（正常＜50g/g干重）。血清铜：正常血清铜为14.7～20.5μmol/L，90%患者的血清铜降低。

5. 离体皮肤成纤维细胞培养　胞质内铜/蛋白比值远高于杂合子及对照组。

【诊断要点】

1. 家族遗传史，父母是近亲婚配、同胞有肝豆状核变性患者或死于原因不明的肝病者。

2. 缓慢进行性震颤、肌僵直、构语障碍等锥体外系症状、体征和（或）肝症状。

3. 肉眼或裂隙灯证实有K-F环。

4. 血清铜蓝蛋白（CP）＜200mg/L或血清铜氧化酶＜0.2活力单位；血清总铜量低于正常值的1/2以下（4.7～14.1μmol/L）。

5. 肝铜＞250μg/g（干重）。

判断：①凡完全具备上述1～3项或2～4项者，可确诊为临床显性型；②仅具有上述3～5项或3～4项者属无症状型肝豆状核变性；③仅有1、2项或1、3项者，应怀疑肝豆状核变性。

【鉴别诊断】

本病临床表现复杂，应注意和小舞蹈病、青少年性 Huntington 舞蹈病、肌张力障碍、原发性震颤、帕金森病和精神病等鉴别；此外，还应与急、慢性肝炎和肝硬化、血小板减少性紫癜、溶血性贫血、类风湿关节炎、肾炎及甲状腺功能亢进等相鉴别。

【治疗措施】

1. 治疗原则　低铜饮食，用药物治疗的主要目的是减少铜摄入和增加铜排出。

2. 低铜饮食

(1)适宜的低铜食物：精白米、精面、新鲜青菜、苹果、桃子、梨、鱼类、猪肉、牛肉、鸡肉、鸭肉、鹅肉、牛奶等。

(2)避免进食含铜量高的食物：小米、荞麦面、糙米、豆类、坚果类、薯类、菠菜、茄子、南瓜、菌藻类、干菜类、干果类、软体动物、贝类、螺类、虾蟹类、动物肝和血、巧克力、可可；某些中药，如龙骨、牡蛎、蜈蚣、全蝎等。

(3)高氨基酸或高蛋白饮食。

(4)勿用铜制的食具及用具。

3. 药物治疗

(1)锌制剂：硫酸锌 200mg，口服，每日 3 次；醋酸锌 50mg，口服，每日 3 次；葡萄糖酸锌 70mg，口服，每日 3 次，在餐后 1 小时服药以避免食物影响其吸收，尽量少食粗纤维及含大量植物酸的食物。锌剂不良反应较小，偶有恶心、呕吐等消化道症状。

(2)对症治疗：①震颤和肌强直(酌情选用一种)，盐酸苯海索 1～2mg，口服，每日 3 次；金刚烷胺 100mg，口服，每日 2～3 次。②保肝治疗(酌情选下列一种药物)，葡醛内酯 0.1～0.2g，口服，每日 3 次；肌苷片 0.2～0.4g，口服，每日 3 次，无论有无肝功能损害均可应用。

(3)增加铜排出：①D-青霉胺是治疗本病的首选药物，成人每日 1～1.5g/d，儿童每日 20mg/kg，分 3 次口服。口服易吸收，分布于全身组织，但以血浆与皮肤最多。注意，当患者首次用药时应做青霉素皮试，阴性者才能使用。本病需长期甚或终生服药。②三乙基四胺每日1.2g，每日3次，不能耐受青霉胺治疗时应用，不良反应小。③二巯丁二钠1.0g+10%葡萄糖注射液40ml缓慢静脉注射，每日1～2次，5～7天为1个疗程，可间断使用数个疗程。二巯丁二钠可结合血中的游离铜，形成低毒性巯醇化合物经尿排出。

(4)药物治疗检测：开始用药后应检查肝肾功能、24小时尿铜、血尿常规等，前3个月每月复查1次，病情稳定后3个月查1次。肝脾B超3～6个月检查1次。同时必须密切观察药物的不良反应。

4. *手术治疗*　有严重脾功能亢进者可行脾切除术，严重肝功能障碍时可考虑肝移植。

5. *康复与心理治疗*　加强生活护理。通过对患者进行文娱理疗和各种技能训练，有利于改善睡眠与精力、进食、运动与感觉等躯体功能状况，创造宽松舒适的住院环境和丰富的训练活动，有利于缓解精神紧张，减轻焦虑、抑郁等负性情绪。不断提高医护人员的业务和综合素质，学习心理学、沟通技巧，与患者建立良好的关系。加强对患者进行心理辅导和干预。心理健康状况和生活质量相关，心理干预对改善患者生活质量有帮助。患者的预后与家庭支持有密切关系，家庭作为其最主要的支持系统，对患者心理及身体的康复起着至关重要的作用。加强公共宣传与教育，减少对患者的歧视。

【预后】

本病若早发现、早诊断、早治疗，一般较少影响生活质量和生存期。晚期治疗基本无效，少数病情进展迅速或未经治疗出现严重肝和神经系统损害者预后不良，会致残甚至死亡。

第14章

癫 痫

第一节 癫痫诊断

癫痫是多种原因导致的脑部神经元高度同步化异常放电所致的临床综合征,临床表现具有发作性、短暂性、重复性和刻板性的特点。临床上每次发作或每种发作的过程称为痫性发作,一个患者可有一种或数种形式的痫性发作。在癫痫发作中,一组具有相似症状和体征特性所组成的特定癫痫现象统称为癫痫综合征。

目前普遍应用的是国际抗癫痫联盟(ILAE)1981 年癫痫发作分类和 1989 年癫痫综合征分类,2001 年 ILAE 又提出了癫痫发作和癫痫综合征新的分类。

【病因】

癫痫病因复杂多样,包括遗传因素、脑部疾病、全身或系统性疾病等。

1. 遗传因素　遗传因素是导致癫痫尤其是特发性癫痫的重要原因。分子遗传学研究发现,一部分遗传性癫痫的分子机制为离子通道或相关分子的结构或功能改变。

2. 脑部疾病

(1)先天性脑发育异常:大脑灰质异位症、脑穿通畸形、结节性硬化、脑面血管瘤病等。

(2)颅脑肿瘤:原发性或转移性肿瘤。

(3)颅内感染:各种脑炎、脑膜炎、脑脓肿、脑囊虫病、脑弓形虫病等。

(4)颅脑外伤：产伤、颅内血肿、脑挫裂伤及各种颅脑复合伤等。

(5)脑血管病：脑出血、蛛网膜下腔出血、脑梗死和脑动脉瘤、脑动静脉畸形等。

(6)变性疾病：阿尔茨海默病、多发性硬化、皮克病等。

3. 全身或系统性疾病

(1)缺氧：窒息、一氧化碳中毒、心肺复苏后等。

(2)代谢性疾病：低血糖、低血钙、苯丙酮尿症、尿毒症等。

(3)内分泌疾病：甲状旁腺功能减退、胰岛素瘤等。

(4)心血管疾病：阿-斯综合征、高血压脑病等。

(5)中毒性疾病：有机磷中毒、某些重金属中毒。

(6)其他：血液系统疾病、风湿性疾病、子痫等。

【发病机制】

癫痫的发病机制非常复杂。中枢神经系统兴奋与抑制间的不平衡导致癫痫发作，其主要与离子通道神经递质及神经胶质细胞的改变有关。

1. 离子通道功能异常　离子通道是体内可兴奋性组织兴奋性调节的基础，其编码基因突变可影响离子通道功能，从而导致某些遗传性疾病的发生。目前认为很多人类特发性癫痫是离子通道病，即有缺陷的基因编码有缺陷的离子通道蛋白而发病，其中钠离子、钾离子、钙离子通道与癫痫相关性的研究较为明确。

2. 神经递质异常　癫痫性放电与神经递质关系极为密切，正常情况下兴奋性与抑制性神经递质保持平衡状态，神经元膜稳定。当兴奋性神经递质过多或抑制性递质过少，都能使兴奋与抑制间失衡，使膜不稳定并产生癫痫性放电。

3. 神经胶质细胞异常　神经元微环境的电解质平衡是维持神经元正常兴奋性的基础。神经胶质细胞对维持神经元的生存环境起着重要的作用。当星形胶质细胞对谷氨酸或γ-氨基丁酸的摄取能力发生改变时可导致癫痫发作。

【诊断原则】

1. 病因诊断　所有癫痫患者均应结合神经系统及全身检查尽可能做出病因诊断。若为首次发作，须排除各种疾病引起的症状性发作，如低血糖症、低钙血症、肝肾功能衰竭、高血压脑病和脑炎等，以及药物或毒物引起的痫性发作。

2. 癫痫发作诊断及分类　主要根据发作期临床表现、脑电图改变，包括发作间期脑电图改变。是癫痫进一步诊断治疗的基础。

3. 癫痫与癫痫综合征的诊断　癫痫综合征可根据疾病发作类型、时间规律、诱发因素、起病年龄、家族史、神经系统损害定位及定性、脑电图改变、治疗反应和转归等进行诊断治疗反应和转归等。

【诊断要点】

1. 首先确定是否为癫痫

(1)有无癫痫的两个主要特征，即癫痫的临床发作和脑电图上的痫样放电。详尽完善准确的病史是诊断癫痫的主要依据，包括首发症状，发作时的姿态、面色，有无意识障碍、倒地、跌伤，有无肢体抽搐及其发作顺序，有无大小便失禁、舌咬伤等。

(2)发作是否具有癫痫的共性和个性，癫痫发作的共性与不同发作类型的个性共同组成了癫痫最为重要的诊断依据。共性是指所有癫痫发作都有的共同特征，即发作性、短暂性、重复性、刻板性。发作性指癫痫突然发生，突然停止；短暂性指患者发作持续时间都非常短，数秒钟或数分钟，很少超过 10 分钟；重复性指癫痫都有反复多次发作；刻板性指患者的临床表现及每次发作症状相对一致。个性，即不同类型癫痫所具有的特征，这是一种类型的癫痫区别于另一种类型的主要依据。

2. 明确癫痫发作的类型或癫痫综合征　在明确癫痫诊断后还需仔细区别癫痫发作的类型及明确是否是癫痫综合征。癫痫发作类型是一种由独特的病理生理机制和解剖基础所决定的发作性事件，是一个具有病因、治疗和预后含义的诊断。不同类型的癫痫需用不同的方法进行治疗，发作类型诊断错误，可能导致药物治疗的失败。如将自动症诊断为失神发作选用卡马西平治疗就可能加重病情。癫痫综合征则是由一组体征和症状组成的特定癫痫现象，它所涉及的不仅仅是发作类型，还包括其特殊的病因、病理预后、转归，选药上也与其他癫痫不同，需仔细鉴别。

3. 明确癫痫的病因　明确了诊断，还需确定癫痫的病因。癫痫都是有病因的，由于对癫痫认识的局限性，有些病因为我们所知，有些则在研究探讨之中。特发性癫痫的病因目前尚不清楚，但临床上更倾向于由基因突变和某些先天因素所致，有着明显遗传倾向。继发性癫痫的病因很多，且与年龄有着很大的关联性。

【辅助检查】

1. 脑电图(EEG)　是诊断癫痫最重要的辅助检查。患者发作间期脑电图可见尖波、棘波、尖-慢波或棘-慢波等痫样放电，对癫痫诊断有特异性。局灶性痫样放电常提示部分性癫痫；泛发性放电提示全面性癫痫。

2. 神经影像学检查　包括CT和MRI，可确定脑结构异常或病变，有时可做出病因诊断，如颅内肿瘤、灰质异位等。MRI冠状位和海马体积测量能较好地显示海马病变。

【鉴别诊断】

癫痫需要与晕厥、假性癫痫发作、发作性睡病、基底动脉型偏头痛、短暂性脑缺血发作(TIA)、低血糖等相鉴别。

1. 基底动脉型偏头痛　因有意识障碍应与失神发作相鉴别，但其发生缓慢、程度较轻，意识丧失前常有梦样感觉；偏头痛为双侧，多伴有眩晕、共济失调、双眼视物模糊或眼球运动障碍，脑电图可有枕区棘波。

2. 短暂性脑缺血发作　多发生于老年人，常有动脉硬化、冠心病、高血压、糖尿病等病史，临床症状多为缺失症状，肢体抽动不规则，也无头颈部转动，症状常持续15分钟至数小时，脑电图无明显痫性放电。

3. 假性癫痫发作　又称癔症样发作，由心理障碍而非脑电紊乱引起的脑部功能异常。可有运动、感觉和意识模糊等类似癫痫发作症状。发作时脑电图上无相应的痫性放电和抗癫痫治疗无效是鉴别的关键。

4. 低血糖症　血糖水平低于2mmol/L时可产生局部癫痫样抽动或四肢强直发作，伴意识丧失，常见于胰岛B细胞瘤或长期服用降糖药的2型糖尿病患者，病史有助于诊断。

5. 晕厥

(1)多有明显诱因，常有恶心、头晕、无力、震颤、腹部沉重感或眼前发黑等先兆。跌倒时较缓慢，表现为面色苍白、出汗，少数患者可出现四肢强直-阵挛性抽搐，多发作于意识障碍丧失10秒以后，且持续时间短，强度较弱。

(2)单纯性晕厥发生于直立位或坐位，卧位时出现发作多提示痫性发作。晕厥引起的意识丧失极少超过15秒，以意识迅速恢复并完全清醒为特点，不伴发作后意识模糊。

6. 发作性睡病　可引起意识丧失和猝倒，易误诊为癫痫。根据突然发作的不可抑制的睡眠、睡眠瘫痪、入睡前幻觉及猝倒四联征可鉴别。

第二节　癫痫分类

一、癫痫发作的分类

【部分性发作】

根据发作时有无意识障碍，分为单纯部分性、复杂部分性、部分性继发全面性发作三类，前者无意识障碍，后两者有意识障碍。

1. 单纯部分性发作　发作一般不超过1分钟，无意识障碍，发作后能复述发作时的细节。分为以下4型。

(1)自主神经性发作：出现多汗、面色苍白、上腹部不适、竖毛、瞳孔散大等自主神经症状，易出现意识障碍，继发复杂部分性发作。

（2）精神性发作：表现为各种类型的情感异常、记忆障碍、错觉等。常为复杂部分性发作的先兆，可继发全面性强直-阵挛发作。

（3）部分感觉性发作：可为躯体感觉性发作、特殊感觉性发作、眩晕性发作。躯体感觉性发作表现为一侧肢体出现麻木和针刺感等体表感觉异常。特殊感觉性发作可出现听、嗅、味、视幻觉。眩晕性发作可出现飘动感、坠落感等。

（4）部分运动性发作：病灶多位于中央前回及附近，主要表现为身体某一局部发作不自主抽动，常见以下发作形式。①旋转性发作：表现为双眼、头及身体向一侧偏转，其发作起源以额叶最常见。②发音性发作：为不自主的重复发作前的单音或单词。③姿势性发作：发作时表现为一侧上肢外展、肘弯曲，头、眼向同侧偏视。④Jackson 发作：临床症状为抽搐自手指-腕部-前臂-肘-肩-口角-面部，按一定顺序逐渐发展，称 Jackson 发作；重者发作后可遗留短暂的肢体瘫痪，称 Todd 麻痹。

2. *复杂部分性发作*　又称精神运动性发作，由于病灶多在颞叶，故又称颞叶癫痫。发作时出现不同程度的意识障碍，发作后能部分或完全不能复述发作时的细节。主要分为以下3型。

（1）表现为意识障碍和自动症：指在意识障碍的基础上，合并有自动症。自动症是指在癫痫发作中或发作后，在意识模糊的状态下出现的一些看似有目的、实际无目的的行为异常，发作后常有遗忘，如不断的穿衣、咂嘴、奔跑、咀嚼等行为。自动症为复杂部分性发作中最常见的症状，但并非其特有。

（2）仅表现为意识障碍：一般为意识模糊，临床表现类似失神。成人的“失神”几乎为复杂部分性发作，在小儿临床上应注意与失神性发作鉴别。

（3）表现为意识障碍及运动症状：表现为发作开始即出现意

识障碍和各种运动症状，尤于睡眠中发生。

3. 部分性发作继发全面性发作　单纯或复杂性部分性发作均可继发全面性强挛发作。

【全面性发作】

多于发作初始出现意识丧失，起源于双侧脑部。分以下6型。

1. 全身强直-阵挛发作　此型的主要临床特征为意识丧失、双侧强直后紧接着出现阵挛。早期可出现意识丧失、跌倒。随后的发作分为以下3期。

(1)强直期：临床表现为全身骨骼肌持续性收缩，双眼上翻或凝视，牙关紧闭，口吐白沫，可有舌、唇咬伤，发出一声尖叫，呼吸暂停，可有大小便失禁，颈与躯干屈曲反张，上肢内收旋前，下肢屈曲后猛烈伸直，持续10～20秒进入阵挛期。患者醒后不能回忆发作经过。

(2)阵挛期：由强直转为阵挛。肌肉呈一张一弛的交替性抽动，阵挛频率逐渐变慢，松弛期渐延长。一次剧烈阵挛后，发作停止，进入发作后期。强直期和阵挛期均伴血压上升、心率增快、瞳孔散大及对光反射消失、呼吸停止、口吐白沫等。Babinski征可为阳性。

(3)发作后期：此期尚有短暂阵挛，可出现牙关紧闭、舌咬伤、大小便失禁。首先呼吸恢复，随后瞳孔、心率、血压逐渐恢复至正常。肌张力松弛，意识逐渐恢复正常。患者醒后常感头痛、嗜睡、全身酸痛感等，部分患者出现意识模糊，此时强行约束患者可发生伤人和自伤。

2. 强直性发作　多见于儿童，多于睡眠中发作，表现为全身骨骼肌强直性收缩。常伴有面色苍白等自主神经症状。持续数秒至数十秒。

3. 阵挛性发作　几乎均发生在婴幼儿。临床特征为发作前无强直期，出现重复阵挛性抽动伴意识丧失。

4. 失神发作　分典型失神发作和不典型失神发作两型。

(1)典型失神发作:临床表现为短暂的意识丧失,动作中止,双眼凝视,呼之不应,可伴一些简单的自动性动作,发作起始和终止均突然,事后不能回忆起发作经过。每日可发作数次至数百次。主要见于儿童和青少年失神癫痫。

(2)不典型失神:发作起始和终止均较典型失神发作慢,有意识丧失,常伴有肌张力降低,偶伴肌阵挛。预后差。

5. 肌阵挛发作　表现为全身或某个肌群、肢体出现快速、短暂、触电样肌肉收缩。可见于任何年龄。

6. 失张力发作　指肌张力突然降低或丧失,引起头或肢体下垂,引致患者跌倒或猝倒。

7. 其他　2001年国际抗癫痫联盟新提出的几种癫痫发作类型,见表14-1。

表14-1　2001年国际抗癫痫联盟新提出的几种癫痫发作类型

类型	临床表现
痴笑发作	指无诱因、刻板的、反复发作的痴笑。痴笑为发作也可以哭为主要临床表现;有耐药性
持续性先兆	ILAE将其视为部分感觉性癫痫的同义词。临床上分为4种亚型,即躯体感觉、特殊感觉、自主神经症状明显的持续性先兆和表现为精神症状的持续性先兆

二、癫痫或癫痫综合征的分类

癫痫发作是指一次发作的全过程,癫痫或癫痫综合征是一组疾病或综合征的总称。

【与部位有关的癫痫】

1. 与年龄有关的特发性癫痫

(1)原发性阅读性癫痫:阅读诱发,表现为阅读时出现下颌阵挛，常伴手臂痉挛，如继续阅读则出现全面强直-阵挛发作。

(2)伴有枕区阵发性放电的良性儿童癫痫：好发于1—14岁。发作先为视觉症状(包括黑矇、闪光等)、呕吐，随后出现眼肌阵挛、偏侧阵挛，亦可合并全面强直-阵挛发作及自动症。可用卡马西平或丙戊酸钠治疗。

(3)伴中央-颞部棘波的良性儿童癫痫：多发于3—13岁，男孩多见。多于夜间发作，临床表现为一侧面部或口角短暂的运动性发作，常伴躯体感觉症状。卡马西平或丙戊酸钠治疗有效。多数患者青春期可自愈。

2. 症状性癫痫

(1)儿童慢性进行性部分持续性癫痫状态：由肿瘤、血管病等引起。临床表现为单纯运动性部分性发作，部位固定，后期发作同侧出现肌阵挛。

(2)颞叶癫痫：发作起源于颞叶，常于儿童或青年期起病，为最常见的癫痫综合征之一。临床表现为单纯、复杂部分性发作、继发全面性发作或组合。40％有高热惊厥史。

(3)枕叶癫痫：起源于枕叶。临床表现为单纯部分性发作，伴有黑矇、错觉、视幻觉等视觉症状，常伴发偏头痛。

(4)顶叶癫痫：发作起源于顶叶，任何年龄均可发病。开始为单纯部分性发作，常伴异常体表感觉症状，随后出现继发性全面性发作。

(5)额叶癫痫：发作起源于额叶，任何年龄均可发病。表现为单纯部分性发作或复杂部分性发作，常出现继发性全面性发作，易出现癫痫持续状态。

(6)特殊促发方式的癫痫综合征：发作可由失眠、过度换气等非特殊因素促发，也可由特殊感觉或知觉等促发，如反射性癫痫、惊吓性癫痫。

3. 隐源性　无明确病因，多为继发性癫痫。

【全面性癫痫和癫痫综合征】

1. 与年龄有关的特发性癫痫

(1)良性婴儿肌阵挛癫痫：多于幼儿发病，临床表现为短暂暴发的全面性肌阵挛，预后良好。

(2)良性新生儿惊厥：发于新生儿，不影响精神及运动发育。临床表现为频繁、短暂的阵挛或呼吸暂停发作。

(3)良性家族性新生儿惊厥：于新生儿期发病，后期约14%发展为癫痫。临床表现为全面性或局灶性阵挛发作或出现呼吸暂停，预后良好。

(4)儿童失神性癫痫：为儿童期常见的癫痫类型之一。临床表现为典型的失神发作，发作频繁。丙戊酸钠和拉莫三嗪治疗疗效好，预后良好，不影响体格、智能的发育。

(5)青少年失神癫痫：于青少年发病，发作频率较儿童失神性癫痫低，大部分出现全面强-阵挛发作，预后良好。

(6)青少年肌阵挛癫痫：为青少年期常见的癫痫类型。多于觉醒后出现肢体阵挛性抽动，可伴全面强直-阵挛发作和失神发作。抗癫痫药物治疗效果好，预后良好，体格、智能发育正常。

(7)觉醒时全面强直-阵挛性癫痫：多于青少年和青春期发病，多于觉醒前后发作，主要为全面强直-阵挛发作，可伴其他形式的发作，如失神等。

2. 隐源性或症状性　指无明确病因，但根据临床特征推测为症状性癫痫。

(1)肌阵挛-失张力发作性癫痫：又称肌阵挛-猝倒性癫痫。首次发作多为全面强直-阵挛性发作，后出现跌倒等。

(2)Lennox-Gastaut综合征：多发于1－8岁儿童，病因同West综合征，引起精神智能发育迟滞。发作频繁，形式多样。典型的三大特征为精神智能发育迟滞、脑电图提示棘-慢复合波(1～2.5Hz)及睡眠中的快节律(10Hz)。此型易出现癫痫持续状态，预后不良。

(3)伴有肌阵挛失神发作的癫痫：临床特征为肌阵挛失神发

作,此型有精神发育不全,药物治疗疗效差。

(4)West综合征:又称婴儿痉挛征。多于婴儿期发病,大多有明确病因,如结节性硬化、围生期损伤等。临床特征性三联征为频繁的肌阵挛发作、智力低下及脑电图高度节律失调。本病预后差,多为难治性癫痫。

3. 症状性或继发性　特殊综合征:①有特殊病因,常并发于其他疾病,如脑回发育不良、苯丙酮尿症等。②无特殊病因:a.早发性肌阵挛性脑病,少见,多于出生后3个月内发病。常见的病因为严重的遗传性代谢障碍;临床表现为先有单发肌阵挛,后出现大量肌阵挛或强直痉挛;病情重,预后差。b.伴暴发抑制的婴儿早期癫痫性脑病,又称大田原综合征。于出生后数月内起病,较罕见。主要表现为强直性痉挛,常见大脑严重发育不良。

【不能确定为部分性或全面性的癫痫或癫痫综合征】

1. 既有全面性又有部分性发作

(1)慢波睡眠中持续棘-慢复合波癫痫:大部分患者为部分性或全面性发作,表现为一定的认知功能障碍,常出现神经精神紊乱。

(2)Landau-Kleffner综合征:也称获得性癫痫性失语。本病罕见,于儿童期发病。临床表现主要为语言功能减退、失语、听觉性失认。

(3)婴儿重症肌阵挛性癫痫:又称Dravet综合征。于婴儿期发病,有进行性精神运动发育迟滞。发作常伴意识障碍,为全身或单侧肌阵挛,后期较频繁。

(4)新生儿癫痫:多发于新生儿期。

2. 未能确定为全面性或部分性癫痫　临床上不能明确为全面或部分性的所有病例。

【特殊综合征】

如热性癫痫、出现急性代谢或中毒后的癫痫发作或孤立癫痫发作等。2001年ILAE新提出了几个经过临床验证的癫痫和癫痫综合征。

1. 家族性颞叶癫痫　多于青少年或成年早期发病，有遗传性。发作起源于颞叶，多为部分性发作，卡马西平、苯妥英钠、丙戊酸钠治疗有效，预后良好。

2. 婴儿早期游走性部分性发作　发生于新生儿及婴儿期。发作多变，早期可出现面部潮红、呼吸暂停等运动神经和自主神经功能症状，后期可出现肢体、咀嚼运动等。两次发作期间，患者精神差，有吞咽障碍等不适。

3. 非进行性脑病的肌阵挛持续状态　多于婴儿期发病。临床表现为较典型的部分性发作、肌阵挛失神及粗大肌阵挛，多伴脑病和神经功能障碍。

4. 惊吓性癫痫　属于反射性癫痫的一类，有特殊诱因。发作突然，表现为受刺激后出现的惊吓性发作，先惊跳，随之出现短暂、不对称性强直，多有跌倒或伴有发作频繁的阵挛。

5. 不同病灶的家族性部分性癫痫　有遗传性。发作病灶可为额叶、颞叶、顶叶或枕叶，其中以额叶、颞叶最常见。临床特征为单纯或复杂部分性发作，不同家庭成员的病灶起于不同皮质。大部分患者用传统抗癫痫药物治疗效果好。

第三节　癫痫持续状态

癫痫持续状态或称癫痫状态，是痫连续发作之间意识未完全恢复又频繁再发或发作持续30分钟以上不能自行停止。长时间（>30分钟）癫痫发作若不及时治疗，可因高热、循环衰竭或神经元兴奋毒性损伤导致不可逆的脑损伤，致残率和病死率很高。

各种癫痫发作均可发生持续状态，但临床以强直-阵挛持续状态最常见。全身性发作的癫痫持续状态（status epileptic，SE）常伴有不同程度的意识、运动功能障碍，严重者更有脑水肿和颅压增高表现。即使积极抢救，病死率仍达3.6%。同时，智力低下、瘫痪和更严重癫痫发作等神经后遗症发生率高达9%～20%。

【病因】

任何类型癫痫均可出现癫痫持续状态，通常指全面性强直-阵挛发作持续状态。癫痫状态多发生于癫痫患者，最常见原因是不适当地停用AEDs或急性脑病、脑卒中、脑炎、外伤、肿瘤和药物中毒等所致，不规范AED治疗、感染、精神因素、过度疲劳、孕产和饮酒等也可诱发，个别患者原因不明。癫痫连续状态或癫痫连续发作是癫痫发作连续发生，但两次发作间意识清醒。

1. 不规范抗痫药治疗　多见于新近发病患者开始规范药物治疗后突然停药或减量、不及时或未遵医嘱服药、多次漏服药物、自行停药、改用“偏方”和随意变更药物剂量或种类等，导致不能达到有效血药浓度，使21%的癫痫患儿和34%的成人患者发生癫痫状态。

2. 脑器质性病变　脑外伤、脑肿瘤、脑出血、脑梗死、脑炎、代谢性脑病、变性病、围生期损伤和药物中毒，患者无癫痫史以癫痫状态为首发症状占50%～60%，有癫痫史出现癫痫状态占30%～40%。

3. 急性代谢性疾病　无癫痫发作史的急性代谢性疾病患者以癫痫持续状态为首发症状占12%～41%，有癫痫史者以持续状态为反复发作症状的占5%。

4. 自身因素　癫痫患者在发热、全身感染、外科手术、精神高度紧张及过度疲劳等时，即使维持有效血药浓度也可诱发持续状态。

5. 诱发因素　发热、感染、劳累、饮酒、酒精戒断、妊娠及分娩等，停用镇静药，服用异烟肼、三环或四环类抗抑郁药亦可诱发。

【类型与临床表现】

1. 全面性发作持续状态

(1)强直性发作持续状态：多见于Lennox-Gastaut综合征患儿，表现不同程度意识障碍(昏迷较少)，间有强直性发作或其他类型发作，如肌阵挛、不典型失神、失张力发作等，EEG 出现持续性较慢的棘-慢波或尖-慢波放电。

(2)全面性强直-阵挛发作持续状态：是临床最常见、最危险的癫痫状态，表现强直-阵挛发作反复发生，意识障碍伴高热、代谢性酸中毒、低血糖、休克、电解质紊乱(低血钾、低血钙)和肌红蛋白尿等，可发生脑、心、肝、肺等多脏器功能衰竭，自主神经和生命体征改变。

(3)肌阵挛发作持续状态：特发性肌阵挛发作患者很少出现癫痫状态，严重器质性脑病晚期如亚急性硬化性全脑炎、家族性进行性肌阵挛癫痫等较常见。特发性患者 EEG 显示和肌阵挛紧密联系的多棘波，预后较好；继发性的 EEG 通常显示非节律性反复的棘波，预后较差。

(4)失神发作持续状态：主要表现为意识水平降低，甚至只表现反应性下降、学习成绩下降；EEG 可见持续性棘-慢波放电，频率较慢(<3Hz)多由治疗不当或停药诱发。

(5)阵挛性发作持续状态：时间较长时可出现意识模糊甚至昏迷。

2. 部分性发作持续状态

(1)边缘叶性癫痫持续状态：表现为意识障碍和精神症状，又称精神运动性癫痫状态，常见于颞叶癫痫，须注意与其他原因导致的精神异常鉴别。

(2)偏侧抽搐状态伴偏侧轻瘫：多发生于幼儿，表现一侧抽搐，伴发作后一过性或永久性同侧肢体瘫痪。

(3)自动症持续状态：少数患者表现自动症，意识障碍可由轻度嗜睡至木僵、昏迷和尿便失禁，如不及时治疗常发生全身性发作，可持续数小时至数天，甚至半年，患者对发作不能回忆，发作后近事或远事记忆受损。EEG 可见颞叶及额叶局灶性痫性放电。

(4)单纯部分性发作持续状态：以反复的局部颜面或躯体持续抽搐为特征或持续的躯体局部感觉异常为特点，发作时意识清楚，EEG 上有相应脑区局限性放电。病情演变取决于病变性质，部分隐源性患者治愈后可能不再发。某些非进行性器质性病变后期可伴有同侧肌阵挛。部分性连续癫痫（Rasmussen 综合征）早期出现肌阵挛及其他形式发作，伴进行性弥漫性神经系统损害表现。

【治疗措施】

1. 治疗原则

（1）治疗应强调综合治疗，首先应从速终止癫痫发作。选择起效快、作用强、不良反应小的药物静脉给药及时控制癫痫发作。

（2）抽搐控制后，应立即给予维持剂量，清醒后改为口服抗癫痫药物。

（3）维持生命体征稳定，预防及治疗并发症，避免发生脑水肿、酸中毒、肺部感染、呼吸循环衰竭等。

（4）寻找病因，进行病因治疗。

2. 全面性惊厥性癫痫持续状态的一般治疗措施

（1）监护生命体征：呼吸、血压、血氧及心功能等。

（2）保持呼吸道通畅。

（3）氧气吸入。

（4）建立静脉输液通道。

（5）对症治疗，维持生命体征和内环境的稳定。

（6）根据具体情况进行实验室检查，如全血细胞计数、尿常规、肝功能、血糖、血钙、凝血象、血气分析等。

3. 药物治疗

（1）地西泮：又称安定（diazepam，DZP），是治疗癫痫持续状态最有效的药物，不论成人或儿童均为目前公认的首选药物。其特点就是起效作用快，但静脉注射地西泮后半衰期短，停药后易复发。为了维持疗效，有时可用地西泮 50～100mg，稀释于生理盐水 500ml 中缓慢静脉滴注。另外为了弥补地西泮失效快的缺点，我们常补以长效药物，如苯巴比妥0.2g肌内注射以延长疗效。地西泮有呼吸抑制、血压降低及呼吸道分泌物增加的不良反应，使用中应特别注意。

(2)劳拉西泮：又名劳拉西泮(LZP)，其抗惊厥作用较地西泮强5倍，其作用时间亦是地西泮的3～4倍，半衰期长达12～16小时，用量为0.1mg/kg，以每分钟1～2mg的速度静注。首次治疗最大剂量不超过5 mg为宜。一般注射后2～3分钟内可控制发作。其缺点亦是对呼吸有抑制作用，使用时应注意患者呼吸情况。

(3)氯硝西泮：其抗惊厥疗效是地西泮的5倍，半衰期长，为22～32小时，一次静脉注射1～4mg，对各型癫痫持续状态疗效俱佳，对呼吸与心脏的抑制作用与地西泮相近，是较为理想的抗惊厥药物。

(4)苯巴比妥钠：又名苯巴比妥(PB)，该药起效缓慢，肌内注射20～30分钟后才起作用，需1～12小时后才可以达到最高血药浓度。主要用于地西泮控制癫痫发作后作为长效抗癫痫药使用。具有广谱、耐受性好、无呼吸抑制及降压的不良反应等特点。使用时，注意患者的肝、肾功能。

(5)磷苯妥英：商品名为Cerebyx(FPHT)，是苯妥英钠的前体，是目前最为理想的急救新药。具有水溶性，可以肌注。吸收完全，达脑峰浓度需37分钟，半衰期为7.5分钟。据报道与劳拉西泮联合应用是抗癫痫持续状态最好的配伍组合。

(6)咪达唑仑(MID)：是一种新型的水溶性苯二氮草类药物，其特点是水溶性稳定，刺激性小，吸收快，代谢迅速，代谢产物无活性，因而作用时间短，在中枢神经系统作用的时间较长。它不仅可用于静脉，也可以肌内注射和口腔黏膜给药。

(7)氯甲噻唑：对顽固性癫痫持续状态有效。该药半衰期很短(仅46分钟)，因此以静脉连续滴注为宜。成人剂量为以0.8%溶液，每小时滴入0.5～0.7g，皆可在数小时内控制发作，但尚需继续维持滴注数日以免复发。其不良反应为高热、血栓性静脉炎。

(8)10%水合氯醛:成人 25～30ml,小儿 0.5～0.8ml/kg,加等量植物油保留灌肠,每 8～12 小时时灌肠 1 次,适用于肝功能不全或不宜使用苯巴比妥类者。

第四节 癫痫治疗

【治疗目的】

癫痫治疗以药物治疗为主,药物治疗应达到 3 个目的:①控制发作或最大限度地减少发作次数;②长期治疗无明显不良反应;③使患者保持或恢复其原有的生理、心理和社会功能状态。

【初始治疗的选药原则】

初始治疗时,根据发作类型选药应遵循以下原则。

1. 发作类型和癫痫综合征　药物。

2. 成人部分性发作

A 级:卡马西平、苯妥英钠。

B 级:丙戊酸钠。

C 级:加巴喷丁、拉莫三嗪、奥卡西平、苯巴比妥、托吡酯、氨己烯酸。

3. 儿童部分性发作

A 级:奥卡西平。

B 级:无。

C 级:卡马西平、苯巴比妥、苯妥英钠、托吡酯、丙戊酸钠。

4. 老年人部分性发作

A 级:加巴喷丁、拉莫三嗪。

B 级:无。

C 级:卡马西平。

5. 成人全面强直-阵挛发作

A级:无。

B级:无。

C级:卡马西平、拉莫三嗪、奥卡西平、苯巴比妥、苯妥英钠、托吡酯、丙戊酸钠。

6. 儿童全面强直-阵挛发作

A级:无。

B级:无。

C级:卡马西平、苯巴比妥、苯妥英钠、托吡酯、丙戊酸钠。

7. 儿童失神发作

A级:无。

B级:无。

C级:乙琥胺、托莫三嗪、丙戊酸钠。

8. 伴中央-颞部棘波的良性儿童癫痫

A级:无。

B级:无。

C级:卡马西平、内戊酸钠。

注:A、B、C代表效能/作用的证据水平由高到低排列;A、B级:该药物应考虑作为该类型的初始单药治疗;C级:该药物可考虑作为该类型的初始单药治疗。

【药物选择】

最理想的抗癫痫药物应是在不引起镇静或其他不良中枢神经系统不良反应的剂量下控制发作;要能口服、价廉和长效的;不产生耐药性;无全身性毒性及不良反应(包括皮肤或骨髓的特异质反应);更理想的是应对所有发作均有效,且最好直接作用于发作灶。在目前所有的抗癫痫药物中,要完全符合上述要求的理想药物还没有,因此根据发作类型选药是一个很重要的原则。各型癫痫发作选药的次序,见表14-2。

表 14-2　癫痫药物选择

类别	药物选择
部分性发作	单纯及复杂部分性发作,部分性继发全身强直阵挛发作:首选卡马西平、苯妥英、丙戊酸、苯巴比妥,其次为拉莫三嗪、托吡酯、加巴喷丁、左乙拉西坦
全身强直-阵挛发作	首选丙戊酸、卡马西平、苯妥英钠、苯巴比妥,其次为拉莫三嗪、托吡酯、加巴喷丁、氯硝西泮
典型失神发作	首选乙琥胺,其次为丙戊酸、氯硝西泮
肌阵挛发作	首选丙戊酸,其次为乙琥胺、氯硝西泮
失张力性发作	首选丙戊酸,其次为氯硝西泮
婴儿痉挛症	首选 ACTH,其次为丙戊酸、氯硝西泮、托吡酯

【传统抗癫痫药物】

传统抗癫痫药物:均经肝代谢,多数易与血浆蛋白结合,药物相互作用复杂,使用时应注意其不良反应。

1. 苯巴比妥(PB)　适应证与苯妥英钠相同。临床常作为小儿癫痫的首选药物,对 GTCS 疗效好,也可用于单纯及复杂部分性发作,对少数失神发作或肌阵挛发作也有效。镇静的不良反应常见,可致儿童兴奋多动和认知障碍,应尽量少用。

2. 卡马西平(CBZ)　是部分性发作(单纯及复杂部分性发作,部分性继发全身强直阵挛发作)的首选药,为肝酶诱导剂。常见不良反应有头晕嗜睡、乏力、恶心、皮疹、呕吐,偶见粒细胞减少、可逆性血小板减少,甚至引起再生障碍性贫血和中毒性肝炎等应定期检查血常规。偶见过敏反应,应抗过敏治疗。

3. 丙戊酸钠(VPA)　是一种广谱的抗癫痫药物。胃肠吸收迅速而完全,与血浆蛋白结合率高;主要分布在细胞外液和肝、肾、肠和脑组织等。大部分由肝代谢,使用时应注意对肝的影响。可作为 GTCS 的首选药物。

4. 苯妥英钠(PHT)　对 GTCS 和部分性发作有效,可加重失神经和肌阵挛发作。不良反应为剂量相关的神经毒性反应，如皮疹、牙龈增生、毛发增多及面容粗糙，另外还干扰叶酸的代谢。

【考虑多药治疗的情形】

大多数类型的癫痫开始都应用单药治疗，在以下情况下可考虑多药治疗。

1. 有多种发作类型。

2. 对难治性癫痫单药治疗无效者以及小发作变异型，也可考虑多药治疗。

3. 针对药物的不良反应，如用苯妥英钠治疗部分性发作时出现的失神发作，除选用广谱抗癫痫药物外，也可合用氯硝西泮。

4. 针对患者的特殊情况，如月经性癫痫患者在月经前可加用乙酰唑胺，以提高治疗效果。

【停药时机与方法】

1. 长期服用　抗癫痫药物控制发作后必须坚持长期服用，除非出现严重的不良反应，不宜随意减量或停药，以免诱发癫痫持续状态。

2. 增减药物　增药可适当的快，减药一定要慢，必须逐一增减，以利于确切评估疗效和毒性及不良反应。

3. 停药　应遵循缓慢和逐渐减量的原则，一般说来，全面强直-阵挛性发作、强直性发作、阵挛性发作完全控制 4～5 年后，失神发作停止半年后可考虑停药，但停药前应有缓慢减量的过程，一般不少于 1～1.5 年无发作者方可停药。有自动症者可能需要长期服药。

4. 换药　一种一线药物已达到最大可耐受剂量仍然不能控制发作，可加用另一种一线或二线药物，至发作控制或达到最大可耐受剂量后逐渐减掉原有的药物，转换为单药，换药期间应有 5～7 天的过渡期。

【难治性癫痫的药物治疗】

癫痫患者中 70%～80%用药物治疗可以得到很好的控制，仍有约30%患者长期反复发作成为慢性或难治性癫痫。对难治性癫痫的抗癫痫药治疗,多数学者倾向于遵循以下原则:①先按发作类型选用一种抗癫痫药,逐渐增加剂量至发作控制同时不出现药物的不良反应;②第一种药物无效时,根据患者情况,换用第二种药物或添加治疗,再无效,可再换第三种药物或添加药物治疗,剂量均需加至足够量;③在联合用药时应注意各药物之间的相互作用。

新型抗癫痫药物也是治疗难治性癫痫的主要手段,国内常用新型抗痫药有托吡酯(TMP)、拉莫三嗪(LTG)、加巴喷丁(GBP)、左乙拉西坦(LEV)、奥卡西平(OXC)等。

【手术治疗及心理治疗】

1. *外科治疗* 对药物治疗无效的难治性癫痫,可考虑手术治疗。颞叶内侧癫痫的手术治疗开展最多,疗效也最确切。此外,半球切除术、软脑膜下横断术、病灶切除术、胼胝体切开术都是目前常用的方法,可根据病情酌情选用。

经过正规抗癫痫药物治疗,仍有20%~30%患者为药物难治性癫痫。癫痫的外科手术治疗为这一部分患者提供了一种新的治疗手段,估计约有50%的药物难治性癫痫患者可通过手术使发作得到控制或治愈,从一定程度上改善了难治性癫痫的预后。

近年来癫痫外科实践表明,一些疾病或综合征手术治疗效果肯定,可积极争取手术。如颞叶癫痫伴海马硬化,若定位准确其有效率可达60%~90%。婴幼儿或儿童的难治性癫痫如Rasmussen综合征,严重影响了大脑的发育,应积极手术,越早越好。其他如皮质发育畸形、良性低级别肿瘤、海绵状血管瘤、动静脉畸形等均是手术治疗较好的适应证。

手术适应证:①药物难治性癫痫,影响日常工作和生活者;②对于部分性癫痫,癫痫源区定位明确,病灶单一而局限;③手术治疗不会引起重要功能缺失。

2. *心理治疗* 癫痫患者一般都伴有各种各样的心理或行为

方面的改变，这可能是多种因素作用的结果，包括脑部结构的改变、抗癫痫药物的不良反应及存在的社会心理问题。针对患者出现的心理或行为方面的改变进行及时的卫生宣教、心理疏导和针对性的治疗可以提高患者的生活质量。

【预后】

癫痫患者经过正规的抗癫痫药物治疗，约 70％患者其发作是可以得到控制的，其中 50％～60％的患者经 2～5 年的治疗是可以痊愈的，患者可以和正常人一样工作和生活。手术治疗和神经调控治疗可使部分药物难治性癫痫患者的发作得到控制或治愈，从一定程度上改善了难治性癫痫的预后。

参 考 文 献

[1] 刘芳.神经内科重症护理手册.北京:人民卫生出版社,2017.
[2] 王伟.神经内科疾病诊疗指南.北京:科学出版社,2013.
[3] 崔丽英.神经内科疾病临床诊疗思维.北京:人民卫生出版社,2011.
[4] 徐蔚海.神经内科病例分析.北京:人民卫生出版社,2009.
[5] 徐增良.神经科急症救治与护理.青岛:中国海洋大学出版社,2011.
[6] 丁淑贞.神经内科临床护理.北京:中国协和医科大学出版社,2016.